血液透析血管通路
日间手术管理与实践

主　编　杨俊伟　叶　红

科学出版社

北　京

内 容 简 介

本书分为两大部分。第一部分主要探讨血液透析血管通路日间手术的
管理，内容涵盖日间手术的概况、血管通路日间手术准入与标准及手术的
工作流程、安全质量管理、临床路径实施、健康教育、护理管理、信息化
管理、麻醉管理，以及血管通路日间手术单元的硬件配置与环境管理。第
二部分收集了本中心58个血管通路日间手术的临床病例，内容包括各种血
管通路的建立、血管通路并发症的处理，每个病例包括病史简介、体格检
查、影像学资料、治疗方案、手术经过，以及手术注意事项，配有手术照
片、数字减影血管造影（DSA）图像、血管超声图像及手术示意图。本书
内容翔实，图文并茂，强调实用性，使读者对手术思路一目了然，可供血
液净化从业人员、肾内科医师、血管外科和介入科医师阅读参考。

图书在版编目（CIP）数据

血液透析血管通路日间手术管理与实践 / 杨俊伟，叶红主编 . —北京：科
学出版社，2022.6
　ISBN 978-7-03-072158-7

Ⅰ . ①血… Ⅱ . ①杨… ②叶… Ⅲ . ①血液透析－血管外科手术 Ⅳ .
① R459.5

中国版本图书馆 CIP 数据核字（2022）第 071976 号

责任编辑：程晓红 / 责任校对：张 娟
责任印制：赵 博 / 封面设计：赫 健

科学出版社 出版
北京东黄城根北街 16 号
邮政编码：100717
http://www.sciencep.com

三河市春园印刷有限公司 印刷
科学出版社发行　各地新华书店经销

*

2022 年 6 月第 一 版　开本：787×1092　1/16
2022 年 6 月第一次印刷　印张：19 1/4
字数：456 000
定价：168.00 元
（如有印装质量问题，我社负责调换）

编著者名单

主　编　杨俊伟　叶　红

编　委　（按姓氏笔画排序）

丁　昊　王　颖　卞雪芹　叶　红　庄　冰

许方方　吴　限　沈　霞　张雅齐　陈　静

周　阳　闻　萍　顾春峰　徐　卓　曹红娣

曹英娟　惠　鑫　雒　湲　魏桂玲

秘　书　卞雪芹

绘　图　雒　湲

序　一

值此《血液透析血管通路日间手术管理与实践》一书出版之际，我谨向本书的两位主编——南京医科大学第二附属医院杨俊伟教授和叶红教授以及他们的团队致以热烈的祝贺！

日间手术是英国 James Nicoll 医生（1864—1921）在 20 世纪初所创建的一种全新的手术方式。直到 20 世纪 80 年代才在欧洲、北美和部分英联邦国家兴起。1995 年欧洲日间手术界的一些学者在比利时发起建立了"国际日间手术学会（International Association for Ambulatory Surgery，IAAS）"，开启了在国际上开展日间手术学术交流和以制定并推行"日间手术诊疗指南""流程管理规范""手术质量标准"以及"规范化培训教材"为措施的、在国际上有序推广日间手术的历程。

日间手术于 20 世纪 90 年代传入中国，初期仅部分医生在临床探索开展日间手术，2001 年武汉儿童医院成为首个自发地以医院为单位有组织、有计划开展日间手术的单位，随后在上海、成都、北京、长沙和西安的一些医院相继开展了日间手术。2012 年原国家卫生部卫生发展研究中心（现国家卫生健康委卫生发展研究中心）牵头发起组建了"中国日间手术合作联盟（China Ambulatory Surgery Alliance，CASA）"，开启了有组织地在全国推广日间手术的阶段。2013 年本联盟以成员国单位的身份加入了"国际日间手术学会（IAAS）"。

十年来，在联盟主席、副主席单位及全体成员的共同努力下，联盟大胆创新、勇于实践，有力地推动了日间手术在全国的推广和普及，为我国规范化开展日间手术积累了宝贵的经验。

2015 年，国家层面首次将"逐步推广日间手术"纳入医改范围；2019 年原国家卫计委将"日间手术占择期手术比例"纳入全国公立医院绩效考核体系中，从此中国日间手术进入了政府主导下的快速发展阶段。2021 年，国家将日间医疗服务纳入公立医院高质量促进行动的十项制度之一。

日间手术所具备的"效率高、费用低、质量好"的三大特点是其能深受患者、医院和医保部门广泛欢迎的重要原因。"效率高"体现为患者择期手术等待时间缩短、医院床位周转率大大提高；"费用低"是由于住院时间短，使患者直接和间接医药费用都得到了降低；而"质量好"则是开展日间手术的根本保障，为了确保日间手术的质量与安全，不仅需要有严格的手术流程管理、质量标准、考核办法，更需要我们的医师、麻醉师、护理专业人员创造性探索更多的、确保医疗质量和患者安全的措施和方法。

杨俊伟教授和叶红教授所著的《血液透析血管通路日间手术管理与实践》一书，正是他们对自己长期以来在日间手术中创造性工作的总结和提炼，是奉献给全国日间手术领域同仁的倾心之作。

本书由血液透析血管通路日间手术的管理和临床案例两个部分组成，对血管通路日间手术的准入与标准、手术的工作流程、安全质量管理、临床路径实施、健康教育、护理管理、信息化管理、麻醉管理以及硬件配置与环境管理等方面进行了详实的介绍，对于血管通路开展日间手术的注意事项进行了全面的阐述，书中介绍了血管通路的建立和维护对终末期肾病患者的重要性，以及有并发症的手术遇到的诸多棘手问题的处理经验。认真拜读后，我深深感受到了编委们在血管透析血管通路领域里对于日间手术模式的不断创新和持续性改进完善的探索、对患者高度负责的职业精神和体贴入微的人文关怀。

本书的出版时逢中国日间手术合作联盟成立十周年之际，我愿藉此机会感谢杨俊伟教授、叶红教授和他们的团队！感谢国内广大医务工作者在实践中对于我国日间手术发展做出的贡献！期待有更多的日间手术书籍的出版供大家共同探讨和学习。放眼未来，任重道远，期待着日间手术的普及和提高能够切实助力公立医院高质量发展，切实有助于全国人民群众利用手术医治疾病的可及性的提高，让更多的患者受益于这种高效率、低成本和高质量的全新手术模式。

中国日间手术合作联盟主席

2022 年 6 月 10 日

序 二

首先，祝贺杨俊伟教授、叶红教授的著作《血液透析血管通路日间手术管理与实践》顺利出版！

今年三月份，接到了两位教授的邀请，让我给这本书写一个序言。得知后，**非常惊喜**。因为，我就能很荣幸地先睹为快了。可阅读完全部内容后，除了享受收获知识的喜悦，我倒是觉得为这部优秀的著作写序是当之有愧了。所以，就当写一篇读后感吧。

如书名，这是一部关于血液透析血管通路手术的书。

众所周知，随着人类整体生活水平的提高，寿命的延长，各种代谢性疾病、心脑血管疾病、肾脏疾病等等的发病率逐年增加。随之，作为最主要的肾脏替代治疗方式，**血液透析**的发生率也逐年增加，患者生存时间也越来越长。血液透析的必要条件——**血管通路**也日益成为困扰血液透析的问题之一。有研究表明，不论是新进入透析的患者还是维持性透析的患者，血管通路问题是导致患者住院的第一位原因。而因为通路问题的每一次住院，几乎都要伴随着各种各样的通路手术。因此，如何做好血管通路手术，**就成**为每一个血管通路医生必须要认真思考并不断探索的问题。近年来，大家逐步认识到，血管通路的建立和维护，要纳入基于"患者第一"理念的全生命周期的最优"生**存计划**"，而为了达到这个目的，血管通路的工作，已不是某一个通路医生的个人行**为，而**是一个多学科团队的通力协作过程。在这方面，南京医科大学第二附属医院肾内科血管通路团队一直是国内的佼佼者。除了不断吸收国际先进技术，开展大量的各种疑难复杂的通路手术，团队还把目光聚焦在了如何提高通路手术的管理效能，挖掘潜力，**合理充**分利用资源等领域，较早地在国内开展了通路日间手术这个新模式。经过几年的摸索实践，南医大二附院肾内科血管通路团队总结出了一系列的经验和体会，并用这本书的方式分享给全国的同行。

这本书分为两大部分，我个人认为最精华的是第一部分，不仅简明扼要地介绍了日间手术这个概念的起源、发展以及国内外日间手术领域的现状，而且具体讲解了**血液透析血管通路日间手术的管理**，内容涵盖日间手术的优势、血管通路日间手术准入与标准、手术的工作流程、安全质量管理、临床路径实施、健康教育、**护理管理、麻醉管理**以及血管通路日间手术单元的硬件配置、环境管理等核心内容，还创新地开展了**信息化**

管理在日间手术的尝试。通过对这些内容的了解，我相信国内的同行一定会有所收获，并结合本单位的实际情况，建立起一套适合自己的日间手术管理模式。当然，除了系统地介绍通路日间手术的管理组成，本书中还具体列举了常见的一些通路手术操作，这就是本书的第二部分。这部分一共收集了团队精心挑选的 58 个血管通路日间手术的临床案例，内容包括各种血管通路的建立、血管通路并发症的处理，每个病例包括简要病史、临床检查、影像学资料、手术方案设计、手术过程以及手术注意事项，并配有手术照片、数字减影血管造影图像（DSA）、血管超声图像及手术示意图，可以说是图文并茂。结合这些案例，读者会更加具体地理解通路日间手术。其实我觉得即使抛开日间手术这个概念，单就这 58 个案例，本书也是一部非常精彩的、非常值得广大同行一看的学术专著。

中国是一个发展中国家，也是人口大国，整体医疗资源并不充裕。透析患者在总人口中所占比例较发达国家还有差距，因此未来我国透析患者的增加空间巨大，伴随的通路手术数量也一定会大幅增加。同时，我国医疗支付系统的改革也给我们传统的管理模式带来挑战。因此，各种医疗模式的创新探索包括日间手术的开展是势在必行。我们欣喜地看到以杨俊伟教授、叶红教授为代表的中国血管通路医生勇于尝试，善于总结，勤于交流，以这本书为代表的一些学术成果层出不穷、枝繁叶茂！

再次感谢南京医科大学第二附属医院肾内科血管通路团队为中国血管通路事业做出的卓越贡献！

中国医院协会血液净化中心分会副主任委员暨血管通路工作组组长

（国际）亚太地区透析通路学会委员

北京大学第一医院肾内科

2022 年 5 月于北京

前 言

如何在确保医疗质量的前提下，安全、快速、高效地解决患者的临床问题一直是所有医务人员追求的目标。作为一种创新性的手术管理模式，日间手术因为能够高效利用医疗资源、有力推进手术质量同质化、优化服务流程、改善就医体验、减轻医疗费用等特点，已成为我国全面深化医疗卫生体制改革、切实解决广大人民群众"看病难、看病贵"问题的重要举措。自2015年国家卫生计生委和国家中医药管理局首次明确要求医院逐步推行日间手术以来，各级卫生行政部门和医疗机构已经在日间手术的规范化实施、病种管理、运行模式、绩效考核、医保报销等方面进行了不懈的尝试和探索，得到了广泛的关注和认可。去年，国务院办公厅发布了《深化医药卫生体制改革2021年重点工作任务》（国办发〔2021〕20号），明确提出要积极推广日间手术的医疗服务模式，标志着我国的日间手术已经迈入了政府推动、蓬勃发展的新阶段。

血管通路是尿毒症患者进行维持性血液透析的基本前提，被称为是透析患者的"生命线"。近年来，随着血液净化技术的普及，以及透析患者中糖尿病、高血压、高龄尿毒症患者比例和透析龄的增加，因血管通路出现严重并发症而丧失其功能业已成为尿毒症患者最常见的住院原因之一，由此造成的临床救治压力及其社会经济负担都是我们必须面对的问题。南京医科大学第二附属医院肾脏病中心自设立血液净化专业以来，就开始关注血管通路对透析质量的影响。经过十余年的努力，通过与国内外同行的交流与学习，逐步形成基本完备的"一体化"血管通路手术和护理体系。在此基础上，通过开展日间手术，日益完善对透析患者血管通路并发症的诊治。

血管通路是透析患者的生命线，其重要性不言而喻。一旦出现狭窄、闭塞等问题必须尽快、妥善地予以解决，否则透析不能进行、患者的生命安全将受到严重威胁——这与日间手术的开展理念可谓完美契合。同时，我们还必须意识到，日间手术虽是以手术时间的"短、快"来命名，但事实上，其"高效率、高质量、低成本"的优点是要以比传统手术模式更为细致的术前评估流程、更先进齐全的手术条件和设备、更专业熟练的医护管理、更科学的就医流程和更完善的术后随访系统作为基础，代表的是这一术种的更高水准，对日间手术的流程设计、人力配置、行业规范、硬件配备和质量管理等均提出了更高的要求。因此，要确保血管通路日间手术质量管理的"同质化、标准化、高效化",就必须要在其准入标准、管理制度和诊疗流程等诸多方面开展规范化的研究和探讨,这也是积极推广普及血管通路日间手术的基本前提。

南京医科大学第二附属医院肾脏科的血管通路中心自2017年起逐步开展日间手术,至今已覆盖80%的血管通路术式,积累了5000余例的丰富经验,建立了以"医疗安全、质量控制、服务保障"为核心的血管通路日间手术管理制度和诊疗流程,产生了良好的社会影响和经济效益。因此,面对血管通路日间手术规范化管理的普及需求,我们基于本单位的管理经验,结合最新的血管通路手术进展和日间手术管理模式,编成此书。

本书详细介绍了血液透析血管通路日间手术的发展概况、手术的准入标准、工作流程、安全质量管理、临床路径实施、健康教育、护理管理、信息化管理、麻醉管理以及手术单元的硬件配置与环境管理;并以58种血管通路日间手术的临床案例作为示范,几乎覆盖了各种血管通路的建立方法和常见的并发症,内容翔实、图文并茂、通俗易懂,希望能够为兄弟单位和业内同行提供借鉴,对从事血管通路日间手术的医师、护士及相关管理人员有所裨益。

本书虽经全体参编人员不懈努力,但仍难免存在纰漏,希望各位同道不吝赐教,使本书内容更趋完善。

南京医科大学第二附属医院肾脏病中心主任
杨俊伟
2022年3月于南京

目　　录

第一部分　血液透析血管通路日间手术的管理

第1章　日间手术的概述 ……………………………………………………………… 1

第一节　日间手术的发展背景 ………………………………………………… 1

一、日间手术的定义 ……………………………………………………… 1

二、日间手术在国内外的发展 …………………………………………… 2

三、日间手术的优势 ……………………………………………………… 3

第二节　血液透析血管通路日间手术 ………………………………………… 5

一、血液透析血管通路的现状 …………………………………………… 5

二、血管通路日间手术模式的探索 ……………………………………… 6

三、血管通路日间手术的推广和发展 …………………………………… 7

第2章　血管通路日间手术准入与标准 ………………………………………… 10

第一节　血管通路日间手术术式准入制度 …………………………………… 10

第二节　血管通路日间手术患者准入制度 …………………………………… 12

一、手术病种及术式 ……………………………………………………… 13

二、患者全身情况 ………………………………………………………… 13

三、患者及家庭支持因素 ………………………………………………… 14

第三节　血管通路日间手术的医护准入制度 ………………………………… 14

一、成立医院日间手术授权管理组织 …………………………………… 14

二、建立医院准入授权管理内容及程序 ………………………………… 14

三、手术医师准入标准 …………………………………………………… 15

四、各级医师血管通路手术权限 ………………………………………… 15

第3章　血管通路日间手术工作流程 …………………………………………… 17

第一节　血管通路日间手术入院前工作流程 ………………………………… 17

第二节　血管通路日间手术院中工作流程 …………………………………… 18

一、患者收治流程 ··· 18

二、入院后护理工作流程和入院后健康教育流程 ················· 18

三、入院后医疗工作流程 ··· 20

四、术前准备流程 ··· 20

五、手术工作流程 ··· 23

六、术后观察流程 ··· 24

七、术后健康教育流程 ··· 24

八、出院评估流程 ··· 25

九、出院结算流程 ··· 26

第三节 血管通路日间手术出院后工作流程 ························· 27

一、术后随访及复诊流程 ··· 27

二、术后电话回访流程 ··· 27

三、居家异常情况处理流程 ··· 27

四、非计划二次手术流程 ··· 28

第四节 血管通路日间手术相关的紧急预案及流程 ················· 29

一、患者异常事件处理流程 ··· 29

二、血管通路日间手术的应急预案及流程 ······················· 32

第4章 血管通路日间手术的安全质量管理 ··························· 37

第一节 血管通路日间手术质量管理的意义 ······················· 37

一、血管通路日间手术质量管理的必要性 ······················· 37

二、我国血管通路日间手术质量管理的现状 ····················· 38

第二节 血管通路日间手术质量管理相关制度及质控指标 ··········· 38

一、血管通路日间手术质量安全管理小组工作职责 ··············· 39

二、血管通路日间手术工作组的工作职责 ······················· 39

三、血管通路日间手术的安全质量管理制度 ····················· 41

四、血管通路日间手术的安全质量管理指标 ····················· 43

第三节 新型冠状病毒肺炎疫情防控常态化下的管理 ··············· 44

一、血管通路日间手术门诊就诊管理 ····························· 44

二、血管通路日间手术登记住院管理 ····························· 45

三、血管通路日间手术管理 ··· 45

四、血管通路日间手术环境、物品表面消毒管理 ················· 45

五、血管通路日间手术患者出院后管理 ··························· 45

第5章 血管通路日间手术的临床路径实施 ··························· 46

第一节 临床路径的概述 ··· 46

一、临床路径的定义 ………………………………………………………… 46

二、临床路径产生的历史背景 ……………………………………………… 47

三、实施血管通路日间手术临床路径的目的与现实意义 ………………… 47

第二节　血管通路日间手术临床路径的实施 ………………………………… 48

一、血管通路日间手术临床路径的实施原则 ……………………………… 48

二、实施血管通路日间手术临床路径的内容和要求 ……………………… 49

三、血管通路日间手术临床路径的实施程序 ……………………………… 49

第三节　血管通路日间手术临床路径变异的处理 …………………………… 51

一、变异的定义 ……………………………………………………………… 51

二、变异的类型 ……………………………………………………………… 51

三、造成变异的因素 ………………………………………………………… 52

四、变异情况的管理程序 …………………………………………………… 52

五、变异的分析与处理 ……………………………………………………… 52

第6章　血管通路日间手术健康教育及管理 …………………………………… 58

第一节　血管通路日间手术健康教育的前期准备 …………………………… 58

一、健康教育人员的准备 …………………………………………………… 59

二、健康教育资料的准备 …………………………………………………… 59

三、健康教育的形式 ………………………………………………………… 60

第二节　健康教育的时机及内容 ……………………………………………… 60

一、入院前的健康教育 ……………………………………………………… 60

二、在院期间的健康教育 …………………………………………………… 61

三、出院后健康教育 ………………………………………………………… 62

第三节　健康教育的效果评价 ………………………………………………… 63

一、健康教育的评价指标 …………………………………………………… 63

二、健康教育的评价方式 …………………………………………………… 63

第四节　术后随访及延伸护理 ………………………………………………… 63

一、术后随访 ………………………………………………………………… 64

二、术后延伸护理 …………………………………………………………… 65

第7章　血管通路日间手术护理管理 …………………………………………… 69

第一节　血管通路日间手术病房护理管理 …………………………………… 69

一、血管通路日间手术病房护理管理组织结构及特点 …………………… 69

二、血管通路日间手术病房护理流程管理 ………………………………… 70

三、血管通路日间手术病房围手术期护理 ………………………………… 70

第二节　血管通路日间手术护理团队 ………………………………………… 71

一、血管通路日间手术病房护理人员的选择与培训 …………………… 72

二、血管通路护理团队的工作职责与排班要求 ………………………… 73

三、血管通路日间手术合作交接班制度和查对制度 …………………… 75

第三节 血管通路日间手术病房护理质量管理 …………………………… 76

一、血管通路日间手术护理质量管理构架和意义 …………………… 76

二、血管通路日间手术病房护理质量评价的内容与方法 …………… 77

第8章 血管通路日间手术信息化管理 ………………………………… 79

第一节 血管通路日间手术信息化管理的概述 …………………………… 79

一、血管通路日间手术信息化管理的意义 ………………………… 79

二、国内外日间手术信息化管理的现状 …………………………… 80

第二节 血管通路日间手术全过程信息化管理 …………………………… 81

一、血管通路日间手术全过程信息化的总体框架 ………………… 81

二、血管通路日间手术预约系统 …………………………………… 83

三、血管通路日间手术电子病历系统 ……………………………… 84

四、血管通路手术及随访管理系统 ………………………………… 85

第三节 血管通路日间手术信息化管理的优势和面临的问题 ………… 88

第9章 血管通路日间手术的麻醉管理 ………………………………… 90

第一节 血管通路日间手术麻醉的概述 …………………………………… 90

一、血管通路日间手术麻醉的背景 ………………………………… 90

二、血管通路日间手术麻醉的总体原则和基本条件 ……………… 90

第二节 麻醉方式的选择、步骤 …………………………………………… 91

一、血管通路日间手术麻醉方式的选择 …………………………… 91

二、超声引导下选择性外周神经阻滞的具体步骤 ………………… 94

第三节 日间手术的麻醉前评估 …………………………………………… 94

一、围手术期注意事项 ……………………………………………… 94

二、手术时机的选择 ………………………………………………… 95

三、液体负荷评估 …………………………………………………… 95

四、血清钾检查 ……………………………………………………… 95

五、凝血功能检查 …………………………………………………… 96

六、心电图 …………………………………………………………… 96

七、其他 ……………………………………………………………… 96

第四节 日间手术的麻醉管理 ……………………………………………… 96

一、血管通路日间手术中的麻醉处理 ……………………………… 96

二、血管通路日间手术的麻醉后管理 ……………………………… 97

第五节 区域神经阻滞的常见并发症 ············· 98

一、血管损伤及血肿形成 ············· 98

二、神经异感和神经损伤 ············· 99

三、感染 ············· 99

四、气胸 ············· 100

五、高位硬膜外阻滞及蛛网膜下腔阻滞 ············· 100

六、膈神经阻滞 ············· 100

七、喉返神经阻滞 ············· 100

八、Horner综合征 ············· 100

第六节 ESRD与麻醉药物的相互作用 ············· 100

第10章 血管通路日间手术的硬件配置与环境管理 ············· 102

第一节 血管通路中心硬件配置 ············· 102

一、血管通路日间手术室的布局流程设计 ············· 102

二、血管通路日间手术服务模式 ············· 103

三、医院内血管通路日间手术中心功能布局形式 ············· 104

四、血管通路日间手术中心各功能区的设置与选址注意事项 ············· 105

五、血管通路日间手术病房 ············· 107

第二节 血管通路中心的环境管理 ············· 108

一、血管通路中心的环境管理目标 ············· 108

二、环境管理分工 ············· 109

三、手术前环境管理 ············· 111

四、术中环境管理 ············· 112

五、术后环境管理 ············· 112

第二部分　血液透析血管通路日间手术的临床实践

第1章 血液透析动静脉内瘘的建立 ············· 116

第2章 AVF、AVG狭窄及血栓的翻修治疗 ············· 129

第3章 AVF、AVG狭窄及血栓的腔内治疗 ············· 164

第4章 头静脉弓、中心静脉狭窄及闭塞的治疗 ············· 236

第5章 TCC导管的处置 ············· 280

第一部分
血液透析血管通路日间手术的管理

第1章

日间手术的概述

日间手术（ambulatory surgery 或 day surgery）起源于20世纪初期。1909年，苏格兰格拉斯哥儿童医院的 James Nicoll（1864—1921年）医师在《英国医学杂志》报道了8988例经日间手术方式成功治疗的小儿外科病例，手术种类包括唇裂、腹股沟疝、包茎、马蹄足等。但由于传统诊疗习惯和很多外科医师对手术质量和术后并发症的担忧，此后的数十年间，日间手术模式并未得到医疗界的广泛认同和推广。直到20世纪80年代，有关讨论日间手术的益处、手术种类、安全性、服务满意度，以及日间手术运行模式的文章陆续发表在系列医学杂志上，在此推动下，这种医疗模式再次兴起于北美地区和英联邦国家，热衷于日间手术的医师也越来越多，并相继组成协会，以共同促进该领域质量标准的提高、业务的拓展，以及培训和科研。

第一节　日间手术的发展背景

一、日间手术的定义

因各国医疗卫生体制、社会文化背景等不同，日间手术的定义存在一定的差异。国际日间手术协会（International Association for Ambulatory Surgery，IAAS）在2003年推荐的日间手术定义是："患者入院、手术和出院在同一个工作日中完成，除外那些在医师诊所或医院门诊进行的手术或操作"。对需要过夜观察的患者，将其称之为"日间手术—延期恢复患者"，其定义是在日间手术单元（独立或在医院内）治疗的患者，需要延期过夜恢复，次日出院。此外，定义对医疗服务和设施做了相关界定，包括具备一定资质和设备的日间手术中心、有专门的手术室、具备必要的麻醉监护设施、具备术后恢复病床、有经验丰富的专科医师和麻醉医师的紧密协作，以及有沟通能力较强的专业护士做好术前、术中、术后的护理和随访，以保证日间手术的安全。2003年国际日间手术协会推荐的定义目前为国际上所通用，鉴于日间手术的复杂性，国际日间手术协会（IAAS）对日间手术治疗模式的相关术语、缩写和定义也做了推荐。

我国对日间手术的定义源于国外的相关定义。2015年10月15日，由国家卫生计生委卫生发展研究中心支持和指导发起成立的中国日间手术合作联盟（China Ambulatory Surgery Alliance，CASA），在北京召开的第三届全国日间手术学术年会上正式推出了中国日间手术定义，日间手术是指患者在一日（24小时）内入院、出院并完成手术或操作。有两点补充说明，一是日间手术是对患者进行有计划的手术和操作，不含门诊手术；二是关于日间手术住院延期患者，指特殊病例由于病情需要延期住院的患者，住院最长时间不超过48小时。

二、日间手术在国内外的发展

日间手术的理念虽然早在100年前就已提出，但最初人们对日间手术一直持谨慎的态度，直到20世纪80年代以后，日间手术在国外才得到了系统、全面的发展，其推动因素主要源于以下几个方面。首先，外科微创技术和麻醉技术的进步使得手术风险和难度系数得以降低，一些原本需要长时间住院的手术可以在日间的基础上进行。其次，临床实践理念近年来发生了很大的变化，如传统观念上患者术后需要静养，但随着快速康复外科（fast track surgery，FTS）理念的推出，通过鼓励患者术后早期活动、早期进食进饮及良好的术后疼痛管理措施的实施，使日间手术后居家康复成为可能。此外，随着经济的发展，医疗服务供需矛盾日益突出，医疗机构面临提高效率的竞争压力，能提供安全、有效、便捷、价廉的日间手术模式更能赢得患者的满意和医疗、保险机构的青睐。由此，日间手术在英国、美国、加拿大等国家得以迅猛发展，日间手术量也得到稳步与长足的增长。很多发达国家日间手术占择期手术的60%以上。2014年，美国、英国、加拿大日间手术占择期手术的比例达85%以上，瑞典、西班牙、葡萄牙达65%～70%。从日间手术开展的病种来看，不同于传统观念中只有"小病""小手术"才能走日间流程，目前，日间手术开展的疾病种类已超过1000种，几乎涵盖了所有外科科室，如腹股沟疝修补术、腹腔镜胆囊切除术、血管成形术、白内障手术等。近年来，一些较为复杂的手术，如腹腔镜下肾切除术、髋关节置换术、乳腺癌手术，甚至体外循环手术都有以日间手术方式开展的报道。

随着日间手术的发展，各国相继成立了日间手术学会。1995年，来自12个国家的日间手术学会在比利时共同组建了国际日间手术协会（International Association for Ambulatory Surgery，IAAS），通过定期举办学术会议交流，并在亚非拉许多国家进行了日间手术政策管理、技术操作及支撑系统的推广，积极推进了日间手术的健康发展。

我国日间手术起步较晚，初期开展日间手术的医院其目的是为了在现有的医疗资源、医疗用房下有效提高医疗效率，降低平均住院日，缓解患者"看病难、住院难"的情况。武汉儿童医院从2001年开始对儿童的4个病种实施日间手术，上海市第一人民医院从2002年开始实施日间手术，上海交通大学医学院附属仁济医院从2005年开始开展日间手术，首都医科大学附属北京同仁医院和四川大学华西医院均从2009年10月开始实施日间手术。这一时期，国家对日间手术的开展没有统一的规范，缺乏政策文件的支持，手术费用的报销也存在一定困难。但这些医院的大胆尝试为我国日间手术的发展积累了宝贵经验，也为日后日间手术在我国的快速发展打下了坚实的基础。

随着医疗卫生体制改革的深入和日间手术本身优点的体现，日间手术模式在国内受到了广泛的关注和积极发展，各地相关部门也在积极探索，为日间手术的发展提供政策保障。2011年，卫生部发展研究中心组织上海申康医院发展中心、四川大学华西医院、首都医科大学附属北京同仁医院、武汉儿童医院、上海交通大学医学院附属仁济医院等单位成立了日间手术协作组，制定了日间手术医师、患者和术式的准入标准，以及诊疗流程、建筑标准和病历书写标准。2012年3月，在该协作组基础上扩大成立了中国日间手术合作联盟（CASA），并于2013年5月正式加入国际日间手术协会（IAAS），成为第22个成员。此后，CASA每年举办一次学术性会议，向国内的医院推广、宣传日间手术模式，以促进中国日间手术的规范化建设和交流。同时，在国际日间手术联盟的支持下，中国日间手术合作联盟翻译、出版了《日间手术手册》及《日间手术发展与实践》等指引性书籍，为国内医院日间手术的发展提供了参考。

2014年的调查数据提示，全国已有1000多家医院开展日间手术，尽管日间手术取得的成果有目共睹，但从总体上来看，我国日间手术的发展与欧美国家仍然存在较大差距，地区之间发展不平衡的问题尤为突出，国家相关管理部门对此问题高度重视。2015年，国家卫生计生委、国家中医药管理局发布《关于印发进一步改善医疗服务行动计划的通知》（国卫医发〔2015〕2号），首次提出要推行日间手术，即"医院在具备微创外科和麻醉支持的条件下，选择既往需要住院治疗的诊断明确单一、临床路径清晰、风险可控的中小型择期手术，逐步推行日间手术，提高床位周转率，减少住院患者等候时间"。通知的发布标志着我国日间手术从各单位自发探索进入到规范化实施阶段。2016年，国家卫生计生委与人力资源社会保障部联合下发《关于印发开展三级医院日间手术试点工作方案的通知》（国卫医函〔2016〕306号），日间手术正式从国家层面开始推进，其附件中的"日间手术病种及术式推荐目录"更是对医院开展日间手术进行了积极的引导。2019年，国务院办公厅《关于加强三级公立医院绩效考核工作的意见》（国发办〔2019〕4号）中将日间手术占择期手术比例纳入考核指标，并在首批43个推荐病种的基础上推出第二批77个病种。2020年1月，首个国家层面的日间手术规范性文件《国家卫生健康委办公厅关于印发第一批日间手术病种手术操作规范（试行）的通知》（国卫办医函〔2020〕1号）发布。上述文件的出台，为我国日间手术的发展指明了方向，进一步保障了日间手术的规范开展。

三、日间手术的优势

日间手术作为一种新型的服务管理模式，通过多年来国内外的广泛实践表明，它可以给患者、医疗服务提供者、第三方支付者带来诸多益处，并兼顾了患者、医师、医疗机构、社会医疗保障体系的共同利益。

（一）患者层面

日间手术发展较为成熟的医院往往对日间手术的工作流程、环境管控，以及出院、入院标准都制订了严格的制度，因此，日间手术患者可以获得更多个性化的医疗与护理，其术后并发症并不多于住院手术。如四川大学华西医院对2012年日间手术和住院手术患者的术后随访表明，日间手术术后不良反应较低。一项对日间手术腹腔镜胆囊切除术的荟萃分析表明，日间手术与常规住院手术相比，并发症减少了69%。此外，日间手术患者因住院时间短，且相对集中的日间单元管理，减少了其与重症患者的接触，降低了院内交叉感染的机会，术后切口感染率往往较低。有研究发现，虽然耐甲氧西林金黄色葡萄球菌（methicillin resistant staphylococcus aureus，MRSA）感染在住院手术中的问题日益严重，但对于日间手术患者很少发生，即使发生感染，给予抗生素治疗往往能迅速见效。

与住院手术相比，日间手术给患者带来的压力也会随着住院时间的缩短而减少，特别是对于那些离开熟悉的家庭环境就容易发生定向障碍的老人和需要家长照顾的儿童，日间手术带来的益处毋庸置疑，一方面可以减轻患者的焦虑和不安，另一方面也减少了亲属们的陪护压力。

日间手术患者住院时间的缩短使得床位费、药费、检查费、护理费等直接医疗成本降低，同时也可以降低家属的陪护费、交通费、误工费等间接医疗成本。如四川大学华西医院实施日间手术以后，日间手术患者的费用与住院手术患者相比降低20%左右；上海市第一人民医院日间静脉曲张手术与住院手术相比，平均费用下降49%。同时，日间手术模式促进了医疗服务的规范化，通过临床路径的建立和床旁结算等举措的实施，不仅减少了不合理的用药和检查，服务流程也更加流畅。

综合上述原因，日间手术患者通常满意度较高。上海某三甲医院的一项研究发现，采用住院患者体验量表（IPEQ）对日间手术患者进行问卷调查，患者总体体验得分为115.7，处于"满意至很满意"之间；总体平均分为90.0，表示患者对日间手术病房整体服务满意度高。四川大学华西医院对日间手术患者展开了一项多维度的满意度调查，内容包括就医过程满意度、治疗效果满意度、医护人员满意度及医患沟通、出院指导满意度，结果表明，患者对日间手术的各项满意度高达95%以上。

（二）医院层面

从相关研究来看，日间手术的开展使患者术前检查的等待时间和术后的住院时间都大大缩短，从而降低了科室平均住院日，提高了医院的床位周转率。此外，专用日间手术单元的使用方便对日间手术进行更精确的计划安排，使医院的设备使用与人员配置更加集中有效，手术量也随之大幅度提高。而日间手术量的提高对医师的服务水平、手术能力、医疗技术、管理水平的提高也起到良性的激励作用。日间手术周转快，患者住院时间短，如何在短时间内做好准入评估、完成好手术和术后的居家康复，不仅对医师的服务能力和业务水平提出了更高的要求，也对医院的整体运行效率起到了积极的推动作用。

（三）医疗服务支付方和政府层面

随着人口老龄化，疾病谱发生了改变，糖尿病、高血压等慢性病不断增多，患者的医疗需求不断增加，加上新治疗、新技术的引进，医疗预算面临着前所未有的压力。而医疗资源的相对不足和医疗费用的上涨，导致医疗市场"看病难、看病贵"的现象日趋严重。医疗服务事关人民群众切身利益、事关国计民生、事关医疗卫生体制改革的成效，如何降低医疗费用，合理利用医疗资源，已成为公众关心和政府亟待解决的课题。日间手术模式可以帮助购买方（政府、保险公司、卫生部门或患者自己）控制成本，降低医疗费用，而医疗费用的降低不仅减轻了患者的负担，也提高了医疗保险资金使用效率，有助于缓解当前医疗保险资金的压力，促进医疗卫生事业的良性发展，构建更加和谐的医患关系。

第二节　血液透析血管通路日间手术

一、血液透析血管通路的现状

中国成年人慢性肾脏病（chronic kidney disease，CKD）的发病率高达10.8%，以2016年中国大陆13.8亿人口计算，CKD患者人数已高达1.49亿，这其中有部分CKD患者不可避免地会进展至终末期肾病（end stage renal disease，ESRD）。患者进入ESRD后，需要肾脏替代治疗（RRT）来纠正肾衰竭导致的内环境紊乱，改善症状，延长生命。肾脏替代治疗的方式包括血液透析、腹膜透析和肾移植。由于肾移植所需的肾源非常有限，目前肾脏替代治疗以透析为主，其中90%为血液透析。据不完全统计，血液透析患者人数已接近70万，在中国肾脏疾病数据网络（CK-NET）数据库中占比为0.16%，其医疗花费占比高达2.08%。由此可见，血液透析占用了大量的医疗卫生资源。

对于血液透析患者而言，血管通路是患者的"生命线"，功能良好的血管通路是血液透析顺利进行的重要保障。随着ESRD患者的日益增多、患者透析龄的延长，以及糖尿病、高血压等合并症比例的逐渐增加，血管通路的建立、使用和维护已经成为不容忽视的临床问题，由此产生的医疗费用也在逐年增加。我国透析患者的全因住院率为每年每人1.78次，而由血管通路并发症导致的住院已成为血液透析患者的第三大住院原因，仅次于心血管疾病和感染。

血液透析血管通路主要分为两大类，即临时性血管通路和永久性血管通路。临时性血管通路大多采用无隧道无涤纶套中心静脉导管（NTCC），包括单腔、双腔和三腔导管，目前双腔导管最常用。导管置入的部位主要包括颈内静脉、股静脉和锁骨下静脉，但因锁骨下静脉穿刺血栓、狭窄发生率高，不做常规选择。永久性血管通路是指维持性血液透析所采用的血管通路，主要有3种类型，即自体动静脉内瘘（AVF）、人工合成移植物内瘘（AVG）和带卡夫的隧道式中心静脉导管（TCC）。

血管通路的种类与血液透析患者全因病死率、心血管疾病发生率、感染发生率等密切相关。一般而言，对于维持性透析患者推荐选择自体动静脉内瘘，并至少在血液透析导入前4~6周完成构建；对于血管条件较差、难以完成自体动静脉内瘘构建的维持性透析患者，推荐选择人工合成移植物内瘘或带卡夫的隧道式中心静脉导管；对于合并慢性心力衰竭的维持性透析患者，推荐选择带卡夫的隧道式中心静脉导管或动脉表浅化。需要强调的是，血管通路的建立应在充分评估患者全身情况和血管解剖的基础上，个体化选择适合于患者的血管通路，才是最佳的；此外，通路的选择也应结合患者的经济情况、遵从患者的意愿。

何谓理想的血管通路？其标准主要是：①可以长期使用，感染、栓塞等并发症少；②患者透析中能提供足够的血流量，能满足设定的透析剂量。这个标准看起来很简单，但事实上通路建立后并不是一劳永逸，在其使用的过程中会出现各种并发症需要手术解决。尤其是随着透析时间的延长及血管资源的耗竭，通路问题逐渐增多，且越来越棘手。常见的内瘘并发症包括血栓和狭窄、内瘘感染、动脉瘤、假性动脉瘤、静脉高压综合征、透析通路相关肢端缺血征（hemodialysis access induced distal ischemia，HAIDI）等。导管的并发症主要包括感染、导管功能不良、中心静脉狭窄和闭塞等。针对各种通路并发症的处理，需选择的手术方式也并不相同。除了外科手术，腔内介入治疗已经成为血管通路维护的主要策略。

二、血管通路日间手术模式的探索

选择合适的日间手术适应证是日间手术顺利开展的关键，也是保证日间手术质量和安全的重要因素。不同国家和地区发布的日间手术临床指南对于日间手术适应证的选择有不同的规定，但一般都会综合手术因素和患者因素来考虑。血管通路手术能否以日间手术模式来开展，也不外乎结合下列因素。

（一）手术因素

目前涉及的血管通路手术种类包括中心静脉置管术、自体动静脉内瘘成形术、人工合成移植物内瘘成形术，以及可以通过微创手术解决的血管通路的介入治疗，包括经皮腔内血管成形术（percutaneous transluminal angioplasty，PTA），伴或不伴辅助性支架置入术。此外，血管通路手术还包括各种通路并发症的外科手术，如内瘘切开取栓重建术、动脉瘤切除术、内瘘缩窄术等。尽管血管通路术式多种多样，但手术特征如下：皮肤切口小，甚至许多通路的血栓和狭窄病变可以用微创手术来解决，因此组织损伤小；手术时间相对较短，术中、术后出血风险小，感染概率低，并发症少。从麻醉方式的选择来看，大多数血管通路手术不需要全身麻醉，表面麻醉和（或）神经阻滞麻醉即可完成。

（二）患者因素

日间手术患者的选择主要基于对患者身体状况的综合评估，而不是机械地按患者年龄、体重指数或美国麻醉医师协会（American Socity of Anesthesiologists，ASA）病情分类来决定。传统上认为，ASA Ⅰ级和ASA Ⅱ级的患者可以接受日间手术，但越来越多的文献资料和实践报道证实，ASA Ⅲ级的患者在日间手术后并不会发生更多或更严重的并发症。因此，目前的观点认为，ASA Ⅰ～Ⅲ级的患者都可以接受日间手术，甚至部分ASA Ⅳ级的患者也可以接受局部麻醉的日间手术。基于上述观点，血液透析患者虽然有严重的器官功能障碍，且多数有慢性基础性疾病，如高血压、糖尿病等，ASA评级Ⅲ～Ⅳ级，但患者在病情稳定及无高血钾、急性肺水肿、严重酸中毒的情况下仍然可以实施血管通路日间手术。

在我国，血管通路日间手术尚属于起步阶段，开展血管通路日间手术的医院为数不多。但已有的实践表明，高效、高质量、低成本的血管通路日间手术模式能让患者在"生命线"有问题的情况下，通过这种新型的医疗服务模式得以快速、高效地解决。

浙江省台州医院肾脏内科于2018年1月起将血液透析血管通路修复手术纳入日间手术治疗范围，至2020年12月共有418例次的患者以日间手术模式进行了血管通路的修复，手术方式以单纯腔内介入治疗为主（经皮血管内球囊扩张术占89.4%）。研究发现，血液透析血管通路日间修复手术在富有经验的医务人员进行评估、实施及术后管理的前提下进行是安全的，而且能够明显缩短住院时间，节约医疗资源。作者认为该实践模式可以在有条件的综合医院推广。

上海交通大学医学院附属仁济医院血管外科是国内较早开展日间手术的科室之一。近年来，该院通过不断探索，建立了针对血管通路日间手术的临床路径模式。通过对2017年1月至2019年12月采用血管通路日间手术临床路径的患者（临床路径组）与2014年1月至2016年12月未采用日间手术临床路径治疗的患者（传统治疗组）进行比较，发现对于自体动静脉内瘘（AVF）手术患者，临床路径组的住院时间和住院总费用均明显低于传统治疗组（$P < 0.05$）；对于自体动静脉内瘘或人工血管动静脉内瘘腔内血管成形术（PTA）的患者，临床路径组的住院时间明显低于传统治疗组（$P < 0.05$）。作者认为，临床路径作为一种全新的医疗模式，和日间手术有着共同的目标，即缩短住院时间、提高床位周转率、降低治疗费用，临床路径可以更安全、更有效、更规范地对日间手术模式进行管理。通过临床路径应用，使日间手术的工作有章可循，既可以确保患者在入院前完成术前检查与麻醉评估，节省术前等待时间，又能确保患者术后有效随访，在缩短住院时间的同时最大限度地提高日间手术效率。

南京医科大学第二附属医院肾脏内科自2017年9月开展血管通路日间手术，从发展历程看属于临床医师主导的日间手术。在当时，血管通路日间手术作为一种全新的医疗实践模式，并无经验可循，但是考虑到血管通路日间手术有其特点，如单一病种量大、手术同质化程度高、手术效果好、术后患者能顺利透析。特别是因血管通路问题就诊的外地患者，术后能很快转回当地透析，不仅缓解了患者的实际困难，也提高了科室床位使用率和周转率。因此，科室尝试"先易后难、先试先行、逐步开展、全面推进"的原则，从开始的两个手术种类（自体动静脉内瘘成形术、动静脉内瘘狭窄经皮球囊扩张术）逐步拓展到血管通路术式的80%都可以行日间手术。建立了以"医疗安全、质量控制、服务保障"为核心的血管通路日间手术管理制度和诊疗流程，包括手术病种准入、医师准入、患者准入等制度，以及术前评估、出院评估等制度，进一步优化了资源配置，成立了拥有C形臂和超声等设备的一站式血管通路中心。经过大胆创新、积极探索，形成了具有南京医科大学第二附属医院特色的血管通路日间手术运行模式，手术数量逐年增加，患者满意度高、区域影响力大，彰显了学科发展的特色和优势。

三、血管通路日间手术的推广和发展

国外从日间手术理念的提出到普及开展，经过了数十年的徘徊，其中一个重要的原因就是对日间手术安全的担忧。血管通路以日间手术模式开展虽然符合日间手术的自身特点，又具有较大的社会效益与经济效益，但目前在我国开展的医疗机构较少，经验欠缺，尚未建立规范的血管通路日间手术管理规范，因此，不利于日间手术的效果评价、

质量控制和进一步推广。血管通路日间手术的发展需要"良方"。

（一）优化资源配置，完善体系建设

1.**手术团队** 高效优质的血管通路日间手术离不开整个团队的统筹协调和相互配合，建立一支高效的血管通路日间手术团队至关重要。团队成员应包括医疗管理者、血管通路医师、血管通路协调员、护理人员等。医疗管理者需具备丰富的血管通路手术经验和较强的协调沟通能力。人员应相对固定，尤其是血管通路协调员和血管通路手术室的护士。所有团队成员应具备血液透析血管通路一体化管理的诊疗常识，其工作内容应覆盖门诊评估、预约登记、术前评估与准备、手术、术后管理、随访等所有环节。

2.**设备设施** 血管通路日间手术中心的建设应充分发挥日间手术全方位、一站式服务的特点。考虑到通路手术是涉及血管的手术，近年来腔内介入治疗已经越来越多地用于血管通路的维护和并发症的治疗，因此，血管通路手术室除了一般设施以外，血管超声、数字剪影血管造影等设备必不可少。此外，血液透析患者在其通路出现问题来医院就诊时，往往因透析不充分存在高血钾、严重酸中毒、心功能不全等并发症，为方便医师高效筛查及收治血管通路日间手术的患者，血管通路日间手术中心门诊应具备血气分析仪、心电图机、无创血流动力学分析仪等设备。

3.**管理制度** 日间手术的管理模式区别于传统门诊、住院流程，血管通路日间手术中心应在传统血液透析患者收治流程上进行改革创新，结合医院、科室的特色，个性化地探索与自身实际相符合的患者收治管理模式。目前，我国日间手术主要分为"集中收治、统一管理""分散收治、统一管理"和"混合收治、统一管理"3种模式。其中，由血管通路手术团队统一协调管理，并在病房安排一定数量的床位作为日间手术病床更容易实现血管通路问题的一站式解决。

无论何种管理模式，血管通路日间手术开展之前均应构建日间手术质量与安全的保障体系：①建全血管通路日间手术质量与安全的保障制度，包括"三个准入标准（医师、手术、患者的准入）""三个评估标准（患者入院前评估、手术前评估、离院前评估制度）""三个应急预案（手术期间应急预案、住院期间会诊转科预案、出院后应急预案）"。手术医师应实行分级管理，按手术权限实施手术，严格手术病种和术式的准入，选择技术成熟、风险较小的术式开展。在选择患者的指征上也要严格把握，充分评估病情，遵循诊疗规范，制订诊疗计划。质量安全保障制度应涵盖日间手术全过程，通过全过程的管理确保日间手术的安全与质量。②完善血管通路日间手术质量与安全的监控指标，通过监测数据的反馈，迅速识别血管通路日间手术质量与安全管理中存在的缺陷，相关评价指标可以参考目前国际、国内常用的一些指标，包括入院平均等候时间、日间手术床位使用率、日间手术台次、平均出院人数、并发症发生率、延迟出院率、非计划转住院率、30天非计划再就诊/住院率、术后30天内死亡率、患者满意度、日间手术花费、药品占比、耗材占比、抗菌药物使用率等。同时，血管通路日间手术中心应对医护人员执行诊疗规范的依从性进行评估并建立考核机制。

（二）细化流程管理，提升服务效能

血管通路日间手术流程需要结合本单位特点不断进行优化再造，所有日间手术均应实行临床路径管理，从患者、医师、病种、术式的准入标准及患者的入院前评估、麻醉评估、手术前评估、出院前评估，到患者的入院前沟通、手术前沟通、手术后沟通、出院前沟通、出院后随访，血管通路日间手术团队应对流程中各个环节的细节工作制订统一的工作制度，并组织专人对日常工作进行监督，使每个环节做到无缝衔接。通过流程的细化管理，使医师、护士、相关工作人员能紧密协作、各司其职，确保手术的高效和安全。

血管通路日间手术术式多，涉及日间手术的透析患者来自不同的区域，年龄跨度较大，通常包含较多的基础疾病，因此，针对相应的诊疗流程，建立和完善各种应急预案尤为重要，以确保患者手术过程中、在院期间和出院后一旦出现突发情况能及时得到救治，尤其是与手术相关的一些并发症，如出血、感染、通路血栓形成、置管时误穿动脉等。对于术中突发心力衰竭、严重心律失常、心脏压塞等危重情况时，应开通绿色通道，建立多学科协作机制，最大限度地保障患者的医疗安全，减少医疗损害。

（三）强化信息宣传，助推良性发展

随着政府的大力推行，日间手术在国内飞速发展，国际影响力也越来越大。开展日间手术的医疗机构不断增加，日间手术病种覆盖范围不断扩大。血管通路日间手术的实践模式有越来越多的医院在探索，但整体来看，由于日间手术在我国起步较晚，部分地区对其认识程度不足，宣传力度也不到位，不仅患者不了解这一新型的诊疗模式，存在一定的抵触情绪，而且医务人员也存在动力不足。一方面血管通路日间手术当前并未纳入国家已发布的日间手术推荐病种，医保费用的结算有待进一步支持；另一方面日间手术因患者在院时间短，也存在对手术医疗安全无法保证的担忧。此外，日间手术因床位周转快、运转效率高，医护人员的工作负担会增加。

因此，医疗机构一是要遵循血管通路日间手术模式本身的特点，结合医院科室自身的情况，合理构建血管通路日间手术的管理和规范制度，创造能够放心开展血管通路日间手术模式的平台；二是要利用网络、平面媒体等多种形式，通过健康宣教、院前宣传、院后随访等渠道，引导血液透析患者了解、接受、配合血管通路日间手术模式，逐步转变患者传统的就医理念，避免血管通路出现问题时拖延了手术时机，影响透析质量。同时更需要加强医护人员的培训，特别是要加强从事血液净化工作医护人员对血管通路日间手术模式的认识，促进血管通路日间手术的推广和发展。

（叶　红）

第2章

血管通路日间手术准入与标准

标准化、规范化和程序化的诊疗流程可以促进医疗服务质量提升，节约医疗成本，保障医疗安全。不同病种需要建立不同的诊疗流程，血管通路日间手术诊疗流程的主要内容应包括手术指征、手术评估、围手术期用药、术中耗材使用、术后随访等。日间手术患者住院时间短、周转快，因此，血管通路日间手术的准入制度是日间手术成功、安全开展的重要前提，日间手术的准入包括手术准入、患者准入、医护人员准入等多个方面，做好日间手术的各项准入制度是医疗质量管理的重要环节。

第一节 血管通路日间手术术式准入制度

由于日间手术患者在医院时间短，对医疗技术和临床护理都有着较高的要求，需要符合一定标准的手术才可纳入日间手术。日间手术选择的基本原则包括必须是比较成熟的医疗技术、手术治疗效果比较确切、手术时间不超过3小时、术后严重并发症发生概率较低等。

2016年，国家卫生计生委和人力资源社会保障部联合下发《关于印发开展三级医院日间手术试点工作方案的通知》（国卫医函〔2016〕306号）中推荐了56种手术术式。随后，2019年，《国家卫生健康委办公厅关于印发第二批日间手术（操作）试点病种及术式推荐目录的通知》（国卫办医函〔2019〕904号），确定了第二批日间手术/操作试点病种及术式推荐目录（包括77种术式），至此中国日间手术病种已达133种，然而其中并无关于血液透析血管通路相关术式推荐。2021年第九届全国日间手术学术年会在北京召开，初步探讨了血管通路日间手术的手术术式、管理流程及部分单位的临床疗效，认为日间手术模式可以在血管通路中开展。然而，至今关于具体的手术类型并无明确界定。

纳入日间手术的术式需要充分考虑其手术时间、术后康复时间，同时也与手术医师以及麻醉医师的能力和经验有关。早在2015年，国际日间手术协会（International Association of Ambulatory Surgery，IAAS）就已经提出了日间手术的准入标准：只有术后症状，如疼痛、恶心、呕吐等能得到控制，术后短时间内患者能恢复进食、进饮能力的手术才可作为日间手术。一般情况下日间手术应满足以下条件：①临床诊断明确；②本院已成熟开展的手术病种及术式；③手术风险小，术后并发症发生概率低；④术后疼痛可控制，且短期可恢复饮食能力；⑤无特殊术后护理需求；⑥术后短期恢复即可出院。

血液透析血管通路是透析患者的"生命线"，其建立与维护涉及手术种类较多，如自体动静脉内瘘（arteriovenous fistula，AVF）成形术、中心静脉导管置入及动静脉内瘘狭窄、血栓的腔内治疗等。血管通路日间手术术式除了遵循创伤小、恢复快、安全性高、手术时间短的基本原则，主要选择本医疗机构手术分类目录中的一级与二级手术（如中心静脉置管、自体动静脉内瘘成形术）及可以通过微创手术解决的三级、四级手术（如经皮血液透析通路成形术、经皮血液透析通路取栓术、中心静脉支架置入术等），手术分级见表1-2-1。

表1-2-1　血管通路日间手术分级及术式

手术级别	具体手术术式
一级手术	非隧道式导管置入术
二级手术	带隧道和涤纶套的透析导管置入术
三级手术	自体动静脉内瘘成形术、自体动静脉内瘘修复术、腔内血管成形术（静脉）、动静脉内瘘限流术、动静脉内瘘结扎术
四级手术	移植物动静脉内瘘成形术、腔内血管成形术（动脉）、支架置入术、移植物动静脉内瘘修复术

目前，血管通路日间手术模式已在多家医院开始运行，浙江省台州医院血管通路日间手术可开展AVF狭窄及闭塞、移植物动静脉内瘘（arteriovenous graft，AVG）狭窄及闭塞、中心静脉导管（central venous catheter，CVC）相关并发症处理的术式，平均手术时间为（70.4±29.2）分钟，31天非计划再入院比例为1.9%。上海交通大学医学院附属仁济医院观察了自体动静脉内瘘手术及经皮腔内血管成形术（percutaneous transluminal angioplasty，PTA）2个日间手术的平均手术时间，分别为（66.6±10.0）分钟和（78.0±24.0）分钟，31天非计划再入院比例为1.5%和1.1%。由此可见，目前临床上实施的血管通路相关术式绝大多数都可以纳入日间手术术式。因此，结合本血管通路中心及其他医院的经验，经本院监管部门授权，建议下列条件可作为血管通路日间手术准入的基本要求。

1. 临床诊断明确，有具体影像学和功能学资料数据，如有超声或造影检查结果提示存在狭窄、血栓或闭塞。

2. 是本院已成熟开展的手术术式，主要包括：①自体动静脉内瘘新建术；②自体动静脉内瘘修复术，包括动脉瘤切除术、自体动静脉内瘘重建术及限流术；③动静脉内瘘去除术；④经皮腔内血管成形术，包括球囊扩张术、支架置入术，以及碎栓术；⑤中心静脉导管留置术，包括带隧道和涤纶套的透析导管（tunnel-cuffed catheter，TCC）和非隧道式导管（non-cuffed catheter，NCC）。

3. 手术风险小，术后并发症发生率低。

4. 麻醉相关风险小，包括术后受损风险小、无特殊麻醉方式要求。

5. 术后恢复快，如术后可尽快进食、疼痛可通过药物控制。

6. 术后无特殊护理需求。

7. 预计术后可在24小时内出院。

除以上具体要求及术式而言，血管通路日间手术术式的开展还取决于以下3个因素：①医院手术设备和相关条件的支撑是开展日间手术的前提条件，如进行中心静脉病变相关操作需要C形臂相关设备、开展超声引导下的腔内操作需要清晰的多普勒超声仪，这与医院的级别和专科发展水平密切相关。②血管通路专科手术医师和麻醉医师是日间手术的具体实践者，日间手术术式的难易程度取决于医院血管通路专科手术医师的外科技术和麻醉医师的临床技术能力。③患者术后出院居家是否有充分的医疗监护和康复指导是开展日间手术的必要条件。上述术式中，移植物动静脉内瘘由于术后需要严密观察围手术期并发症的发生，包括感染、血清肿等，故不建议作为血管通路日间手术术式。如果相关中心可做到术后72小时内能提供相应的医疗监护（如是本中心、本埠的患者可到通路中心进行每日随访），可根据实际医疗情况决定是否将其纳入血管通路日间手术术式。

因此，不同级别的医院都可以开展血管通路日间手术，但需要严谨科学地选择与日间手术室环境及硬件条件、通路手术医师和麻醉医师专业技术能力、患者术后出院回家可获得的医疗监护和康复指导等条件相适合的术式。同时，相应中心也可以随诊疗水平提升、日间手术流程改进及医疗需求饱和等情况进行相应增加扩展，拟定血管通路日间手术的术式项目，由医院技术管理部门进行批准审核后可开展。

第二节　血管通路日间手术患者准入制度

血管通路日间手术患者准入制度是保证日间手术质量安全管理的重要保障，严格的患者准入，可以显著降低血管通路术后并发症的发生率、非计划再入院率、非计划再手术率、当日手术取消率、延迟出院率、患者爽约率、死亡率等，同时可以提高患者的满意度。手术安全有效地进行，不仅仅和手术实施主体血管通路专科手术医师及麻醉医师有关，同时患者作为被实施对象，其生命体征、全身情况、靶病变情况、依从性，甚至患者的经济状况，都是实施血管通路日间手术所需要综合考虑的相关因素。

近年来随着社会老龄化，透析患者的平均年龄和原发病也发生了变化，糖尿病和高血压逐步成为透析患者的主要原发病，故大多数的患者存在着合并症。根据美国麻醉医师协会（American Society of Anesthesiologists, ASA）对麻醉前患者体质状况的分级（表1-2-2）可以看到，透析患者的分级为Ⅲ或Ⅳ级，按常规日间手术患者的标准，透析患者并不是最适宜的日间手术人群，但常规的血管通路手术麻醉方式以局部浸润麻醉和一侧肢体的神经阻滞麻醉为主，较全身麻醉而言其对患者心肺功能的影响较小，所以，在血管通路专科手术医师对患者的病情有着充分认识、对血管通路手术熟练掌握和有经验丰富的情况下，透析患者也是可以施行血管通路日间手术，但更需要严格执行患者准入制度。

表1-2-2　ASA分级标准

分级	标准	手术耐受力
Ⅰ	体格健康，发育、营养良好，各器官功能正常	能耐受麻醉和手术
Ⅱ	除外科疾病外，有轻度并存疾病，功能代偿健全	对一般的麻醉和手术耐受
Ⅲ	并存疾病较严重，体力活动受限，但尚能应付日常工作	对麻醉和手术有顾虑
Ⅳ	并存疾病严重，丧失日常工作能力，经常面临生命威胁	施行麻醉和手术有风险
Ⅴ	无论手术与否，生命难以维持24小时的濒死患者	麻醉和手术异常危险

　　血管通路日间手术患者的准入是经过血管通路日间手术团队、日间病房医护团队、手术室麻醉团队多方讨论后确定的。与传统住院手术相比，日间手术的适应证和禁忌证更加严格，需结合日间手术中心及相关协同合作科室的临床诊疗水平，同时还需要结合手术病种与术式、患者全身综合情况及 ASA 病情分类、患者及家属意愿度等决定，在实施过程中还要根据实际情况不断进行调整，制订适合本中心的手术适应证及患者准入制度。

一、手术病种及术式

　　手术病种及术式可反映血管通路日间手术实施过程中的关键性专科技术能力，也是保证日间手术质量的重要因素。患者的病种与术式需符合日间手术准入要求，如疾病临床诊断明确，没有严重的相关并发症及合并症，且术前评估符合日间手术要求，术前准备工作已完成。相关要求及术式可见本章第一节。

二、患者全身情况

（一）精神状况

　　患者意识清醒，可正常沟通，能配合手术（包括手术体位的放置）。

（二）年龄

　　目前关于日间手术患者的年龄并无明确界定。虽然透析患者往往合并多种慢性基础疾病，但这些也并不是手术的绝对禁忌证。因此，血管通路日间手术团队需根据患者的自身意愿及全面的评估综合考虑。

（三）血压管理

　　血管通路日间手术时需保证稳定的血压，日间手术实施过程中血压过高会增加出血概率，影响术后创面的愈合，严重时会引起心脑血管意外及消化道出血等并发症；血压过低同样会导致血栓形成，尤其是对于合并高凝状态的患者而言。因此，良好的血压控制是日间手术顺利开展的必要条件之一。术前评估血压时，需要多次重复测量血压，避免患者因紧张导致的血压升高。对于收缩压＞180mmHg 的患者，需要进一步评估，同时进行积极稳妥的处理，从而确保手术及患者的安全。

（四）血糖管理

　　糖尿病不是手术的禁忌证，但手术中的应激可能会引起血糖升高，从而会增加患者术后的感染率、延长伤口愈合时间等不良事件的发生率，因此在实施日间手术时，血糖的控制同样至关重要。

（五）实验室及辅助检查

　　透析患者往往合并肾性贫血、电解质紊乱等情况。对于严重贫血（血红蛋白＜60g/L）、高钾血症（血清钾＞5.5mmol/L）的患者不建议行日间手术。伴有严重心律失常的患者是血管通路日间手术的禁忌证，而心房颤动是血管通路日间手术的相对禁忌证。维持性透析患者中心房颤动的发生率为10%～15%，绝大多数是稳定性的心房颤动，因此，需根据患者的实际临床表现进行评估。

（六）综合评估

术前应进行全身综合评估，如冠心病、肺部疾病、脑血管疾病的评估，需要评估心功能在Ⅲ级以内，且无明显的肺功能障碍。同时可以参考ASA病情分类，这是一种对慢性疾病简易粗略的评估，见表1-2-2。原则上ASAⅠ～Ⅱ级患者适合日间手术，ASAⅢ级患者必须经过非常严格的个性化评估后再个性化选择合适的手术方式。

三、患者及家庭支持因素

患者及其家属愿意接受血管通路日间手术，对手术方式、麻醉方式理解并认可；围手术期有家属陪伴；患者和家属对围手术期护理内容有一定的理解能力，家属愿意并有能力协助患者日常生活，并在家中完成护理；有联系电话并保持通畅，能够保证手术后随访的完成率。

综上所述，患者是血管通路日间手术的对象，是否愿意接受血管通路日间手术及是否符合血管通路日间手术患者准入标准，是血管通路日间手术安全、有效进行的关键因素。因此，血管通路日间手术团队在进行患者初筛时，需严格执行血管通路日间手术的准入制度。

第三节　血管通路日间手术的医护准入制度

日间手术在我国开展时间较短，尤其是在血管通路日间手术管理方面的经验尚缺乏，故需要建立一套完善、科学的血管通路日间手术管理方法，其中血管通路专科手术医师准入授权管理则是管理方法中重要的管理内容之一。同时血管通路日间手术周转快、手术时间短，因此对手术医师要求更高。建立相关手术医师准入制度是加强日间手术管理、保证医疗质量与安全的重要前提。由于血管通路日间手术的特殊性，与其相关的医师准入制度除了需要满足常规手术授权、分级、考核要求外，还需要制订更具体化的制度准则。

一、成立医院日间手术授权管理组织

目前，我国各级医院基本设有医疗质量与安全管理委员会，部分医院有独立的授权委员会。根据各医院的实际情况，由指定的委员会中某组织履行准入授权管理的功能，并从制度上予以体现和保证。

二、建立医院准入授权管理内容及程序

日间手术的医师准入授权管理是医院授权管理的重要管理项目，手术医师能否从事日间手术必须由授权委员会决定。同时，医院应根据授权委员会的决定，以文件方式发布可实施日间手术的医师名单。

（一）准入授权管理的内容

1.制订医疗授权范围及授权方式。

2.建立医疗授权管理申请、审批、调整和终止程序。

3.制订与授权管理有关的工作制度、职责、工作规范和管理规定等。

4.审核被授权人员的资质。

5.监管、审查被授权科室和个人在医疗活动中有无超越授权行为或违规行为，并决定是否调整或终止授权等。

（二）准入授权管理的程序

1.拟申请通路专科手术医师资格的医师提出申请，经医疗管理职能部门资格审核后，提交至委员会讨论，并进行现场资格审查、答辩及结合实践技能演示，由委员会讨论是否开放某项手术权限，公布结果。

2.建立手术权限的再授权流程。在获得手术权限后一段时间内，对手术医师的能力再次进行评价，以确保其符合该项手术权限的临床技能水平。

三、手术医师准入标准

血管通路专科手术医师除获得相应的手术权限外，仍需满足以下条件：①具有高年资住院医师或主治医师及以上职称；②具备相应手术级别资质，且相关手术操作技术熟练并已完成一定数量（建议至少100例），而且具有丰富的处理手术相关并发症的能力；③进行腔内操作的手术医师需获得"血液净化血管通路介入技术专项能力培训"证书；④熟悉日间手术相关的管理制度；⑤具备良好的医德和较好的医患沟通能力；⑥医师自己申请，由科室主任及医院授权管理部门批准。

四、各级医师血管通路手术权限

血管通路专科手术医师的手术权限和常规手术管理一致，不同级别的手术医师可具有开展相应手术的资格。通路医师最初级别为高年资住院医师，是指从事住院医师岗位工作3年以上；低年资主治医师，是指从事主治医师岗位工作3年以内，实施血管通路手术1年以上；高年资主治医师，是指从事主治医师岗位工作3年以上，实施血管通路手术2年以上；低年资副主任医师，是指从事副主任医师岗位工作3年以内，实施血管通路日间手术1年以上；高年资副主任医师，是指从事副主任医师岗位工作3年以上，实施血管通路日间手术3年以上；主任医师，是指受聘主任医师岗位工作者，实施血管通路日间手术1年以上。不同血管通路的手术级别对应的具体术式见本章第一节，不同级别手术医师的手术权限如下。

1.高年资住院医师　可独立开展血管通路一级手术，在上级医师现场指导下可逐步开展二级手术。

2.低年资主治医师　可独立开展二级手术，在上级医师现场指导下，逐步开展三级手术。

3.高年资主治医师　可独立开展三级手术。

4.低年资副主任医师　可独立开展三级手术，在上级医师现场指导下，逐步开展四级手术。

5.高年资副主任医师　可实施四级手术。

获得医院授权的血管通路专科手术医师，主要职能是承担相关病种的手术和其他治疗任务，需要成立血管通路日间手术团队，其团队成员要按照满负荷工作量及各种术式的手术级别要求，保证及时完成日间手术。因此，根据日间手术病种及术式要求，一个血管通路日间手术团队至少应有1名高年资主治医师及以上级别的医师。为了保障医疗安全与质量，团队需要定期开展日间手术质量安全管理分析，并根据本院手术情况及时进行设备、人员、手术病种的更新，同时还要接受院内日间手术中心的统一管理和调度。

血管通路日间手术团队的护士需要在短时间内完成患者的术前宣教、术前准备，以及手术转运、术后护理、术后宣教等一系列工作，工作节奏较快，因此，团队的护士不仅要具备病房护士或手术护士的要求，还需要具备一定的准入条件。①接受过日间手术护理的相关培训，熟练掌握血管通路日间手术疾病的护理常规；②具备常用护理技能和急救技能；③具备较强的血管通路专科护理知识和丰富的血管通路围手术期护理经验；④具备较好的健康教育能力；⑤具备良好的沟通能力和突发事件的应对能力；⑥熟悉日间手术相关的管理制度。

日间手术是一种高效、经济的新型医疗服务模式，是社会医疗制度改革和时代发展的必然结果。血管通路由于其特殊性，适宜开展日间手术，具有较大的发展空间。同时，由于其新兴开展，关于此类日间手术的运行模式、流程管理及各项制度仍未完善，因此，对各血管通路日间手术中心及所在医疗机构提出了更高的要求。患者准入、病种及术式准入、医护人员准入是日间手术实施过程中极其重要的3个因素，因此，只有严格执行相应的准入制度，才能保证日间手术安全有效地实施。

（卞雪芹）

第 3 章

血管通路日间手术工作流程

血管通路日间手术的工作流程包括患者的确定、入院前沟通、办理入院、术前评估、手术准备、手术、术后观察和评估、术后健康宣教、制订随访计划等，涉及患者手术安全相关的各方面。日间手术需要科室内不同的工作人员（如通路手术医师、病房护士和个案管理师等）协作完成，因此，制订完善的工作流程，可以在提高工作效率的同时，实现不同工作人员之间及时有效地沟通，从而保证日间手术的质量和安全。

第一节　血管通路日间手术入院前工作流程

血管通路医师在门诊接诊患者后，初步对患者血管通路存在的问题进行评估，根据第 2 章日间手术准入和标准判断该患者的血管通路问题是否可以日间手术处理。如果患者符合日间手术准入要求，通路医师则需要与患者进行充分的沟通，告知患者其血管通路目前存在的问题和解决方法，同时讲解手术的方式。因日间手术的特点是"短、平、快"，患者术后即可办理出院手续，术后的护理内容需要患者本人或者在其透析的医院中完成，所以需要告知患者术后护理的相关内容和术后血管通路的使用方法，打消患者的顾虑，为日间手术做好心理准备。对于年龄较大的患者，建议由一名具有完全责任能力的成年人全程陪同，患者和（或）陪同人员联系方式应保持通畅，便于医护人员进行术后随访工作。

在确定患者适合日间手术并且进行了充分沟通后，则可进行手术，由通路医师在门诊开具住院证明，标注为血管通路日间手术患者。血管通路日间手术入院前工作流程见图 1-3-1。

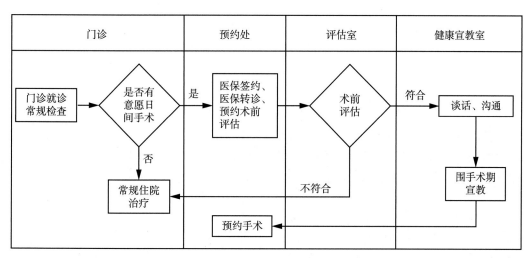

图 1-3-1　血管通路日间手术入院前管理工作流程

第二节　血管通路日间手术院中工作流程

日间手术院中工作流程指患者入院后需要完成的所有医疗及护理工作内容，包括患者收治流程、入院后护理流程、入院后健康宣教流程、入院后医疗工作流程、术前准备流程。

一、患者收治流程

血管通路日间手术院中管理和收治流程见图1-3-2。

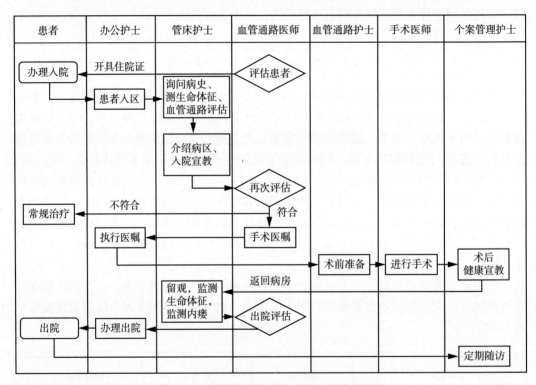

图1-3-2　日间手术院中集中管理和收治流程

二、入院后护理工作流程和入院后健康教育流程

在病区由工作人员协助患者办理入院手续，纳入日间手术临床路径，安排进入日间手术病房。管床护士对患者进行病区环境介绍和入院后健康宣教，同时完善患者生命体征监测、询问病史和评估目前患者血管通路情况，记录内瘘震颤和杂音分级，见图1-3-3。

因日间手术住院周期短，在有效的时间内需要完成术前检查和手术，故应开展术前的健康宣教，提前告知患者术前检查项目、术前准备内容和术前注意事项，可以有效地消除患者的焦虑情绪。健康宣教的内容包括血管通路手术相关知识、用药指导、饮食指导和心理指导。护理人员根据患者的理解能力讲解血管通路手术的相关内容，询问患者是否有高血压、糖尿病、手术禁忌用药，了解患者上一次透析时间和透析常规周期，做好患者和（或）陪护人员的心理疏导。在口头讲解过上述内容后，发放术前宣教的纸质文字材料，并组织患者观看血管通路日常居家护理的宣教视频，见图1-3-4。

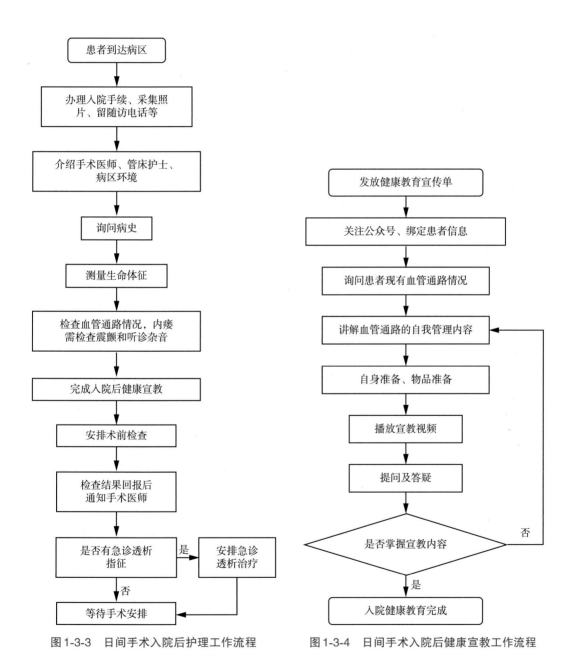

图1-3-3 日间手术入院后护理工作流程　　　　图1-3-4 日间手术入院后健康宣教工作流程

三、入院后医疗工作流程

患者入院后管床医师需进行接诊，了解患者的病史及血管通路手术史，并制订诊疗方案，评估患者是否需要急诊透析及是否需要建立急诊透析通路，见图1-3-5。

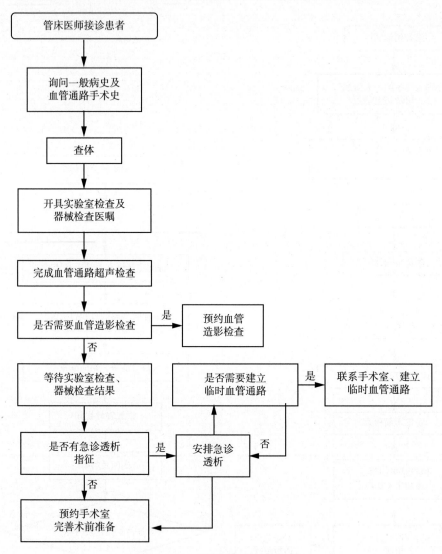

图1-3-5　入院后医疗工作流程

四、术前准备流程

患者在术前需要完成常规检查，包括实验室检查和器械检查两部分。术前的常规检查是保证手术顺利进行的医疗安全措施之一。以术前评估出血倾向为例，患者术前的出凝血功能的评估主要根据病史、体检和实验室检查资料来确定，如活化部分凝血酶原时间测定（APTT）、血浆凝血酶原时间测定（PT）和血小板（PLT）计数等可以作为评价出血倾向的诊断指标，医护人员可以获知患者的相应信息，从而判断患者是符合日间手术的要求，如果不符合，可以及时告知患者及其家属并调整手术安排。部分血液透析患者合并乙型肝炎、丙型肝炎、梅毒和人类免疫缺陷病毒（HIV）等，在术前应完成传染病九项的检测，医护人员可以根据检测结果有针对性的加强消毒隔离措施，避免交叉感染和医务人员感染，同时便于患者在需要接受血液透析时将其安排在合适的区域进行治疗。

血管通路手术患者需要完成的常规检查有心电图、胸部X线片（或胸部CT）和血液学检查项目，其中血液学检查项目包括血常规、凝血常规、血生化、电解质和传染病九项等。出现以下异常结果时，应考虑是否需要改变手术方案和（或）手术安排。

1.血常规　当患者血红蛋白小于70g/L时，预计手术有失血的可能性，应考虑暂停日间手术。人工血管动静脉内瘘狭窄或血栓闭塞患者，如出现白细胞计数升高，人工血管走行区域存在红肿、压痛、波动感，患者有发热、寒战等表现，应停止腔内介入手术。对于自体动静脉内瘘感染患者，如出现白细胞计数、C反应蛋白（CRP）水平升高，同时合并畏寒、发热等，术后仍需抗感染治疗，故应退出日间临床路径。对于血小板计数较低的患者，应适当调整血管腔内抗凝治疗药物使用的剂量。对于血红蛋白水平小于60g/L，并且预计术中可能存在失血量大于200ml的患者，应调整日间手术安排，必要时退出日间手术路径。

2.血生化　对于血清钾＞6.5mmol/L的患者，建议先完成透析治疗，再行日间手术。对于合并糖尿病患者，应充分关注其术前血糖水平，进行个体化的调整，避免术中、术后出现低血糖。对于白蛋白＜25g/L的患者，在动静脉造瘘术后可能出现切口组织液渗出的情况，术前应与患者做好充分的沟通，并进行术后患者自我管理的健康宣教。

3.凝血常规　APTT是内源性凝血功能的监测指标，同时也是肝素的监测指标，血液透析患者一周2次或一周3次的透析治疗都需要使用肝素进行抗凝。因此，对于行开放手术的患者需关注其术前APTT水平，APTT延长患者可能出现术中出血增加的情况；对于APTT降低处于高凝状态的患者，在进行血管腔内介入治疗时则可根据需要增加抗凝剂用量，避免术中及术后的血栓形成。PT主要用于监测外源性凝血功能，血浆纤维蛋白原（FIB）则反映纤维蛋白原的含量。对于口服抗凝药物的患者，则需关注其国际标准化比值（INR）。上述指标都是反映患者凝血功能的重要指标，术前对患者凝血功能的评估是至关重要的，其可能直接影响部分手术的成败。

4.输血常规　目的是监测4种经血液传播的传染病，包括乙肝五项、丙肝抗体、梅毒抗体和HIV抗体。对于监测结果为阳性的患者，并不是手术的禁忌证。但对于初次检测阳性结果的患者，应进一步完善相应疾病的诊断性检查；对于诊断性试验阳性的初发患者，需填写传染病申报卡。针对输血常规结果有阳性的患者，术者和巡回护士在手术时应加强自我防护，同时应注意手术顺序的安排和做好手术室的消毒工作，避免出现交叉感染。

5.心电图　心电图检查结果如提示患者存在严重心脏疾病的情况，应慎重考虑日间手术安排。对于近期有心肌梗死心电图表现的患者，其不适合日间手术治疗，应及时退出日间手术路径，完善心脏相关检查，待病情平稳后再安排血管通路相关手术。对于心电图提示存在严重心律失常的患者，术前需要对术中可能出现的心脏相关风险进行充分沟通，综合患者症状、体征及个人意愿考虑后，再决定是否行日间手术。

6. 胸部 CT 对于胸部 CT 提示存在严重肺部感染或者大量胸腔积液的患者，不适合日间手术，在抗感染治疗后，如胸腔积液较少，且患者肺部症状改善，可安排手术。

在患者各项检查完善后，通路手术专科医师再次对患者的血管通路进行评估，同时结合患者的实验室检查和器械检查结果，判断是否满足日间手术的要求。对于符合要求的患者进行血管描记，用超声进行血管的评估。对于新建内瘘患者，须完成目标静脉血管自然直径和束臂直径的测量，以及目标动脉直径、流速和阻力指数的测量。对于内瘘狭窄的患者，则须完成狭窄处内径、长度及狭窄处峰流速、狭窄上游 2cm 处峰流速的测量，以及肱动脉流速、血流量和阻力指数等测量。根据患者血管的检查结果制订手术方案，确定手术所需耗材型号，完成耗材清单填写。对于复杂病变或者手术成功率相对较低的手术，制订备用手术方案。对于既往有中心静脉置管史的患者，建议完善中心静脉血管造影检查。对于需完善血管造影检查的患者，开具检查申请单，在完善血管造影检查后再次确定手术方案和手术所需耗材型号。如果手术需在数字减影血管造影（DSA）辅助下完成，或需采用开放和血管腔内介入治疗相结合的手术方案，则须预约杂交手术室。手术护士根据通路手术专科医师制订的手术方案和耗材清单，准备手术所需的辅料、手术器械和耗材，根据手术需求安排手术房间，见图 1-3-6 及图 1-3-7。

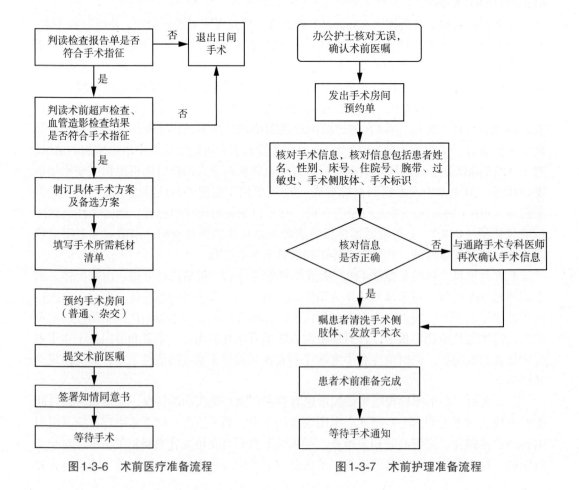

图 1-3-6　术前医疗准备流程　　　　图 1-3-7　术前护理准备流程

五、手术工作流程

通路手术专科医师根据既定的手术方案进行手术，根据手术的方式、复杂程度和范围选择适合的麻醉方式，具体麻醉方式的应用及选择见第9章麻醉管理的相关内容。术中评估手术效果，确定手术终止的时机。新建内瘘和内瘘重建修复手术，在血管吻合完成后需评估吻合口震颤和静脉流入道震颤传导情况；血管腔内球囊扩张治疗后，则须再次评估扩张处血管内径，评估扩张效果。同时，术者还应观察患者术中的生命体征及对疼痛的反应情况。手术当日工作流程见图1-3-8。

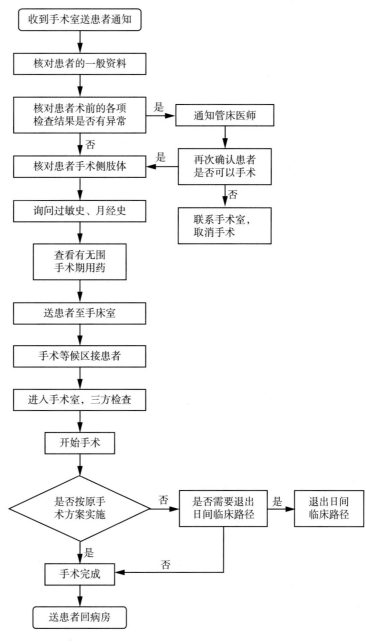

图1-3-8 手术当日工作流程

六、术后观察流程

患者术后返回病房，责任护士须了解患者手术采用的麻醉方式、手术方式及术中情况；监测患者生命体征、内瘘震颤和杂音；加强巡视，观察切口敷料及手术侧肢体的变化；做好心理护理，消除患者及其家属的不安情绪。根据病情及时做好护理记录，对需要进行血液透析治疗的患者，要做好与血液透析室交接班工作，如患者出现病情变化，应及时通知手术医师。术后观察工作流程见图1-3-9。

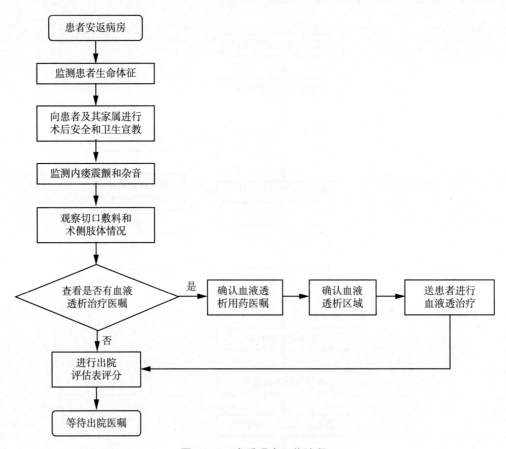

图1-3-9　术后观察工作流程

七、术后健康教育流程

由血管通路个案护士来完善患者的通路病史及手术史，根据患者的手术类型，告知患者术后的注意事项和内瘘的使用方法；与病区护士交接患者手术完成情况、术后切口情况、术后护理的事项、术后内瘘穿刺方案和透析抗凝方案。同时与血管通路医师一起制订患者复诊和随访计划，预约下一次就诊时间，并进行日常居家护理相关知识的宣教。术后健康教育工作流程见图1-3-10。

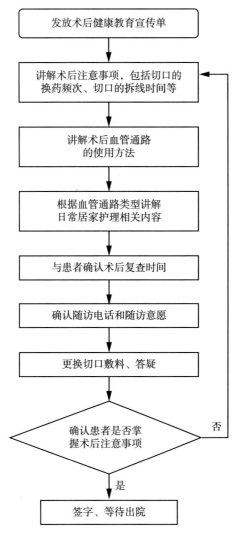

图 1-3-10 术后健康教育工作流程

八、出院评估流程

血管通路日间手术患者一般在24～48小时内出院。虽然在短时间内为患者建立了血管通路或者恢复了血管通路的通畅，但手术的创伤在短时间内无法完全恢复，因此，患者在出院前需完成出院评估量表。可以采用多数国家认可的PADS（postanesthesia discharge scoring system）评分量表，其操作简便，并且适用于接受局部麻醉手术的日间患者。PADS的评分内容包括：①基本生命体征；②活动能力；③疼痛；④术后恶心呕吐；⑤切口出血。每项0～2分，各项得分相加满分为10分，总分≥9分的患者准予出院。对于内瘘患者，除了上述评分项目外，还须进行内瘘震颤和杂音的评估，震颤及杂音较术后无明显减弱作为准予出院标准。同时还需向患者提供24小时值班电话，以便患者出院后有需要的情况下可以及时与医院取得联系。出院评估工作流程见图1-3-11。

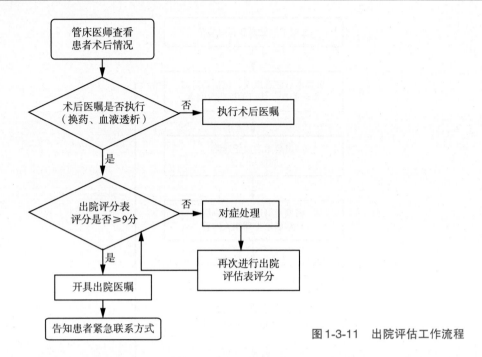

图 1-3-11   出院评估工作流程

九、出院结算流程

根据出院医嘱，在病区协助患者办理出院结账手续，工作流程见图 1-3-12。

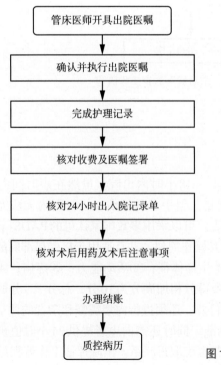

图 1-3-12   出院结算工作流程

第三节　血管通路日间手术出院后工作流程

一、术后随访及复诊流程

术后随访可以帮助医师了解患者出院后的情况，同时因为患者入院当天即完成了手术并办理出院，住院时间短，在出院后可能会遇到需要咨询的问题，随访时可以对患者遇到的问题进行解答。系统规范的术后随访和复诊计划，是开展血管通路日间手术的重要保障，也是对术后护理的有效补充。术后随访和复诊工作流程见图1-3-13。

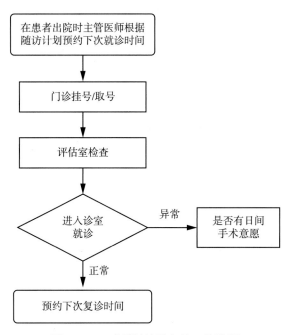

图1-3-13　术后随访及复诊工作流程

二、术后电话回访流程

利用血管通路手术管理系统，对出院的手术患者进行电话回访，互联网信息化技术可以提高工作效率、优化术后咨询和答疑医疗服务。术后电话回访工作流程见图1-3-14。

三、居家异常情况处理流程

日间手术患者的术后护理由患者自行在家完成，故对患者术后出现的异常情况及时应答、处理非常重要。有效的及时应答和处理，不仅可以尽早地发现术后并发症，同时也可以缓解患者的焦虑情绪。电话随访起到定期提醒、指导、督促的作用，紧急联系电话则可以为患者的安全起到保驾护航的作用，具体工作流程见图1-3-15。

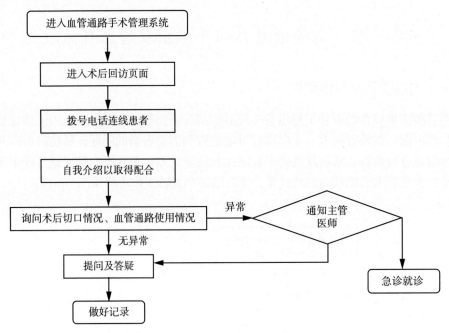

图 1-3-14　术后电话回访工作流程

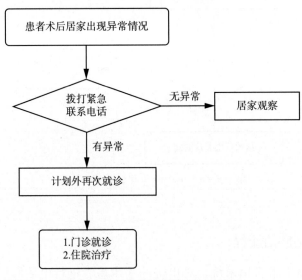

图 1-3-15　居家异常情况处理流程

四、非计划二次手术流程

患者在出院后 30 天内，因相同或相关疾病需计划外再次手术治疗的情况属于非计划的二次手术，不包括原先计划好的二期手术。对于在电话回访时发现有异常情况和患者电话反馈有居家异常情况时，需通路手术专科医师进行评估后确定患者是否需要及时就诊，以及是否需要进行非计划二次手术治疗（图 1-3-16）。

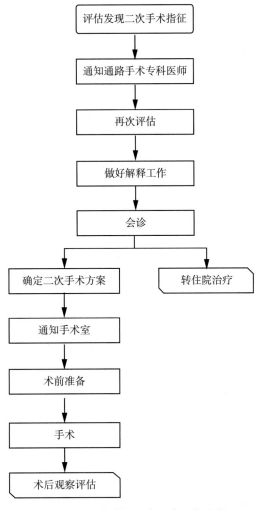

图 1-3-16 非计划二次手术工作流程

第四节 血管通路日间手术相关的紧急预案及流程

一、患者异常事件处理流程

日间手术患者的异常事件包括手术后并发症、不良事件和安全隐患。手术后并发症是由原有疾病对机体的影响、手术造成的组织损伤、手术时的细菌污染、手术后切口疼痛，以及正常活动受限等因素引起，分为一般并发症和特殊并发症。一般并发症在各种手术后都有可能出现，如切口感染、出血和肺炎等。特殊并发症与手术方式有关，并发症轻者增加患者痛苦，延迟康复时间；重者可危及生命。及时防治并发症是术后处理的一个重要组成部分。不良事件是指临床诊疗活动中发生的任何可能影响该患者诊疗、增加患者痛苦和负担并可能引起医疗纠纷的事件，或者影响医疗工作正常进行和医务人员人身安全的事件。安全隐患则是指在诊疗活动中存在的可能影响患者安全的因素，且该因素尚未造成不良后果。因此，须鼓励工作人员及时、主动、积极地上报影响患者安全的隐患因素或潜在风险，管理人员在进行原因分析后采取相应措施，最大程度上减少安全隐患，避免不良事件的发生，从而达到持续医疗质量改进、减少医疗缺陷、确保医疗安全的目的。

（一）术后并发症处理工作流程

对于术后并发症的管理采用了国际认可并广泛用于外科手术的Clavien-Dindao并发症评分系统。根据处理并发症所需方法和手段的复杂程度，该评分系统将并发症分为5级。

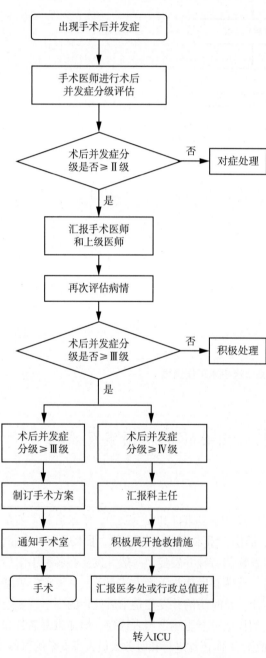

图1-3-17　术后并发症处理工作流程

Ⅰ级：任何影响正常术后恢复过程的医学处理，但不需要药物、手术、内镜或放射学干预。可接受的医学处理包括镇吐药、解热药、镇痛药、利尿药、电解质及物理疗法。

Ⅱ级：需要使用Ⅰ级并发症治疗药物以外的药物，包括输血及全肠外营养。

Ⅲ级：需要手术、内镜或放射学干预。Ⅲa级：干预不需要全身麻醉；Ⅲb级：干预需要全身麻醉。

Ⅳ级：威胁生命的并发症，需要中期照护（IC）或入住重症监护室（ICU）治疗（包括中枢神经系统并发症，如脑出血、缺血性脑卒中、蛛网膜下腔出血，但不包括短暂性缺血发作）。Ⅳa级：单器官功能不全；Ⅳb级：多器官功能不全。

Ⅴ级：病患死亡。

术后并发症处理工作流程见图1-3-17。

（二）不良事件上报流程

临床工作中出现不良事件后，应根据医疗质量安全（不良）事件的分类进行上报（图1-3-18）。医疗质量安全（不良）事件分为4级。

Ⅰ级事件（警讯事件）：非预期的死亡，或非疾病自然进展过程中造成的永久性功能丧失。

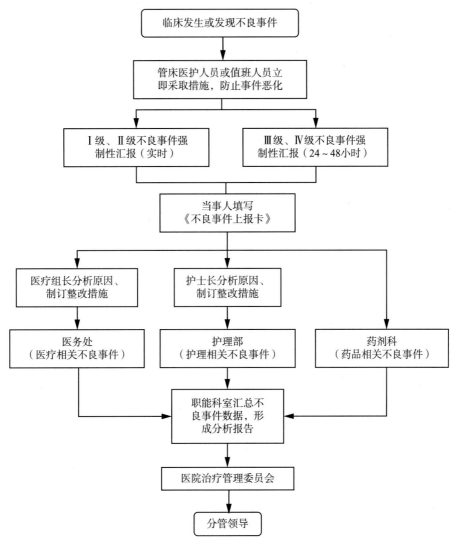

图 1-3-18 不良事件上报工作流程

Ⅱ级事件（不良事件）：在疾病医疗过程中因诊疗活动而非疾病本身造成的患者机体与功能损害。

Ⅲ级事件（未造成后果事件）：虽然发生了错误事实，但未给患者机体与功能造成任何损害，或有轻微后果而不需任何处理可完全康复。

Ⅳ级事件（临界错误事件）：因及时发现，错误在对患者实施之前被发现并得到纠正，患者最终没有得到错误的医疗、护理服务。

（三）日间手术患者投诉处理流程

投诉管理作为构建和谐医患关系、创建平安医院、提升日间手术精细化管理的手段，体现了以患者为中心的思想，不断健全和完善投诉管理，可以提升医疗服务质量，提高患者满意度，减少医患纠纷。日间手术患者投诉处理工作流程见图1-3-19。

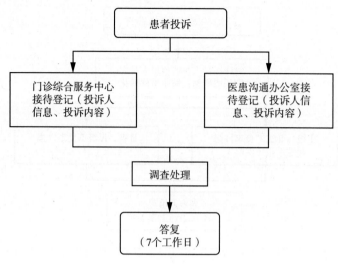

图1-3-19 投诉处理工作流程

二、血管通路日间手术的应急预案及流程

虽然血管通路日间手术有严格的准入标准及系统的流程实施管理，但在手术中仍不可避免会出现各种各样的并发症，影响手术安全有效地进行，严重时可危及患者生命。因此，需要制订出一套切实可行的血管通路日间手术应急预案，建立健全应急体系，确保及时、高效地应对血管通路日间手术中的各种突发事件。血管通路日间手术应急预案主要分为两大类：一类为与全身性疾病相关的紧急情况应急预案，主要包括急性心力衰竭及心律失常；另一类为手术过程中各种并发症的应急预案，主要为腔内介入治疗中的急性并发症。

（一）与全身性疾病相关并发症的应急预案

1.心力衰竭应急预案及流程   心力衰竭是指由于任何心脏结构或功能异常导致的心功能受损，以器官和组织血液灌注不足为临床表现的一组综合征，主要临床表现为呼吸困难和乏力，以及液体潴留。心力衰竭是尿毒症患者的重要并发症，手术时由于一些应激因素、术前透析不充分，往往合并急性心力衰竭，处置流程见图1-3-20。

2.心律失常应急预案及流程   心律失常是透析患者的常见并发症，因为，血液中许多离子的水平，如K^+、Ca^{2+}、Mg^{2+}及H^+都能影响心脏的传导系统，而且这些离子水平在透析患者通常是不正常的，同时透析患者易合并心脏病变，所以更易诱发心律失常。常见的心律失常有自限性室性心动过速、阵发性心房颤动和频发室性期前收缩，处置流程见图1-3-21。

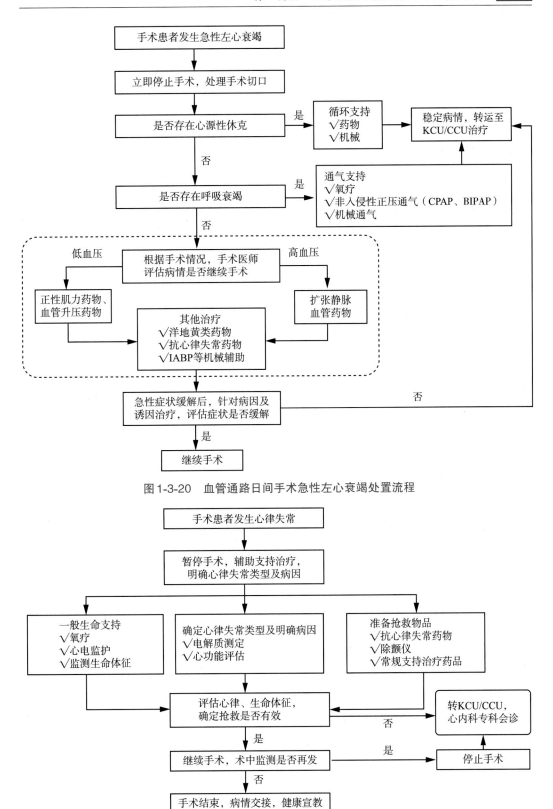

图1-3-20　血管通路日间手术急性左心衰竭处置流程

图1-3-21　血管通路日间手术心律失常处置流程

（二）血管通路手术相关紧急并发症的处置流程

1.血管痉挛　血管腔内介入治疗过程中，由于导丝、导管等器材刺激血管引起。多数可在数分钟到数小时内自行缓解，无须特殊干预。

2.内膜撕裂　由球囊扩张导致内膜破坏引起，多数情况无须特殊干预，如形成夹层或突入管腔影响动静脉内瘘血流，可于该部位重复行球囊扩张，使内膜贴合，球囊压力可控制在工作压。

3.血管破裂　球囊扩张导致血管撕裂，根据严重程度不同可分3级。不同血肿具体处置流程见图1-3-22。

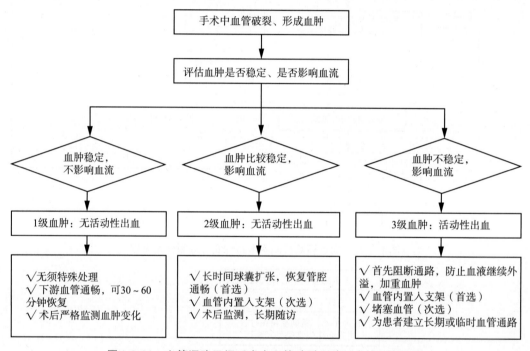

图1-3-22　血管通路日间手术中血管破裂血肿形成的处置流程

4.球囊破裂　由于操作不当或球囊自身原因导致，处置流程见图1-3-23。

5.肺栓塞　血管通路血栓形成后进行腔内处理时会出现顺行性栓塞，导致肺栓塞，患者会出现急性心肺窘迫，甚至呼吸困难和胸痛。虽然有研究表明这种并发症发生率较低，但是仍然不可绝对避免。处理此类病变时需充分评估患者病情、靶病变血栓情况，手术中严格监测患者生命体征，以便早发现并及时进行救治。具体处置流程见图1-3-24。

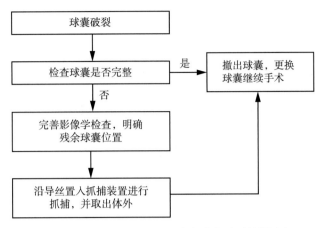

图 1-3-23 血管通路日间手术中球囊破裂处置流程

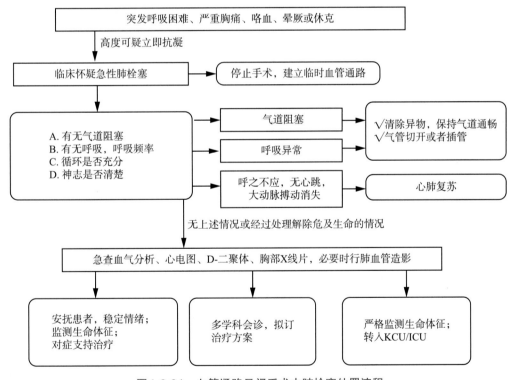

图 1-3-24 血管通路日间手术中肺栓塞处置流程

6. 对比剂过敏 在血管通路建立及处理并发症时,对比剂的使用必不可少。随着新型制剂的不断研发,对比剂潜在毒性已经逐渐降低。使用对比剂通常是安全的,但有时也会有严重不良反应,常见为对比剂过敏,其处置流程见图 1-3-25。

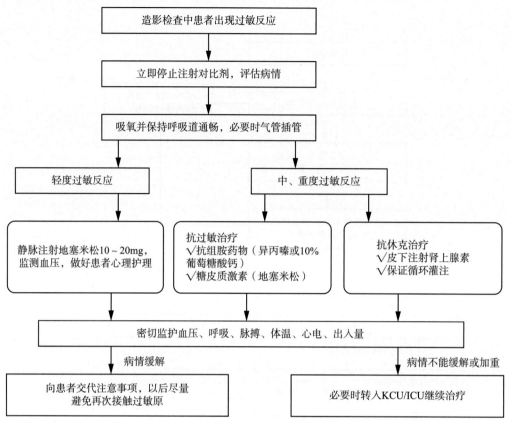

图1-3-25 血管通路日间手术中对比剂过敏处置流程

7.中心静脉血管腔内介入治疗并发症 主要包括血管穿孔引起的血胸、纵隔血肿、心脏压塞等，必要时需要外科开放手术处理。

（雒 溪 卞雪芹）

第4章

血管通路日间手术的安全质量管理

随着医疗技术的进展，日间手术的应用越来越广泛，血管通路日间手术日益成熟，具有高效整合医疗资源、提高资源使用效率、缓解医疗资源供需矛盾等多种优点，同时可以缩短血液透析患者入院前等待和住院时间，提高床位利用率。尽管血管通路日间手术已在全国多个血管通路中心进行推广，但仍缺乏一定的安全治疗管理规范，而质量管理是保障血管通路患者安全的关键。本章主要提出了血管通路日间手术的安全质量管理制度和指标，从而保障患者的医疗安全，为血管通路日间手术的可持续发展提供保障。

第一节　血管通路日间手术质量管理的意义

一、血管通路日间手术质量管理的必要性

血管通路是维持性血液透析患者的"生命线"，一旦血管通路出现问题，需要快速、高效解决，否则患者将无法维持正常透析，随时可能面临生命危险。血管通路日间手术作为一种新兴的医疗服务模式，随着近几年血管通路日间手术理念的发展，涉及血管通路建立与维护的日间手术种类逐渐增多，如自体动静脉内瘘成形术、中心静脉导管置入、动静脉内瘘闭塞的腔内治疗等，血管通路日间手术的开展既符合血管通路本身的特点，又具有较大的社会效益与经济效益。然而，随着高效率、高工作量手术的实施，血管通路日间手术的医疗质量与安全方面存在较大的隐患。

日间手术模式的概念最早于1909年由苏格兰小儿外科医师Nicoll提出，由于传统诊疗习惯和医学同行对术后医疗质量及安全方面的担忧，发展较为缓慢，直到20世纪80年代才在欧美国家开始大力开展，其中最重要的原因是对日间手术患者出院后安全的担忧。美国医院评审联合委员会发布的错误手术警讯事件分析报告显示，126个涉及错误手术部位、错误患者和错误手术的案例中，58%的案例发生在医院门诊日间手术室或非医院的移动手术间；29%发生在住院部的手术室；13%发生在其他地方，如急诊室和重症监护室。由此可见，日间手术的质量安全管理至关重要。

国际日间手术协会（International Associaton for Ambulatory Surgery，IAAS）要求日间手术医疗机构必须制订质量安全评估监测标准，美国日间手术质量报告项目要求开展日间手术的医疗机构必须按年度提交其质量监测数据。近年来，欧美发达国家已逐步形成相对完善的日间手术质量安全管理体系。尽管我国日间手术发展迅速，但地区差异和管理水平差异仍然很大。因此，血管通路日间手术的质量管理至关重要，需要制订相应的管理量化指标，从而更好地进行质量管理。

二、我国血管通路日间手术质量管理的现状

欧美等发达国家开展日间手术时间较长，发展也较为成熟，对该领域的研究相较于我国更为丰富，有相应的质量管理体系，而我国日间手术起步较晚，血管通路日间手术尚缺乏统一的规范。

2021年我国第九届全国日间手术学术年会，初步探讨了血管通路日间手术的手术术式、管理流程，以及部分单位的临床疗效，认为日间手术模式可以在血管通路中开展。2021年2月，北京市海淀医院肾脏内科通过总结日间手术的临床实践，参考国内外其他学科日间手术的经验并结合国情，起草了《血液透析血管通路日间手术临床实践建议》，为我国血液透析血管通路日间手术的规范化开展提供了参考。

截至到目前，我国尚无规范的血管通路日间手术质量管理的统一标准和质量评价体系，血管通路日间手术的质量管理，不能只关注手术本身，而需要将质量管理贯穿至整个流程。在我国复杂的医疗卫生背景下，如何充分发挥优势，如何将质量管理标准化，如何保障患者医疗安全，形成完善的质量与安全管理体系，是推广和开展血管通路日间手术急需解决的问题。

第二节 血管通路日间手术质量管理相关制度及质控指标

医院应成立血管通路日间手术安全质量管理组，构建质量管理组织构架（图1-4-1），建立健全安全管理制度，定期进行总结，监测并统计安全质量管理指标，组织医务人员业务学习和培训，进行考核和持续质量改进，不断优化流程，以保证医疗安全和提高工作效率。

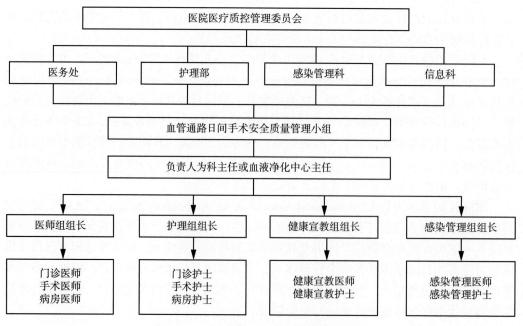

图1-4-1　血管通路日间手术质量管理组织

一、血管通路日间手术质量安全管理小组工作职责

血管通路日间手术质量安全管理小组主要负责日间手术的质量安全管理工作，负责人系科主任或血液净化中心的负责人，其他成员包括医师组组长、护理组组长、感染管理组组长、健康教育组组长等，主要负责日间手术的质量控制工作，定期召开质控会议，定期总结和汇总不良事件并进行分析，提出解决方案，进行持续质量改进。血液透析血管通路日间手术质量安全管理小组的主要工作职责如下。

1.负责建立健全完善的日间手术管理制度，定期进行修改和更新。

2.明确日常工作组的工作岗位职责和工作内容，并进行监督。

3.监督并管理血管通路日间手术项目和人员的准入标准。

4.监督并优化血管通路日间手术的工作流程，做好路径管理。

5.监督并指导血管通路日间手术的感染管理工作。

6.指导血管通路日间手术工作小组展开业务学习、培训，每6个月进行一次考核。

7.每月对综合管理指标、质量控制指标、满意度指标，以及绩效等指标进行汇总分析，每季度进行开会讨论。

二、血管通路日间手术工作组的工作职责

血管通路日间手术模式的特点是手术周期短、周转快、住院时间短，因此，为了保证各项日间手术工作有条不紊的顺利进行，需设置日常工作组，并明确各自的岗位职责。

日常工作组包括门诊预约小组、病房日间工作小组、血液透析血管通路手术小组、医院感染控制小组、健康教育小组等专业化工作团队，既要保证分工明确，又要进行有效的团队合作。

（一）门诊预约小组

包括门诊医师和护理人员，他们必须详细了解血管通路的入院前流程和宣教内容，以指导患者顺利预约后住院。

1.门诊预约小组医师的岗位职责

（1）门诊医师负责联系血管通路手术小组医师，对手术患者进行初步评估和筛查。

（2）门诊医师或血管通路手术小组医师需了解患者的一般情况，完善入院前的必要检查。

（3）门诊医师或血管通路手术小组医师为日间手术患者预约住院日期，根据预约日期开具住院证。

（4）负责入院前医疗相关的健康宣教和注意事项讲解。

2.门诊预约小组护士的岗位职责

（1）护理人员协助患者完成入院前的安排。

（2）告知患者办理入院的流程。

（3）进行入院前护理相关的健康宣教和注意事项讲解。

（二）病房日间工作小组

包括病房工作的医师和护理人员，主要负责血管通路日间手术患者住院的接诊及住院期间的医疗安全和病情的观察。

1.病房工作小组医师的岗位职责

（1）病房医师进行患者的接诊，完成病史采集和体格检查。

（2）病房医师按路径安排相关的检验和检查项目，进行术前、术后的病情观察，开具医嘱，必要时安排血液透析治疗。

（3）病房医师负责入院病历相关文书的书写，按照病历书写规范的要求完成病历的书写内容。

（4）住院期间患者出现病情变化，或者突发紧急情况，病房医师及时向上级医师和手术医师汇报。

（5）出院前对患者进行随访的医疗指导和健康宣教。

2.病房工作小组护士的岗位职责

（1）负责患者一般情况和生命体征的监测。

（2）执行医嘱，完善护理文书工作。

（3）配合进行术前准备、术前护理，协调安排手术具体时间。

（4）关注切口敷料及手术侧肢体的变化，监测动静脉内瘘杂音和震颤。

（5）出院前对患者进行随访的护理指导和健康宣教。

（三）血管通路手术小组

包括负责手术的医师和护理人员，主要负责手术方式的选择、手术方案的制订并实施手术等。

1.血管通路手术小组医师的岗位职责

（1）评估手术方式、制订手术方案。

（2）核实术前检验及检查结果，签署文书（知情同意书、手术核查表、术前风险评估表）。

（3）实施手术。

（4）完成手术记录等相关的文书。

（5）与病房沟通，交代术后注意事项和手术相关用药的调整。

（6）负责患者术后的健康宣教。

2.血管通路手术小组护士的岗位职责

（1）配合医师安排患者的手术时间。

（2）为患者做好术前准备。

（3）清点物品，完成手术的护理观察。

（4）指导患者术后的随访，进行健康宣教。

（5）完成日间手术患者的登记工作。

（6）完成随访工作。

（四）健康教育小组

血管通路日间手术的工作流程涵盖入院前、术前、术中和术后等全过程。因此，健康教育小组应涵盖所有参与日间手术工作的人员，包括门诊预约、病房、血管通路手术小组的所有人员，并配备一名健康教育小组的组长。

1.健康教育小组组长的岗位职责

（1）修订健康教育的具体宣教内容（包括文字资料、图片等）。

（2）负责健康教育宣传资料的整理。

（3）负责组内的定期培训和考核。

2.健康教育小组组员的岗位职责

（1）负责血管通路日间手术和入院流程的介绍。

（2）对通路的选择、维护、用药调整等进行健康教育。

（3）对患者饮食、生活等注意事项进行宣教。

（4）缓解患者的紧张和焦虑，指导患者的康复和门诊随诊，提高患者的依从性。

三、血管通路日间手术的安全质量管理制度

血管通路日间手术医疗质量管理的主要目的是在保证医疗安全的前提下，向血液透析患者提供优质、高效的医疗服务。血液透析血管通路日间手术的安全质量管理制度可以保证患者的安全和手术的顺利进行，减少医患矛盾，降低不良事件的发生率。

日间手术医疗质量管理的目的是向患者提供优质的服务，因此，在制订血管通路日间手术安全质量管理制度的同时，需考虑以下几个原则。①以血液透析患者需求为导向；②充分统筹安排和资源协调；③医护人员全员参与；④重视质量的过程管理；⑤质量管理必须以系统的方法进行管理；⑥质量的持续改进；⑦基于事实证据的决策。本部分内容重点描述血液透析血管通路日间手术的管理制度，各级医院可根据自身情况酌情调整。

（一）严格执行血管通路日间手术准入制度

1.严格执行手术的准入　血液透析血管通路日间手术的具体手术项目，必须由医院技术管理部门进行批准、审核后方可开展。血管通路日间手术可选择一级、二级手术，主要包括中心静脉置管术、自体动静脉内瘘成形术，也可以涵盖通过微创解决的三级、四级手术，包括超声引导下球囊扩张术、中心静脉支架置入术等技术成熟、风险较小的手术方式。

2.严格执行患者的准入　必须排除急性感染、心力衰竭、贫血等透析相关急性和慢性并发症。在充分评估患者病情的基础上，根据诊疗规范制订诊疗计划。

3.严格执行医护人员的准入　根据血管通路手术的难度及风险等级，对手术医师的手术实行分级管理。严格落实日间手术医师资质的准入制度，并按手术权限实施手术。同时，医务处等职能部门应定期检查，并负责更新手术医师资质的准入及手术分级管理制度的落实。

（二）血管通路日间手术的临床路径管理

进入血管通路日间手术的患者均应实行临床路径管理，执行路径管理是日间手术重要的质量控制和管理手段。日间手术须按照血管通路临床路径的诊治流程进行手术的开展。

临床路径的内容制订要求详细全面，包括手术的预约、术前准备、术后的随访等，血液透析血管通路日间手术质量管理组须监督临床路径的实施，定期进行维护和修改，定期开展临床路径的评价工作，统计、分析临床路径管理中的关键数据，监测实施情况。

（三）血管通路手术的全流程管理

血管通路手术全流程均需统一、规范的管理，流程符合实际需求，能够在保证医疗安全的同时，方便患者诊治。手术全流程管理，包括术前手术预约、术前评估、术前知情同意和宣教、手术适应证和手术风险评估、术前核对、手术操作规范、术后观察及并发症的预防与处理、术后指导和随访。

（四）血管通路日间手术健康宣教的管理

血液透析血管通路日间手术需建立专业化的健康宣教团队，在充分全面评估患者的情况下，根据患者的疾病特点和具体情况制订健康宣教的管理方案，对手术流程、术前准备、术前和术中的注意事项、术后随访等多方面进行健康宣教，完善健康宣教的具体内容，并制作宣教手册。对健康宣教人员进行定期培训和考核。

（五）血管通路日间手术信息化系统的管理

血液透析血管通路日间手术需要根据手术的特点制订信息化管理的具体细则。信息化管理系统要求具备门诊就诊检查、预约住院、电子病历，以及术后随访系统等模块。有条件的医院可多个信息系统实现数据同步、实时对接，有利于手术的顺利进行和对患者的综合管理，从而提高工作效率，并便于数据的统计、分析。

（六）血管通路日间手术病历管理

血液透析血管通路日间手术病历应按照《日间手术病历书写规范专家共识》进行病历的完善和归档。日间手术病历书写应当遵循客观、全面、真实、准确、及时、完整、规范的基本原则。为提高日间手术工作效率，可选择表单病历代替完整病历。由管床医师和手术医师完成24小时出、入院等病历文书的书写，在患者出院后72小时完成病历归档、审核。

日间手术病历中应包括病案首页、日间手术出入院记录、授权委托书、手术知情同意书、手术安全核查表、手术风险评估表、手术记录、麻醉记录及评估表、出院评估表、辅助检查报告、医嘱单等。

日间手术病历质量评分内容包括病历完整性（病历资料完整、无缺失）、书写及时性（按时、及时完成病历书写和归档）、内容准确性（内容准确、签字清晰）、诊疗知情同意规范完整（各类知情同意书签字完好，授权委托书符合要求）、病历质量具有内涵（现病史简明扼要，体现患者病情的发生、发展和诊疗过程，记录重要的检验检查结果、病情变化等，术前讨论、手术记录书写规范，记录诊疗措施规范，出院随访医嘱和出院用药记录清晰）。

血管通路日间手术质量管理组制订表单病历模板，定期对医疗文书的书写进行质量控制，及时检查、评价、监督，保障病历质量及医疗质量，发现问题及时整改。同时可建立奖惩机制，促进血管通路日间手术病历质量和医疗质量的提高。

（七）血管通路日间手术的麻醉管理

日间手术前明确血管通路手术的麻醉方案，根据患者的情况、不同的手术术式由手术医师和麻醉医师共同选择合适的麻醉方案，术前严格筛查麻醉适应证，加强麻醉风险管理，保证手术的顺利进行和患者的安全。

规范麻醉工作流程，术前麻醉准备充分，实施规范的麻醉复苏全程观察。制订并完善麻醉安全管理制度及工作规范，有麻醉意外按应急预案处理，规范术后患者复苏及出手术室标准，提高麻醉安全性。

（八）血管通路日间手术不良事件和应急预案的管理

血管通路日间手术应制订危重患者抢救流程，建立应急预案，组织医护人员定期进行培训和考核。若日间手术患者住院期间出现高血钾等急性合并症或出现手术相关并发症，经评估不能出院，立即启动在院期间应急预案，退出日间手术，进入常规患者管理，及时处理合并症及并发症。对于术前未住院或者术后出院的患者出现危重、危急的情况，应建立绿色通道，以保障患者的安全。

若血管通路日间手术患者发生不良事件，应主动报告医疗不良事件，做好登记、整改记录；对有差错的不良事件进行原因分析、记录和改进。

（九）血管通路日间手术的质量控制指标评估

血管通路日间手术质量安全管理小组应定期进行总结，评估内容主要围绕：①管理措施、诊疗规范的依从性；②重点管理指标；③日间手术中心针对问题的整改情况等。定期统计安全质量管理指标及监测，组织业务学习和培训，进行考核和持续质量改进，不断优化流程，保证医疗安全，提高工作效率。

四、血管通路日间手术的安全质量管理指标

血管通路日间手术的安全质量管理指标应包括综合管理指标和质量控制指标的统计及监测等，每年或每季度需要对综合管理指标、质量控制指标、满意度指标，以及绩效指标进行汇总和分析。

（一）综合管理指标

1.每月血管通路日间手术的手术方式及手术的台次　每月进行工作量统计，包括动静脉内瘘成形术、经皮球囊扩张术等的多种手术方式、台次及手术时间等。

2.每月血管通路日间手术不良事件的发生率　每月统计与血管通路日间手术相关的不良事件,进行不良事件的上报,定期进行汇总、分析,及时发现问题并解决,避免再次出现不良事件。

3.每月不同血管通路日间手术患者人均住院费用　统计不同手术方式患者的住院费用,根据医保支付的要求和具体情况定期优化医嘱和临床路径,合理调控住院费用。

4.每月手术相关药物和耗材的费用　每月统计不同血管通路手术药物和耗材的使用及费用。

（二）质量控制指标

1.术后感染的发生率　周期内(术后30天内)感染的例数/周期内收治的总例数。

2.非计划再手术率　周期内(术后30天内)接受非计划再次手术的例数/周期内收治的总例数。

3.术后死亡率　周期内(术后30天内)死亡例数/周期内收治的总例数。

4.手术当日取消率　周期内手术取消的例数/周期内收治的总例数。

5.术后延迟出院率　周期内因手术原因延迟出院的例数/周期内收治的总例数。

6.术后随访率　周期内患者出院后随访的例数/周期内收治的总例数。

7.抗菌药物使用率　周期内抗菌药物使用总例数/周期内收治的总例数。

8.术前平均等待时间　周期内术前等待时间总数/周期内收治的总例数。

（三）满意度指标

1.日间手术患者的满意度调查　设计满意度调查表,对日间手术住院患者进行满意度调查,便于质量改进。

2.患者的表扬信、锦旗统计和投诉统计　定期进行统计分析,总结不足,不断改进,提高服务质量。

（四）绩效指标

1.平均住院日分析　分析日间手术的手术量对平均住院日变化的影响。

2.床位周转分析　分析日间手术对床位周转次数的影响。

3.经济效益分析　分析日间手术对科室创收的影响。

第三节　新型冠状病毒肺炎疫情防控常态化下的管理

新型冠状病毒肺炎具有极强的传染性,传播速度快且传播途径多样化,虽然我国国内得到了有效控制,但仍存在反复。作为医护人员,必须做好打持久战的准备。严格按照疫情常态化的防控要求和防护级别进行血液透析血管通路日间手术中心的质量监管,是确保临床安全的关键。

一、血管通路日间手术门诊就诊管理

患者根据医院规定门诊就诊,要求预检分诊、检测体温、查看健康码及行程码、询

问流行病史。门诊医师和（或）通路手术医师对符合日间手术条件的患者根据流程开具术前检查，安排手术时间，根据医院的规定告知患者及陪同家属进行新型冠状病毒核酸检测和胸部CT检查的时间，护士配合做好预约登记，并进行宣教。

二、血管通路日间手术登记住院管理

患者和陪同家属在手术当日至医院，预检分诊确认体温正常、健康码和行程码无异常后，至日间手术登记处，准备好新型冠状病毒核酸检测和胸部CT的结果，医师查看后安排住院手续。如果期间患者出现发热，则根据医院院感防疫的要求，至发热门诊就诊，根据病情转普通病房住院，或待发热好转、再次评估符合条件后重新预约手术。

三、血管通路日间手术管理

患者和陪同家属按照医院院感防疫的规定，进入流程化的手术管理，做好健康宣教，住院期间封闭管理，注意观察病情。

四、血管通路日间手术环境、物品表面消毒管理

根据各地区的防疫的要求，必要时配合重复新型冠状病毒核酸检测，加强环境和物品表面的消毒，严格执行空气消毒。

五、血管通路日间手术患者出院后管理

协助患者办理出院手续，当地疫情有风险变化时给予告知和帮助，留应急电话方便联系。

血管通路日间手术的安全质量管理至关重要，是保证患者安全的重要手段。血管通路日间手术通过规范化、流程化的服务和管理，在提高诊疗效率的同时，增加了社会效益和经济效益，节约了医疗资源，提高了患者的满意度，值得全国范围内推广。而合适的血管通路日间手术安全质量管理体系和规范，则能够确保血管通路日间手术健康、持续的发展。

（庄　冰　曹红娣）

第5章

血管通路日间手术的临床路径实施

日间手术临床路径是伴随着日间手术开展而产生的，是日间手术重要的管理与支持手段之一。血管通路日间手术临床路径的实施可指导医务人员完成血管通路日间手术的工作程序，使日间手术管理做到标准化与规范化。

第一节 临床路径的概述

一、临床路径的定义

临床路径名称多样化，20世纪50年代末，美国杜邦公司提出采用关键路径（critical pathway）分析方法用于修建化工厂，所谓关键路径是指构成一项复杂活动的关键性步骤，它对完成整个活动起到决定性作用。20世纪90年代初，医学领域引入了关键路径方法用于临床工作的管理，并对其在医院的应用进行了调查研究。近年来，临床路径（clinical pathway）专指以循证医学证据和临床诊疗指南为指导，针对某一疾病或病种制订的一套标准化治疗模式和程序。临床路径的基本内涵是遵循"过程方法原则"和"流程优化"概念实施医疗服务的住院管理。

目前，临床路径是指由医师、护士和其他相关专业人员针对某一疾病建立的临床综合治疗模式和疾病管理方法。当路径完成后，组织内成员应根据临床路径的结果进行分析评估和检查每例患者有无差异，以使该病种临床路径不断改进和完善，减少差异发生。临床路径可以规范医疗行为、减少医疗资源浪费，为患者提供优质的医疗服务。根据临床路径的定义和概念，临床路径具有以下特征。

1. 特定性　临床路径是针对诊断明确的某一类特定患者，该诊断就是某一特定的单纯性病种，符合以上条件即可纳入临床路径进行管理。

2. 时间性　临床路径是强调时间性的医疗管理模式。血管通路日间手术是指患者在一日之内（24小时）完成入院、出院、手术操作等，强调时间质量管理是现代医疗质量管理的内涵之一。

3. 成本性　实施临床路径管理的目的就是通过合理的住院天数，设计合理的检查和治疗，减少医疗资源的浪费，减轻患者的经济负担。血液透析血管通路日间手术临床路径的实施，在临床中可以充分利用医疗卫生资源，降低无效医疗成本，控制医疗费用。

4. 实用性　临床路径采用了流程的概念，减少了不必要的操作步骤和环节，具有很强的实用性。血管通路日间手术临床路径的实施，可以做到门诊—住院部—手术室一站式服务，提高临床工作效率。

5. 协作性　血管通路日间手术的临床路径能够顺利进行和开展，需要临床医师、护士、医技部门和相关科室的通力合作，减少临床路径变异的发生，提高临床路径完成率。

二、临床路径产生的历史背景

临床路径的发源地是美国，它的产生与其社会背景密切相关。1965年，美国政府的医疗模式为老年医疗保险基金（medicare）和医疗救助基金（medicaid）模式，随着社会对医疗服务需求的不合理增加，医疗费用急剧上涨，并大大超过了美国GDP的增长速度。

20世纪60～70年代，美国耶鲁大学卫生研究中心Bob Fetter等数位学者首次提出疾病诊断相关分类组（diagnosis related group system，DRGs）概念，并进行相关研究。该研究目的是用于医院工作的管理和评价，以及不同医院之间平均住院天数、日均住院费用的比较。经过20多年的研究与发展，2006年，DRGs已分成25个主要诊断类别（major diseases categories，MDC）和599种DRG组。此研究结果被美国政府作为医疗诊治费用支付的依据。

后来人们将既能贯彻持续质量改进、节约资源，又能达到单病种质量管理的诊疗标准化模式，称之为临床路径。21世纪初，四川大学华西医院率先在我国推行临床路径。2009年由我国卫生行政管理部门主导，正式将临床路径列为医院管理的重要举措之一。因此，在血液透析中以临床路径为核心管理工具，构建中心式日间手术的标准化与规范化管理，旨在助推血管通路日间手术广泛、深入、持续开展，降低可控的医疗风险，为医院的DRG提供数据，使不同强度和复杂程度的医疗服务之间有了客观对比依据，为患者提供优质医疗服务。

三、实施血管通路日间手术临床路径的目的与现实意义

日间手术最早由英国小儿外科医师James Nicoll于20世纪初提出。目前，对于日间手术的定义普遍为是"患者入院、手术和出院均在24～48小时内完成，但不包括急诊和门诊手术"。日间手术的优势在于可以有效缩短住院时间，减少医疗费用，提高床位周转率和使用率，降低院内感染发生率。血管通路日间手术的路径化管理，可以为患者提供一套标准化、精细化的诊疗疗程，是提升日间手术质量与安全的助力器。其现实意义如下。

（一）提高医疗品质

1.血管通路日间手术临床路径的实施，旨在通过科学的管理方法，建立标准化、规范化和程序化的疾病诊治计划，减少因经验治疗而造成的医疗资源浪费。

2.根据血管通路不同病种完善相关检查和治疗项目，标准化和规范的管理，可以减少患者住院期间因医护人员个人治疗经验和方法的不同而导致结果的差异；消除过度的、随意的和不恰当的医疗服务。

3.参与实施临床路径的各类医护人员，依据分工明确、日常合理安排的流程化管理，进行有预见性的医疗和护理工作，提高工作效率。

4.由于临床路径是一种医患互动的管理技术，患者和家属可以全程参与，在整个治疗过程中，让患者和家属充分了解诊疗的基本过程、手术方法和血管通路日常护理，可

以加强医患沟通，增加住院患者的满意度，提高血管通路患者的随访依从性。

（二）控制医疗成本

血管通路日间手术临床路径由于采用了标准化和规范化的治疗方式，故可减少不必要的医疗行为，控制患者的就医成本。由于合理的路径流程，减少了医务人员时间与劳动的浪费，提高了工作效率，促进了医院资源的有效利用。此外，实施临床路径还可以为医疗成本核算提供客观依据。

（三）促进医疗质量持续改进

日间手术临床路径是一种综合体现团队协作精神的医疗模式。医务人员、医院相关部门和专业人员的沟通合作，使患者得到高效而优质的服务，提高工作效率。同时，通过日间手术路径化管理，培养团队精神；通过总结个案变异分析，不断促进临床路径质量管理的持续改进，进而不断完善血管通路日间手术临床路径。

（四）提高教育效果

实施日间手术临床路径管理，可以让实习、进修医师获得一种全新的现代诊疗医学模式知识，让实习、进修和轮转医师充分感受和领悟到什么是"合理检查、合理用药、合理治疗"的理念，迅速适应血管通路手术专科学习。流程式的临床路径可让实习医师更客观地了解与掌握疾病的诊治处理，缩短实习医师在日间病房扮演角色的时间，因而，对医、教、研工作提供很大的帮助，提高临床医学教学效果。

第二节　血管通路日间手术临床路径的实施

一、血管通路日间手术临床路径的实施原则

（一）科学性

血管通路日间手术临床路径的制订以循证医学为指导思想，在广泛学习大量文献资料的基础上，以严谨的科学态度制订出符合临床工作实际情况的日间手术临床路径，使其在临床具有良好的操作性。

（二）实用操作性

实用操作性是制订日间手术临床路径的原则之一。在制订时，依据循证医学证据，对每条诊治项目和护理服务项目必须注意其实用性和可操作性，如病种的选择、手术病种的护理要求等。

（三）统计检验性

制订血管通路日间手术的临床路径时，一定要考虑设有可测量性的指标和数据，如血管的直径、流速、血管狭窄程度，以及术前预防性用药的时间、次数、剂量、变异

等，以利于临床路径的改进，加强临床路径管理。

（四）持续改进性

临床路径需持续不断改进，通过监控具体实施步骤，发现其存在的不足，不断修订和改进使其逐步地完善。

二、实施血管通路日间手术临床路径的内容和要求

（一）临床路径的文本格式类型

临床路径的文本格式可分为指南式路径表、提示式图表和菜单式表3种类型。

1.指南式路径表　主要用于某种病种的治疗处理，未设计住院天数和护理服务等项目，是临床路径的一种特殊类型。

2.提示式图表　该类型一般是制订出某一病种的住院天数和每天的诊疗及护理项目。医护人员每天按照图表的提示实施医疗工作，该图表不作为医师下达医嘱和护士执行医嘱之用。图表可以将医师的诊疗计划、医嘱与护士的护理程序等内容按时间有序地排列在一张路径图表上，作为医护人员共用的路径图表；也可以分为医师专用的临床路径图和护士专用的临床护理路径图。

3.菜单式表　该表是采用最多的类型。按照某病种的住院天数，制订出每天详细的医疗诊疗项目和护理服务项目，项目中还设计出若干条目，此菜单是医师和护士共同的表单，并作为医师下达医嘱和护士执行医嘱之用。

（二）临床路径的实质内容

1.临床路径的内容主要是由医疗和护理两大类活动组成。

2.日间手术临床路径一般均是采取横轴和纵轴方式设计。

3."项目类别"中，包括护理类别、饮食、检验与检查、观察与监测、治疗药物、健康教育、医患沟通、术前讨论、手术知情同意书与麻醉知情同意书、手术方式及术前、术后护理措施等。

4."路径内容"中，一般设计与上述各类医疗、护理项目有关的具体操作措施和事宜。考虑到临床实际使用的情况，临床路径设计应具有一定的灵活性，该栏目中，可增加"其他医嘱"条目。

三、血管通路日间手术临床路径的实施程序

（一）日间手术组织架构

我院日间手术质量管理委员会由院长（担任主任委员）、管理职能部门的领导、临床专家及学术带头人组成。其在医院授权范围内负责日间手术的各项管理决策，包括制订日间手术医师和手术的授权规则、日常管理监督、医疗安全培训、日间手术中心资源调度与利用、日间手术绩效分配方案等问题，也是日间手术管理的最高管理机构。日间手术质量管理委员会实行例会制，秉承高效、公平、公正、务实原则，每季度召开会议

并做好记录，必要时根据实际情况临时召开会议。日间手术质量管理委员会主任负责会议的组织、主持和召开，副主任协助主任工作，秘书协助副主任完成具体事务的推进和会议记录。日间手术组织架构见图1-5-1。

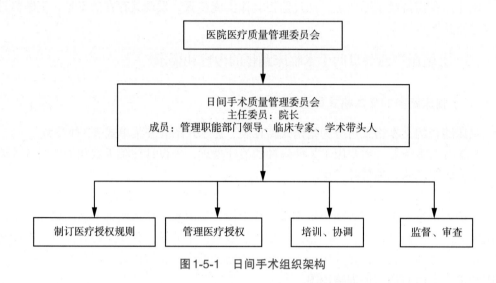

图1-5-1　日间手术组织架构

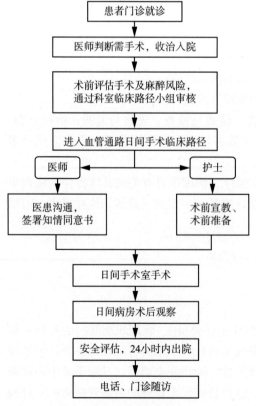

图1-5-2　血管通路日间手术临床路径流程

（二）临床路径的管理

我院日间手术中心的临床路径是在医院临床路径管理委员会、临床专家组的多学科协作和指导下，基于结构—过程—结果理论，对日间手术的内、外部因素进行全方位、全流程的剖析，由临床专科手术医师及日间服务中心医护人员共同组成小组进行具体实施，医务部进行总体的协调、监督、统计和管理。医务部与日间手术中心分别设有专家和专科负责人与专科进行一对一的沟通、反馈与协调，并根据实际临床问题通过PDCA理论［计划（plan，P）、实施（do，D）、检查（check，C）和处理（action，A）］持续不断的优化临床路径，具体流程见图1-5-2。

临床路径的选择可参考国家卫生健康委员会印发的临床路径文本，结合相关专业的最新诊疗指南、临床技术操作规范及基本药物目录，运用循证医学方法和拟开展医院的实际情况，对临床路径进行推荐、制订、完善和优化，从而制订出具有自身特色的临床路径。

（三）临床路径的维护

维护、管理临床路径的第一负责人是相关科室，临床运行过程中由科室或部门提出新的需求建议，新方案通过临床路径管理委员会讨论一致通过后，由医务部负责在HIS系统上维护和调试相关的临床路径信息，团队中各科室负责临床路径的相应工作内容。

（四）临床路径的评价

在临床路径实施一定时间以后，当某临床路径出院患者达到统计学要求的样本数时，就可以对临床路径的实施效果进行阶段性评价总结。评价内容主要包括工作效率评价、医疗质量评价、经济指标评价，以及患者满意率评价。通过评价改进原有路径或使用改进后新的路径，以便日间手术临床路径的顺利开展和进一步改进及不断完善。

第三节　血管通路日间手术临床路径变异的处理

变异是实施临床路径经常遇到的不能回避的现象，变异会影响路径的顺利开展。如出现变异，应定期给予统计、分析并进行处理，以利于路径的改进。

一、变异的定义

实施临床路径时，如果病例偏离标准临床路径的情况或在按照标准临床路径接受医疗护理过程中出现偏差的现象称为变异。

二、变异的类型

（一）根据变异的性质分类

可分为正性变异和负性变异两种类型。正性变异可以促进患者的疾病转归、缩短住院天数或减少住院费用，对于这类变异要分析其合理性，作为完善路径的依据。负性变异则会导致患者治疗时间延迟、住院天数增加或住院费用增加，负性变异又分为可控性负性变异和不可控性负性变异。可控性负性变异的发生是不合理的，可以通过相应的措施加以制止和杜绝，由医护人员和医院系统引起的变异多属于此类。不可控性负性变异的发生具有一定的合理性，多与患者相关，如患者主观需求或疾病变化导致。对于负性变异需要分析成因，针对可控性负性变异需要采取相应措施及时纠正，以避免再次发生。

（二）根据变异的来源分类

可以分为与患者相关的变异、与医护人员相关的变异、与医院系统相关的变异。

（三）根据变异的发生时间分类

分为①入院前变异，如入院前检查未完善、急诊入院等。②住院期间变异，如患者配合程度低、出现并发症等，血管通路日间手术临床路径常见的变异与此相关。如患者入院后检查发现与血管通路无关的并发症，特别是心血管并发症亟须解决，或在术中或术后出现与手术相关并发症，包括手术失败、出血、感染等。③出院变异，提前出院或延迟出院，日间手术临床路径一般不出现提前出院，但可能出现延迟出院。④出院后变异，如疾病复发等。

三、造成变异的因素

（一）患者因素

变异的发生常与患者的需求、个体差异、心理状态、经济状况、住院期间出现其他新的疾病或现有疾病加重等有关。如某路径患者使用抗菌药物时发生药物过敏反应需要处理，或因经济原因拒绝手术，提前退出路径等，上述情况均是患者自身因素造成的变异。

（二）医务人员因素

因医务人员特殊原因停止已安排的手术、缺乏医患沟通技巧使预期的诊疗项目无法进行、护理人员未严格履行医疗规章制度，以及出现错误用药造成严重后果等。

（三）医院管理系统因素

医院管理系统因素变异是因为医院各个部门之间缺乏有效沟通和协调障碍，或者管理不到位等问题导致的。如周日不办理出院、医技科室检验结果报告不及时、影响患者预期的诊疗项目推迟执行从而出现变异等。

四、变异情况的管理程序

设计变异情况记录单，内容包括日期、变异说明、变异来源及编码和医师签名。另外，还应把变异情况分类编码，如患者因素类代码为1、医务人员因素类代码为2、医院管理系统因素类代码为3，然后再将各类可能发生的变异情况给予一个号码。变异即可写成1-X、2-X、3-X等，这些代码即代表某类某种变异，编码的目的主要是便于统计分析。

五、变异的分析与处理

实施临床路径发生变异时，医务人员应首先分析变异是正性变异还是负性变异，如是负性变异还要进一步分析是可控性负性变异还是不控性负性变异。科室应组织有关医务人员对相关变异情况认真进行讨论，寻找处理措施。医务人员在分析处理变异过程中，可收集大量临床资料，积累知识和经验，同时，还可根据分析结果进一步修改、完善原定的临床路径，提高医疗技术水平。

（魏桂玲　闻　萍）

附录　临床路径图表

南京医科大学第二附属医院

附表 1-5-1　自体动静脉内瘘手术临床路径

患者姓名：　　　性别：　　　　年龄：　　　　住院号：

住院日期：　年　月　日　　出院日期：　年　月　日

时间	住院前	住院第1天（术前）
主要诊疗工作	□ 询问病史、体格检查 □ 行血管彩超检查，评估血管条件 □ 排除手术禁忌证 □ 评估手术和血液透析优先级 　　透析□　手术□　待定□ □ 对于内瘘狭窄，评估手术和PTA优先级 　　手术□　　　　PTA□ □ 对于内瘘血栓形成，评估手术和溶栓优先级 　　手术□　溶栓□ □ 初步确定手术日期　　年　月　日 □ 保护血管资源	□ 询问病史、体格检查 □ 上级医师查房 □ 住院病历书写 □ 完成术前准备及评估（血管条件、内环境、心功能等） □ 超声评估血管条件 □ 对于有中心静脉导管多次插管史或术肢肢体肿胀史者，行静脉造影检查排除中心静脉狭窄/闭塞 □ 根据评估结果制订手术方案 　　□新建　□重建　□转位 　　□自体静脉移植　□人工血管 □ 签署手术同意书 □ 向患者及其家属告知围手术期注意事项
重点医嘱		**长期医嘱** □ 肾脏内科护理常规 □ 二级护理 □ 饮食 □ 监测血压、心率 □ 患者既往基础用药 **临时医嘱** □ 血气分析、血常规、凝血常规、生化、心电图（ECG） □ 血管彩超
主要护理工作		□ 办理入院，签署住院相关文书 □ 健康宣教及心理护理 □ 保护手术侧肢体 　　左□　右□ □ 执行术前医嘱 　　人工血管患者术前抗生素□　镇痛药□ □ 告知手术相关注意事项
护士签名		
医师签名		

续表

时间	住院第1～2天（术后）	住院第1～3天（出院日）
主要 诊疗 工作	□ 完成手术部位确认单 □ 完成手术安全核查表 □ 签署手术知情同意书 □ 手术 □ 完成术前讨论书写 □ 完成手术记录书写 □ 完成术后病程记录书写 □ 主刀医师查房 □ 向患者及其家属告知术后注意事项	□ 主刀医师查房，决定是否可以出院 □ 完成出院记录 □ 完成医患沟通书写及签字 □ 完成出入院评估 □ 完善病案首页 □ 完成出院证明 □ 告知出院后注意事项，如复查时间、出现手术相关意 　外情况时的处理等
重点 医嘱	**长期医嘱** □ 术后医嘱 □ 动静脉内瘘术后护理常规 □ 二或三级护理 □ 饮食 □ 监测血压、心率 □ 禁止术肢屈曲受压 □ 观察内瘘震颤及杂音 □ 观察伤口渗出、肿胀情况 □ 观察肢体活动、肿胀及皮温、皮色情况 □ 患者既往基础用药	**临时医嘱** □ 伤口换药 □ 术后用药 　拜阿司匹林□　抗生素□　尿激酶□ □ 透析用药 　低分子肝素□　枸橼酸□　左卡尼汀□ 　促红细胞生成素4000U□　6000U□　10000U□
主要 护理 工作	□ 指导患者术后功能锻炼 □ 观察内瘘震颤及杂音 □ 观察伤口渗出、肿胀情况 □ 观察肢体活动、肿胀及皮温、皮色情况 □ 心理和生活护理	□ 指导办理出院手续 □ 指导患者术后功能锻炼 □ 指导患者加入"微信群"
护士 签名		
医师 签名		

南京医科大学第二附属医院

附表1-5-2　超声引导下腔内血管通路成形术临床路径

患者姓名：　　性别：　　年龄：　　住院号：

住院日期：　年　月　日　　出院日期：　年　月　日

时间	术　前
主要诊疗工作	□ 询问病史、体格检查 □ 上级医师查房 □ 住院病历书写 □ DSA排除中心静脉病变（如必要） □ 超声检查评估并存档 　□排除流入道动脉狭窄、严重钙化、心输出量不足 　□吻合口大小cm，狭窄：有□　无□ 　□狭窄段位置、长度cm、PSVR 　□狭窄近、远端血管直径；近端cm　远端cm 　□狭窄近心端流出道直径cm、流速、流量 □ 器械准备 　□一次性无菌敷料包　□彩色多普勒超声仪　□血管鞘　□压力泵 　□导丝　□球囊　□导管（必要时）　□覆膜支架（必要时） 　□ 签署手术同意书，交代围手术期注意事项
重点医嘱	**长期医嘱** □ 肾脏内科护理常规 □ 二级护理 □ 饮食 □ 监测血压、心率 □ 患者既往基础用药 **临时医嘱** □ 血气分析、血常规、电解质、出凝血系列、心电图等 □ 血管彩超 □ 今日局部麻醉下行动静脉内瘘球囊扩张术 术中带入：超声仪、介入耗材、2%利多卡因20ml、肝素钠2ml
主要护理工作	□ 入院护理评估 □ 健康宣教及心理护理 □ 保护手术侧肢体，避免静脉穿刺、留置针 □ 执行术前医嘱 □ 告知手术相关注意事项
护士签名	
医师签名	

续表

时间	术　中
主要 诊疗 工作	□ 手术器械及耗材准备，超声仪启动，核对患者信息 □ 消毒铺巾，手术开始 □ 选择合适穿刺的部位（□狭窄近端静脉　□狭窄远端静脉　□动脉　□人工血管） □ 局部麻醉后超声引导下穿刺置鞘（□5F　□6F　□7F） □ 鞘内推注肝素钠，全身肝素化（□5mg　□10mg　□15mg　□更高剂量mg） □ 选择合适导丝通过病变段（□0.035"　□0.018"　□0.014"） □ 对于吻合口狭窄，如导丝通过困难，可选择合适头型的导管 □ 引入合适规格球囊覆盖病变段 　　类型：□普通　□高压　□切割　□药物涂层 　　外径：□3mm　□4mm　□5mm　□6mm　□其他 　　长度：□40mm　□60mm　□80mm　□其他 □ 适当压力多次扩张，扩张次数及压力 □ 超声判断扩张效果 　　□无残余狭窄（□＜30%狭窄　□≥30%狭窄　□≥75%狭窄） 　　□再次扩张（□不更换球囊规格　□增高压力　□换较大直径球囊，或□换高压球囊　□换切割球囊　□更换药物涂层球囊） 　　□手术重建 　　□结束PTA治疗 □ 触诊流出道震颤变化 □ 超声判断再次扩张效果 　　□狭窄近、远端血管直径：近端cm　远端cm 　　□狭窄近心端流出道直径cm、流速、流量 □ 治疗成功，残余狭窄＜30%，缝合静脉或人工血管穿刺点，或加压包扎动脉穿刺点
主要 护理 工作	□ 手术相关器械的准备 □ 辅助术者进行超声使用过程中的相应面板操作 □ 一次性介入耗材拆封前，与术者确认
护士 签名	
医师 签名	

续表

时间	术后	出院
主要诊疗工作	☐ 完成手术部位确认单 ☐ 完成手术安全核查表 ☐ 签署手术知情同意书 ☐ 手术 ☐ 完成术前讨论书写 ☐ 完成手术记录书写 ☐ 完成术后病程记录书写 ☐ 主刀医师查房 ☐ 向患者及其家属告知术后注意事项	☐ 主刀医师查房，决定是否可以出院 ☐ 完成出院记录 ☐ 完成医患沟通书写及签字 ☐ 完成出入院评估 ☐ 完善病案首页 ☐ 完成出院证明 ☐ 告知出院后注意事项，如复查时间、出现手术相关意外情况时的处理等
重点医嘱	**长期医嘱** ☐ 术后医嘱 ☐ 动静脉内瘘术后护理常规 ☐ 二或三级护理 ☐ 饮食 ☐ 监测血压、心率 ☐ 禁止术肢屈曲受压 ☐ 观察内瘘震颤及杂音 ☐ 观察伤口渗出、肿胀情况 ☐ 观察肢体活动、肿胀及皮温、皮色情况 ☐ 患者既往基础用药	**临时医嘱** ☐ 伤口换药 ☐ 术后用药 　拜阿司匹林☐　抗生素☐　尿激酶☐ ☐ 透析用药 　低分子肝素☐　枸橼酸☐　左卡尼汀☐ 　促红细胞生成素4000U☐　6000U☐　10000U☐
主要护理工作	☐ 指导患者术后功能锻炼 ☐ 观察内瘘震颤及杂音 ☐ 观察穿刺点渗出、肿胀情况 ☐ 观察肢体活动、肿胀及皮温、皮色情况 ☐ 心理和生活护理	☐ 指导办理出院手续 ☐ 指导患者术后功能锻炼 ☐ 指导患者加入"微信群"
护士签名		
医师签名		

| 第6章 |

血管通路日间手术健康教育及管理

健康教育是医护人员为了提高治疗效果，使患者在治疗及康复过程中达到"知、信、行"而对患者进行的一种教育活动。"知"是指患者能够了解自己所患疾病的相关信息，在一定程度上认识到自身病因、治疗的方法及护理的相关知识；"信"是指患者能够了解医护人员的专业程度，充分信任医护人员的治疗方案及方法；"行"是指患者能够在医护人员的影响下自觉将健康教育中掌握的护理知识及医嘱付诸实践。

健康教育的开展在日间手术术前准备、围手术期护理、术后随访中有重要的指导意义，不仅有利于患者尽早建立遵医行为，而预见性健康指导，可减少并发症的发生，加快术后恢复，提高治疗效果，还可促使护理人员全面、系统地掌握健康教育理论和实施方法，激发其工作的主动性和能动性。

血管通路日间手术健康教育是通过信息传播和行为干预帮助血液透析（简称血透）患者掌握与血管通路相关的居家护理知识，树立健康的饮食及护理观念。血透用血管通路日间手术健康教育存在以下3个特点：①健康宣教时间短，患者在院时间一般小于24小时，用于日间病房宣教的时间较传统病房患者来说明显缩短。②宣教内容相对固定。血管通路日间病房的特点在于同一病种的临床路径相对固定，因此采用根据病种设计的模块化宣教，既可以使同一病种的患者了解到全面的宣教内容，又可以提高日间病房宣教效率。③宣教内容涉及范围广泛。因为日间病房患者在术前阶段、院后阶段均需要家人的照顾和观察，因此，宣教内容涉及术前准备、术中配合、术后治疗复查等多方面，要充分利用患者在院时间、采用多种方式对患者及其家属进行反复健康宣教，以保证患者及其家属在短时间内掌握宣教内容。

因此，血管通路日间手术的健康教育必须具有规范化、结构化、模块化的特点，且贯穿于整个日间手术。管理过程中应明确每个医务人员在健康教育方面的角色，统一协调健康教育的时机。健康教育的内容应尽量简明扼要，宣教资料应便于获取与携带；语言应通俗易懂，避免专业术语和主观语言的出现。

第一节　血管通路日间手术健康教育的前期准备

血管通路日间手术的现状是患者出入院数量多、住院时间短，这给健康教育人员带来了一定的挑战。一个有效的健康教育能够提高患者对整个手术过程的满意程度，并且能够减少焦虑。因此，日间手术的健康教育应该有明确的、规范化的宣教制度及充分的前期准备工作，它应包括以下内容。

一、健康教育人员的准备

日间手术健康教育的前期准备是保障健康教育有序实施的必要条件。健康教育人员的选择、培训的组织，以及宣传资料的准备、健康教育形式的多样化都是为了患者能够更好地接受健康教育，从而促进疾病的康复。

（一）健康教育人员的素质要求

1.具有良好的语言沟通能力和宣教的热情，语言准确、简练，具有科学性；语速适中；语气温柔，具有亲和力，用关爱的态度对待患者及其家属。

2.掌握扎实的专科理论知识，能以形象化及通俗易懂的语言回答患者或家属提问。

3.具备较强的实践操作能力，可以为患者示范相关操作，并提供贴心服务。

（二）健康教育人员的安排

日间手术包含门诊预约、入院手术、出院等关键时间节点，患者的健康教育在医院诊疗中由医护人员共同完成。由于医师每日手术量大，接触患者时间短，护士在健康教育中扮演主要角色，既是知识的传授者，又是计划者和评价者。

（三）健康教育人员的培训

医护人员在正式开展健康教育前应进行相关知识的培训、考核，取得资质。管理者应定期组织培训，帮助其完善知识体系，精进沟通技能。

二、健康教育资料的准备

健康教育内容的制订应坚持科学的原则，以病种和日间病房的实际情况为基础，保证教育内容的真实性、科学性、实用性，对患者及其家属有指导作用。

（一）宣传手册的准备

在医师、护士认知统一的原则下编写健康教育宣传手册。宣传手册以图文结合为主，图片清晰，文字简洁明了，内容通俗易懂。宣传手册大小适中，便于患者携带。医护人员将日间手术健康教育的宣传手册摆放在病房走廊的明显处，便于患者或家属拿取、观看。

（二）宣教视频的制作

相关技术人员将健康教育的内容制作成视频，直观生动地帮助患者了解健康教育内容。

（三）网络平台的使用

通过信息化平台推送或手机APP、微信等载体与患者建立联系，强化日间手术健康教育及开展疑难问答、完善随访记录等，将健康教育多层次、多方式地呈现给患者，并对患者的学习情况进行监管及适时干预。

三、健康教育的形式

健康教育可以采用集体宣教和一对一宣教相结合，分批、分时段（根据入院时间、手术时间）多种形式（口头讲解、电视播放、发放文字资料、网络发布）的进行。以上这些多样化的健康教育方式效率高，宣教效果明确，形式生动活泼，医患互动方便。

第二节　健康教育的时机及内容

由于日间手术病房的特殊性，要求医护人员与患者保持密切联系。患者在整个日间手术过程中获取多阶段的手术信息，包括院前阶段、院中阶段及院后阶段。医务人员应全面评估患者，针对患者年龄、透析年限、原发病、既往手术次数、本次手术方式、所用耗材、接受能力、个体心理需求等进行针对性的、分阶段的健康教育。教育内容重点如下，但不限于：①日间手术流程；②围手术期术前准备及术前、术中注意事项；③通路相关知识；④出院时通路护理知识及换药时间；⑤术后异常、并发症识别及处理等。

一、入院前的健康教育

（一）初诊

1.了解患者的基本信息，包括性别、年龄、居住地、透析医院、文化程度。

2.了解患者病史，包括原发病、透析年限、血管通路、透析方式、合并症、透析用药等。

3.了解血管通路相关症状，包括肢体活动、肿胀、皮温、皮色等。

4.了解患者所在医院体格检查、实验室检查、器械检查等结果。

5.协助通路医师对通路出现问题需要处理的患者进行初步的物理检查及超声检查，告知目前病情的初步情况及手术方式等。

（二）术前介绍

1.工作人员通过口头、书面的形式向患者及其家属介绍医保政策、检查流程和内容，以及相关注意事项。

2.主管医师应在术前向患者详细介绍其目前的整体病情及具体手术方式、手术材料的选择，进行术前谈话及签字。

（三）术前评估

1.提前与患者沟通入院所需材料，详细做好入院及相关注意事项介绍，做好患者心理评估。

2.初定手术方案及手术时间安排，预约入院病区，并与病区医师联系，预约床位，做好病情交接工作。

3.做好心理辅导

（1）讲解手术相关知识及各种检查的意义及配合方法，减轻患者焦虑。

（2）充分做好心理疏导工作，缓解不良情绪，尽力做到使患者放心、舒适。

（3）鼓励和指导患者家属参与和支持，并与患者沟通，避免紧张、焦虑情绪等。

4.为患者建立信息档案。

5.协助患者关注科室微信公众号及南京医科大学第二附属医院血液净化中心透析通路医患沟通微信群。

二、在院期间的健康教育

（一）手术前健康宣教

1.通过术前评估了解患者基础疾病、原发病、有无糖尿病和高血压等，有无手术禁忌证；了解患者的理解能力、配合程度、患者的心理、家庭支持系统情况。

2.通过病情评估对患者入院后的各项检查结果进行追踪，根据患者血气分析结果及体重增长情况判断患者有无急诊透析指征；了解患者平时透析安排，必要时行血液透析治疗。

3.针对术前患者对于手术是否顺利、费用能否承担、疼痛及陌生环境的担忧心理，做好患者的心理疏导。

4.及时向手术医师汇报患者电解质检查及心电图、CT相关检查的结果，与手术医师确定手术时间。

5.与病房医师沟通术前需要的实验室检查及器械检查，以及术前、术中、术后用药等，并告知患者，进行术前谈话。

（二）手术中护理

1.手术护士准备手术所需敷料、器械、耗材及手术相关用物。

2.观察病情变化，监测患者的生命体征，密切监测血压的变化，及时反馈给手术医师。

3.术中特殊操作、病情出现变化要及时与患者家属沟通，并做好与病区交接班。

4.做好患者资料登记，包括姓名、年龄、透析年限、原发病、既往手术次数、本次手术方式、所用耗材等。

5.患者离开手术室前，清点手术用物，确认手术标本，确认患者去向。

6.如有留取标本，做好登记，妥善送检。

（三）手术后健康宣教

1.对日间手术患者，术后应评估患者病情，包括生命体征、内瘘伤口有无出血、红肿、感染、内瘘杂音和震颤情况。观察2小时无不良反应，交代术后注意事项，协助患者办理出院手续。

2.口头进行健康宣教后播放宣教视频，发放血管通路宣教手册，告知患者随诊时携带宣教手册。人工移植物血管患者发放人工移植物血管穿刺护理交接单，人工血管手术图谱及相关宣教资料。

3.指导患者术后功能锻炼，告知随访时间；AVG手术患者每季度至通路中心进行血管检查。

4.根据检查结果及术中实际情况，决定患者是否需要透析、并遵医嘱执行透析方案。

三、出院后健康教育

由于日间手术在院时间短，增加了患者出院后的不安全感。患者出院后仍然有较强的照护需求，因此，要做好患者出院后的延伸护理，让出院不再是医疗护理服务的终止。延伸护理的健康教育要点是总结之前的内容，重在反复强调。同时为了保障患者的安全，促进快速康复，应建立健全的延伸护理服务。出院时护士会通过口头、书面、多媒体、互联网的形式向患者及其家属告知术后应急方式、术后复查时间，并进行血管通路日间手术后居家健康教育，内容如下。

1.促进血液回流，避免感染　术后应适当抬高术侧肢体，促进静脉回流，减轻肢体水肿。保持手术侧肢体干燥，避免敷料脱落，以防伤口感染。

2.观察术后并发症　密切监测血管杂音，观察伤口有无渗血及肢端有无苍白、皮温降低等，有异常及时就医。

3.换药护理　自体内瘘术后第2天换药，一周内隔日换药。术后第2周随诊，根据切口恢复情况换药。人工移植物血管术后每天换药，连续3天，之后2天换药一次，共换药2周。

4.AVG血清肿护理　人工移植物血管术后容易发生血清肿反应，一般术后3～6周血清肿自行消退。乙醇纱布湿敷换药利于消肿，其他措施还包括红外线照射等物理疗法。如长期水肿不消退，应考虑血管通路内是否存在狭窄，嘱患者及时就诊。

5.血管功能锻炼　自体内瘘通常术后2周拆线，拆线后应适时进行握拳锻炼，每日锻炼3～4次，每次10分钟，以促进血管扩张。指导患者锻炼时应注意锻炼整个手臂而不是手指。

6.衣物建议　术后尽量穿袖口宽松、纯棉的衣物。内瘘侧衣物的袖口可安装隐形拉链，便于穿刺。透析日的衣服根据季节相对固定几套，提前称量好重量，避免医师计算脱水量时造成误差。

7."一分钟"检查　教会患者"一看、二摸、三听、四感觉"。一看：主要观察内瘘侧肢体及头、颈、面部有无肿胀；手指有无皮肤苍白；穿刺针眼处有无发红、肿胀、脓性分泌物。二摸：摸血管有无震颤的感觉。三听：听诊内瘘杂音是否正常。四感觉：感觉内瘘侧肢体有无疼痛。有异常及时就诊。

8.内瘘侧肢体禁忌　禁止在内瘘侧肢体测量血压、输液、输血、佩戴首饰、睡觉时垫于枕下、长时间压迫和屈曲、提重物等。

9.皮肤护理　穿刺前使用温和的皂液清洗瘘侧肢体，皮肤瘙痒应告知医务人员，由其排除相关并发症，如高磷、继发性甲状旁腺功能亢进等，避免抓挠。

10.压迫止血　动脉瘤应适当延长压迫时间，压迫止血时间延长与通路狭窄有关。

11.血肿的居家护理　24小时内冰敷，24小时后热敷，每日涂抹多磺酸粘多糖乳膏（喜辽妥）抗炎消肿，改善局部微循环障碍。

12. 饮食指导

（1）蛋白质：选用优质蛋白即动物蛋白。每周2次透析的患者，蛋白质的摄入量按每天每千克体重1～1.2g计算；每周3次透析患者，按每天每千克体重1.2～1.5g计算。限制蛋黄、骨头汤（含磷较高）的摄入，少吃海鲜、动物内脏。

（2）钠盐的限制：钠盐每天摄入不超过3g，可以减少口渴的发生。

（3）限制钾盐：钾盐每天摄入1～2g，忌食香蕉、柑橘、香菇、花生、葡萄及干果类含钾离子较高的食物。

（4）限磷补钙：限制磷的摄入，但不易盲目补钙，防止高钙血症的发生。

（5）控制液体入量：每天摄入的液体量应限制前一日尿量（ml）＋500ml，且两次透析之间，体重增加以不超过干体重的3%～5%为宜。

13. 复诊指导　出院后遵医嘱按时来院复查，血管通路切口处发生渗血、血肿、手部苍白、发麻、疼痛等并发症，应立即来院就诊或到就近医院检查处理。

第三节　健康教育的效果评价

开展日间手术健康教育应注意知识性、通俗性和新颖性，医护人员必须具备丰富的临床经验和相应的医学理论知识。对健康教育效果进行评价是检测健康教育效果的重要环节，也是保障教育质量的基础。健康教育的效果可通过多种方式进行评价，尤其注重患者对健康教育效果的评价。

一、健康教育的评价指标

1. 生活方式的改变　了解患者是否养成主要用健侧肢体受力的生活习惯。

2. 血管通路检查及护理知识掌握情况　了解患者是否掌握血管通路物理检查方法、日常自我护理及有无并发症。

3. 患者满意度　通过自查及第三方调查患者对健康教育的满意度。

4. 患者依从性　医护人员通过调查了解患者的饮食、用药、体重增长、血管护理情况及改变生活方式等行为与医嘱的符合程度。

二、健康教育的评价方式

1. 问卷调查　医护人员通过问卷调查了解患者对健康教育的满意度和依从性。

2. 电话随访　通过电话交流了解患者的伤口愈合、成熟情况，以及血管护理等相关知识的掌握情况。

3. 健康教育评价效果的反馈　能够帮助医护人员了解目前健康教育的不足，再完善健康教育的内容，促进患者康复和提高生活质量。

第四节　术后随访及延伸护理

术后随访是血管通路质量控制中重要的措施之一，血管通路建立后的动态随访不仅可以追踪血管通路结局、及早发现并发症、积累丰富的数据，而且在动态随访过程中执行PDCA循环的管理，可以不断提高中心血管通路管理质量。每个开展血液透析血管通路手术的中心，均应开展动态随访监测。建议设专人负责血管通路术后评估与监测，成立评估小组，采取多种监测评估方式相结合，尽量实现信息化管理。信息化管理不仅可以快速显示患者监测指标动态变化，明确患者血管通路问题，对于实现患者血管通路一体化管理，可以起到很好的辅助作用，且有助于准确监测血管通路相关敏感指标，提高数据的准确性，利于开展高质量的科研工作。建议信息化建设包含客户端，方便随时与患者沟通，并进行个体化指导。

一、术后随访

（一）术后复查时间

血管通路手术后复查的时间和间隔，应根据患者血管通路类型、手术方式、术中情况和出院情况而定。

（二）术后随访内容

1. 常规随访内容　了解患者出院后的一般情况，如睡眠、饮食、活动、精神状态。

2. 专项随访内容　疼痛是术后最常见的症状，术后疼痛不仅与切口方式、手术部位有关，而且与患者的耐受能力、疼痛阈值等有关。随访护士根据患者出院前的疼痛评分，对患者出院后出现的疼痛给予相应的指导。血管通路建立后，应在1～2周进行第一次随访，观察下列情况。

（1）伤口情况，如有无伤口感染、蜂窝织炎和伤口裂开、渗血。

（2）肢体肿胀情况。术后肢体肿胀应考虑有无血管通路内存在狭窄，如果严重且持续不缓解，需排除中心静脉狭窄。AVG术后2～3周观察肢体血清肿消退情况及人工血管走行是否清晰。

（3）AVF的物理检查。可使用止血带判断AVF的直径及是否易于穿刺；触摸AVF/AVG有无震颤和搏动，听诊内瘘有无杂音。

（4）有无盗血综合征的症状和征兆，如手指有无发白、发绀或疼痛。

3. 门诊随访内容

（1）对于新建的AVF，在透析穿刺前，一般需要通过多次随访来评估其成熟程度。门诊超声检查可以为AVF是否成熟，以及不成熟的原因提供有价值的信息。

（2）当AVG和AVF适合用来穿刺透析时，最好可以在患者血管通路的穿刺部位做好标记。

（3）在血管通路可以成功穿刺后，2～3周应再次随访患者，评估穿刺置管的成功率及有无并发症。

（4）若在第一次术后随访时存在持续的组织肿胀，较轻时可以使用低压绷带［如医用弹力绷带（tubigrip）］；若存在中度至重度的持续肿胀，应检查有无中心静脉梗阻，严重的肢体肿胀非常危险，可能导致伤口裂开和蜂窝织炎，应及时来院就诊。

（5）若AVF建立6～8周后仍未成熟，建议进行检查，简单的超声检查可以评估AVF吻合口的情况、瘘的直径及瘘距离皮肤的距离，帮助医师发现潜在的内瘘成熟不良的原因。对于提前建立的AVF，观察期可以延长。终末期肾病患者已应用中心静脉置管时，AVF建立后8～12周如果还没有成功则应及时进行干预。

（6）对穿刺困难的血管，建议临床医师在超声引导下标记出适合穿刺的部位，必要时护士在超声引导下进行穿刺。

4.建立术后随访记录单　详见附录。

二、术后延伸护理

延伸护理是指为了确保患者在不同场所、不同层次的健康照顾机构之间转移时，设计一系列护理活动来预防或减少高危患者健康状况的恶化，具有协调性和连续性，缩短了护患之间的时间、空间距离，能有效提高出院患者生活质量，促进和维护患者健康。

日间手术极大地缩短了患者在院时间，患者出院后，需要回到家中继续休养，若患者出院时不具备自我护理能力，且无专业人士提供相关指导，可能会导致恢复不佳，甚至使病情恶化，因此，术后延伸护理显得尤为重要。

（一）延伸护理时间

日间手术中心通常会在患者术后当晚、术后1周，对其进行电话随访服务，从而将护理服务从院内延伸至院外，起到定期指导、提醒、监督的作用。

（二）随访护士资质

实施延伸护理的护士，须具备良好的业务素质，且要有5年以上临床护理工作经验，对各种血管通路常用评估方法及常见并发症都具备熟练、精准的护理评估及指导能力。并且，延伸护理的护士还要有良好的沟通技巧和宣教热情，能够与患者进行有效的沟通及交流。

（三）常见的延伸护理形式

延伸护理的形式包括家庭访视、电话随访、基于网络平台的健康教育，如日间病房互联网系统、微信公众号、QQ群、延伸护理中心回访等。电话随访服务是最容易实施及普及的一种延伸护理方法。本中心主要通过电话及微信群根据随访内容对患者进行随访，并逐项填写随访记录单。

（四）延伸护理的内容

延伸护理的内容包括伤口情况（有无伤口感染、蜂窝织炎和伤口裂开、渗血）、肢体肿胀情况、AVF的直径和震颤，以及AVG的血清肿有无消退、走行是否清晰、手指有无发白、发绀或疼痛。

（五）标准化电话随访服务用语

1.您好，这里是南京医科大学第二附属医院，请问您是×××吗？

2.我们想了解一下您血管通路术后的恢复情况，占用您1～2分钟的时间，请问您有空吗?

　　3.请问您现在的伤口愈合得怎么样?

　　4.手术侧肢体有没有特别的不适症状呢?

　　5.出院时医师给您开具的软化血管的药膏有在用吗?

　　6.您在手术治疗和住院期间对我们医师、护士的技术和态度还满意吗?

　　7.您对我们医院其他方面有没有意见和建议?

　　8.非常感谢您的配合,再见!

(许方方　张雅齐)

附录　血液净化中心术后随访记录单

附表1-6-1　南京医科大学第二附属医院血液净化中心

术后门诊随访记录单

专科检查	视:		
	触:		
	听:		
B超	内瘘口直径(mm):		
	静脉流出道直径(mm):		
	内瘘血流量(cm/s):		
	上传图片:		
机显	静脉压(mmHg):		
	血流量(ml/min):		
CTV	(请填写检查结果):		
	上传图片:		
DSA	(请填写检查结果):		
	上传图片:		
并发症	□发育不良	□感染	□血管狭窄
	□动脉瘤	□血栓形成	□盗血综合征
	□腕管综合征	□充血性心力衰竭	□神经缺血性病变
	□非感染性积液	□静脉高压	□其他
处理	(请填写处理措施及结果):		
检查人			
检查日期			

附表1-6-2　南京医科大学第二附属医院血液净化中心
术后电话随访记录单

患者基本资料	姓名：　　　　住院号：
	所在透析医院：　　　　联系电话：
	通路类型：
	AVF：□是　　　　AVG：□是
	通路方式：
	前臂自体内瘘：□是　上臂自体内瘘：□是
	前臂U形：□是　上臂U形：□是
	上臂J形：□是　下肢U形：□是

随访评估
内容

手术切口愈合情况：
□切口愈合佳　□切口基本愈合　□切口裂开伴渗血

血管的搏动和震颤：
血管弹性良好，搏动柔和有力：□是　　　□否
血管震颤连续且柔和有力：□是　　　□否

通路并发症：

血清肿消退	□是	□否
内瘘肢体麻木或疼痛	□是	□否
感染的症状和体征	□是	□否
穿刺前通路组评估	□是	□否
动脉穿刺困难	□是	□否
静脉穿刺困难	□是	□否
压力监测记录	□是	□否
透析过程中血流量＜220ml/min	□是	□否
拔针后出血时间延长	□是	□否

术后宣教	□知晓	□部分知晓	□不知晓
复查知晓	□知晓	□部分知晓	□不知晓
满意度	□非常满意	□基本满意	□不满意

患者建议

随访人员：
随访日期：

附表1-6-3　南京医科大学第二附属医院血液净化中心
人工移植物血管穿刺护理交接单

患者姓名：　　　　　　　　　　　　　　　　　　　　　　　　　　　　　手术日期：

1. 透析当日使用抗菌性肥皂和清水清洗内瘘侧肢体。

2. 护士在穿刺前需要判断患者人工血管移植内瘘的血流方向。

3. 穿刺前注意观察有无皮肤感染、皮肤瘀斑及血肿迹象，避免在感染及血肿部位进行穿刺。

4. 触诊有无震颤，听诊有无血管杂音；如果AVG无震颤及血管杂音，应及时告知医师。

5. 穿刺时，严格无菌操作，消毒后的部位不得再触摸。应避免在袢形移植血管转角处穿刺，避免在AVG与动静脉吻合口的3cm内穿刺。

6. 注意更换穿刺部位，每次穿刺点的选择与上次穿刺点应相距1cm。动静脉端的穿刺点应分别≥6个，建议至少2周后才能穿刺同一个针眼，以促进穿刺点周围组织愈合，减少血管损伤。

7. 穿刺方向。U形人工血管建议向心穿刺；J形人工血管建议V血管向心方向穿刺，A血管离心方向穿刺。穿刺针斜面向上，一般穿刺角度建议为30～40°（穿刺角度依据血管的深度及水肿情况因人而异）。

8. 压迫血管方法。人工压迫止血一般15～20分钟（具体时间因人而异），按压时压力应适中，以不出血又能触摸到震颤为宜。

9. 下机后宣教。1小时左右取下胶布及纱布，观察穿刺点有无出血、肿胀，有出血继续压迫。1小时左右如不出血，建议取下创可贴，用碘伏棉签消毒穿刺点后重新更换新的创可贴。24小时后可洗澡、活动、护理。嘱患者在家时多触摸血管是否有震颤及杂音，出现疼痛、破溃、出血，以及杂音、震颤等异常情况及时就诊。

10. 指导患者定期进行AVG的评估。建议患者至少每3个月评估一次AVG的通畅情况，如使用中压力较之前明显升高及发现异常，应及时就诊。

第7章

血管通路日间手术护理管理

第一节　血管通路日间手术病房护理管理

血管通路的建立与维护涉及的手术种类较多，具有专科性、特殊性。在目前已有专科病房的基础上，优化血管通路的日间病房，通过标准化流程和路径管理，加强日间手术全过程护理质量控制和现场管理，并建立健全质量管理体系，实施全员参与、全面管理、全程控制，从而提高了血管通路日间手术安全与质量，改善了血管通路日间手术病房的工作效率，达到解决患者血管通路问题的目的，提升患者就医的体验。

一、血管通路日间手术病房护理管理组织结构及特点

（一）血管通路日间手术病房护理管理组织结构

血管通路日间手术病房隶属血管通路日间手术中心，病房护士长在中心科主任、科护士长的领导下，安排护理工作，进行护理管理。其组织结构可参照病房的管理模式，是简单的一种单线型组织关系，即科主任—科护士长—病房护士长—护理组长—责任制护士。其特点是组织的各层管理者负责该层次的全部管理工作，管理内容清晰、明确。以保障护理质量与患者安全，从而确保"血管通路日间手术"这种模式高效运转。

（二）血管通路日间手术病房护理工作的特点

1.血管通路日间手术病房的护理服务是以血液透析患者为主体，帮助患者解决血管通路问题及相关并发症，其服务的对象是特殊的群体，与传统的住院护理服务模式存在一些差异，需具有血管通路日间手术病房独有的特点。所以，血管通路日间手术病房的护理服务要在传统住院护理的基础上进行创新完善，形成科学化、规范化血管通路日间手术病房护理体系，为血液透析患者的"生命线"保驾护航。

2.因血管通路日间手术病房护理工作具有"全方位、高效、精准、周转率高"的特点，因此，血管通路日间护理工作重点主要包括以下几方面。①院前管理——预约排程：迅速有效对通路问题的甄别；②院内管理——住院护理治疗：入院再评估，围手术期的护理；③院后管理——随访：双向模式，多维度随访。

血管通路日间手术病房护理属于专科护理，护理人员必须在具备病房护士能力的基础上熟练掌握血管通路相关专科知识。入院前的综合评估、入院后的健康教育、出院后的随访等，使得血管通路日间手术护理管理有别于常规病房护理管理工作模式。

二、血管通路日间手术病房护理流程管理

流程管理是以规范化的医院服务流程为中心，以不断提高医院经营绩效为目的的一种系统化的医院管理方法。包括为服务对象提供医疗护理、预防和康复服务，在具体的医疗情境中，主要体现为医务人员如何为患者提供门诊或住院治疗手续、给予何种治疗、护理、由谁去做以及什么时间做等。比如血管通路日间手术流程管理是针对手术患者血管通路问题的甄别、治疗或手术、康复和护理所制定的严格诊疗路径，以减少康复延迟和资源的浪费，使服务对象获得最佳的医疗护理服务质量。

血管通路日间手术临床路径需要覆盖到预约阶段和延伸到出院后随访，实现全病程管理。

血管通路日间手术病房护理流程管理主要包括3个部分，即手术前的护理、手术后的护理、出院前的护理。血管通路日间手术病房护理流程管理见图1-7-1。

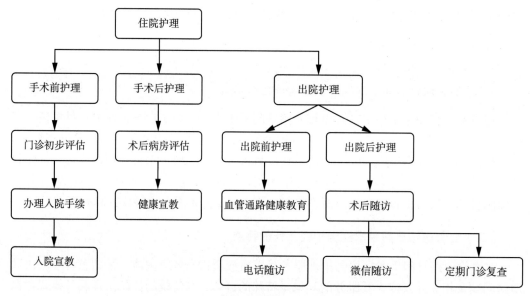

图1-7-1　血管通路日间手术病房护理流程

三、血管通路日间手术病房围手术期护理

（一）手术前护理

1.做好入院护理管理，介绍相关规范，制订日间手术患者入院时的流程，包括入院手续登记、病房接待与环境介绍、术前床旁护理宣教及术前相关注意事项介绍等。

根据患者血管通路手术的类型及相关要求，讲解患者围手术期相关护理知识，如预行自体动静脉内瘘患者，多进行术侧肢体功能锻炼，注意保护造瘘侧肢体的血管，避免在术侧肢体测血压、进行穿刺等操作。

2.建立个人信息档案，并做好心理护理。首先由血管通路护士为患者及其家属进行

宣教，让其了解本次日间手术的基本程序，消除思想顾虑，树立与疾病长期斗争的信心，自愿接受并积极配合治疗。

（二）手术中护理

制订术中护理内容并详细记录术中监测结果，术中护理包括：①心理护理，告知患者日间手术时间较短，适当运用肢体语言沟通，减轻其焦虑心理；②生理护理，帮助患者安置合适的体位，配合医师完成手术，监测患者生命体征及术中情况。

（三）手术后护理

1.术后协助患者返回病房，责任护士密切观察患者生命体征、手术部位情况。对于出现的病情变化和异常，及时汇报并处理。关注患者有无因术后麻醉药失效而出现疼痛等相关症状。对疼痛进行评分，可采用视觉模拟评分、数字等级评分、语言等级评分，以及Wong-Baker面部表情评分（图1-7-2）等方法，并根据评分结果对术后疼痛给予积极处理，同时评价药物和治疗方法的效果。

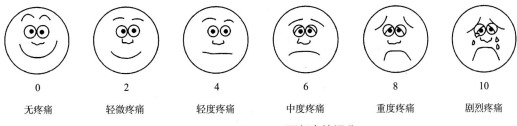

| 0 | 2 | 4 | 6 | 8 | 10 |
| 无疼痛 | 轻微疼痛 | 轻度疼痛 | 中度疼痛 | 重度疼痛 | 剧烈疼痛 |

图1-7-2　Wong-Baker面部表情评分

2.制订严格的出院标准，完成患者出院前血管通路的健康指导及各项护理工作。

（四）延伸护理

内容为患者出院后的管理及随访。根据患者血管通路手术的情况，医护人员共同制订随访计划，日间手术病房设置专职随访护理岗位，挑选具有较丰富临床经验、语言亲切、有良好沟通能力的专职护理人员完成术后随访工作。主要服务内容：了解患者回家后的切身感受、伤口的恢复情况、饮食与活动情况，同时对患者做一些相关康复指导；提示患者注意复诊时间、收集在住院期间的直接感受、鼓励患者、给予一些更好的建议等。建立完善的日间手术患者绿色通道，因为患者住院时间短，手术患者出院后的安全更为重要，当患者出现不适或病情变化时，保证患者及时得到妥善处理。为了保证随访内容的规范合理，涉及的随访内容均与专科医师反复商定后，制作成随访表格（请见相关章节）。

第二节　血管通路日间手术护理团队

血管通路日间手术护理团队包括病房护理团队及手术室护理团队，病房护理团队的主要工作是为患者提供围手术期系统化的护理和前移、后延的护理服务，手术室护理团队的主要工作是配合手术医师完成手术任务。血管通路日间手术护理团队整体素质的高低、人员结构是否合理直接影响护理质量与水平，人才的选用与培训是保证和提高日间手术的质量关键。

一、血管通路日间手术病房护理人员的选择与培训

（一）血管通路日间手术病房护理人员的选择

血管通路日间手术病房的人力配置与其他普通病房有一定差别，很少有文献提及该类病房人力配置的问题，说明在人力配置方面并没有一个规范的标准和统一的规定，各医院根据工作需求进行人力安排。原则上选用具有肾脏病专科病房资质的护士，具体选择条件如下：

1.具备执业护士的准入条件，性格温柔、外向、言谈举止大方、品貌端庄，热爱日间手术护理专业，主动服务意识强。

2.具备较全面的综合护理知识，完全掌握肾脏科专科疾病相关知识，尤其血管通路围手术期相关知识。

3.具备较丰富的临床工作经验。因血管通路日间手术患者住院时间短、周转快，对患者术后护理的关键点和环节出现的症状与问题，应具有前瞻性、预见性思考，护理防范措施落实到位，以保障患者安全。

4.具备较强的语言沟通能力与技巧，使日间护士在较短的时间内让患者接纳，并与患者建立良好的护患关系，提高患方的依从性，保证护理工作的高效率进行，让患者得到优质的护理。

5.具备较强的工作能力，能胜任日间手术病房各个岗位的工作。日间手术护理为满足患者的需求，设置了多种类型护理岗位，包括病房护士岗、出院随访护士岗、健康教育护士岗、预约排程护士岗等，护士必须经轮转岗位后保持相对固定岗位，再根据患者的情况弹性调整，满足血管通路日间手术患者对护理的需要。

（二）血管通路日间手术病房护士培训

血管通路日间手术虽然便捷，但血管通路日间手术患者同样有麻醉、手术和术后恢复等各个重要环节，因此，日间手术病房的护士应改变护理理念，重视术前访视工作，加强对急救物品及药品的认识与管理，并做好患者有针对性的出院指导；当日间手术后患者出现并发症及其他护理问题时也能做到有条不紊，应变、判断能力强，能分清事情的轻重缓急。

进入血管通路日间手术病房的护士应是经过层层选拔的优秀护士，必须经过医院的规范化培训，根据评估护士对日间手术病房常规护理工作、基本知识、护理技术操作等基本工作能力的熟悉程度，结合护士的学历、工作年限、轮转的科室情况，分层次、分阶段、有计划地进行培训，包括培训目的、培训方式、培训内容、考核方式等。根据科室护理人力资源制订个体与整体的培训计划：①科室组织培训，由血透专科护士以讲课的形式进行血管通路相关知识专项培训；②专科医疗培训，由肾脏专科的手术医师根据

手术对护理的要求进行专题讲课；③麻醉科医师进行血管通路麻醉专科知识与护理专项讲座；④医保相关知识培训；⑤沟通技巧专项培训；⑥自身专业综合知识与能力提升，学历提升及专科知识的学习可以提高日间护士综合能力，提高日间护理质量，为医师的手术提供坚强的护理保障，促进血管通路日间手术得以更好发展。

二、血管通路护理团队的工作职责与排班要求

根据血管通路日间手术的特点，血管通路的护理团队分为预约排程、病房、手术室、随访岗位。每个岗位的护理人员应职责分明，严格按照科室规章制度流程进行工作，保证每位成员在岗在职，不同岗位间分工明确，相互沟通、协调，从而保证护理工作有序、高效运转。

血管通路护理团队职责

1.门诊预约护士职责

（1）在护士长领导下负责血管通路日间手术门诊预约工作。

（2）协助门诊医师严格筛选血管通路日间手术患者，并进行患者相关信息的收集，协助血管通路日间手术医师在入院前进行手术评估以及术前准备工作。

（3）详细告知患者血管通路日间手术流程，术前需要完成的辅助检查，入院前需准备的物品、材料证件等。

（4）对患者及其家属进行血管通路手术的健康教育，使其对术前准备、术中配合及术后注意事项有全面了解，保证手术的顺利进行。

（5）负责电话核对并通知患者入院时间，同时通知日间手术病房做好相关准备工作。

（6）根据患者的具体情况对其进行心理评估与疏导，解除患者的顾虑，积极配合手术治疗。

2.病房责任组长职责

（1）在护士长领导下负责血管通路日间手术患者的临床护理工作。

（2）负责血管通路日间手术患者围手术期护理健康教育及指导。

（3）负责危重、疑难血管通路患者的护理，满足患者的身心需要。

（4）对于本组其他成员存在的血管通路护理疑难问题及时指出并指导实施。

（5）根据患者血管通路手术级别，督促本组责任护士做好基础护理，指导护工做好生活护理。

（6）熟练掌握血液透析血管通路常见并发症及学科前沿相关知识，参与血管通路日间手术病房的护理质量控制，及时发现不良事件隐患并提出整改措施。

（7）了解本组日间手术患者对护理工作的满意情况，及时将结果反馈给护士长。

（8）每天下班前负责与接班护士做好患者血管通路的类型、注意事项以及观察要点的床边交接班。

3.病房办公班护士职责

（1）在护士长领导下负责血管通路日间手术患者出入院的工作。

（2）负责接待新患者，安排床位。再次确认血管通路日间手术患者相关检查结果，

若术前结果异常，告知医师，并处理。

（3）办理入院手续，核对新入院患者的身份并佩戴腕带，及时通知管床医师及责任护士。

（4）指导患者完善术前检查，根据手术的日期，进行手术排程。

（5）负责办公室记事牌、患者一览表的填写与更换。标注当日血管通路日间手术患者与手术类型。

（6）负责血管通路患者预约、会诊各种特殊检查，并做好相关准备工作。

（7）负责血管通路日间手术患者出院的账目核对以及基金的申请。

4.病房责任护士职责

（1）在护士长领导、上级责任组长指导下负责血管通路日间手术患者手术日的护理工作。

（2）热情接待本组新入院患者，确认手术时间段，做好术前的护理评估。

（3）根据患者的病情需要完成血管通路日间手术的术前宣教。

（4）与血管通路中心手术室护士进行手术交接。

（5）根据患者血管通路手术的类型与方式，做好术后的评估、观察及护理。

（6）重点观察血管通路手术部位疼痛的程度，有无渗血、血肿的发生等，如有异常及时通知主管医师。

（7）所管患者遇到护理疑难问题立即向护士长或责任组长汇报，及时得到业务指导。

（8）按照《病历书写规范》要求，及时正确书写日间手术患者的护理记录。

（9）每天下班前与接班护士做好床边交班。

5.病房晚夜班护士职责

（1）在护士长领导下负责血管通路日间手术患者晚间的临床护理工作。

（2）与责任护士认真进行血管通路手术患者的床边交接班，对手术部位、特殊检查及新入院患者重点交接。

（3）按手术级别、等级护理要求巡视病房，严密观察患者病情变化，血管通路手术部位的情况，发现异常及时汇报值班医师。

（4）根据医嘱负责准备各种化验器皿，发放第二天特殊检查单。

（5）做好血管通路患者术后早期康复的饮食、活动等健康指导。

（6）掌握血管通路日间手术术后并发症相关知识，做到早发现早处理，确保安全出院。

（7）督促探视者离开病房，做好陪护管理，保持病室安静，观察患者睡眠情况。

6.血管通路手术室护士职责

（1）在护士长领导下，承担血管通路日间手术护理工作。

（2）严格无菌操作，熟悉血管通路手术局部解剖与步骤。配合手术时，主动、迅速、正确的传递器械与物品并保持手术无菌区的清洁与干燥，避免污染。

（3）负责血管通路手术室术前，术中，术后手术相关耗材、器械、手术相关物品的准备及清点工作。

（4）做好手术室高值耗材的管理，对高值耗材进行扫码收费，打印耗材清单并登记。

（5）术后详细登记患者的姓名、手术方式、手术时间，手术图谱建立等工作，月底数据统计并上报。

（6）术后及时清洗清点手术器械，及时送消，所有物品定点放置，定期清点数量及有效期，建立器械本，账物相符。

（7）对手术室的清扫消毒进行监督工作，每月作细菌培养一次，做好感染控制工作。

（8）定期对手术室的器械、设备进行检查，有问题及时保修处理。

7.病房随访护士职责

（1）在护士长领导下负责血管通路日间手术患者的随访工作。

（2）根据患者血管通路手术情况，与医师共同制订血管通路维护计划。

（3）建立患者个人档案，做好档案管理工作，保证档案准确、完整，便于查询。

（4）做好出入院患者随访工作，包括APP信息推送、电话随访、微信公众平台宣教等。

（5）随访护士及时了解患者病情变化、伤口护理、服药情况、术后活动、饮食、并发症发生情况，提供康复指导。

（6）负责患者出院后血管通路交接工作。做好患者血管通路意外情况指导和本院绿色通道介绍。

三、血管通路日间手术合作交接班制度和查对制度

（一）交接班制度

交接班制度分为3种形式，即集体交班、床旁交班、特殊情况单独交班。日间护理人员在任何环节、发现患者出现任何问题（检查结果异常、出现不宜手术的症状、患方的疑问等），都要求尽快与血管通路医师、麻醉医师等进行交接报告，及时协助解决患者的问题。

护理人员必须参加每日交班和管床医师的床旁查房，责任护士通过交班、查房进一步熟悉患者的病情状况，同时跟随手术医师到患者床前熟悉患者的手术情况、护理观察要点、注意事项等内容，以便护士有针对性地对患者进行护理，保持医护间的无缝合作，保证日间手术患者得到完整有效的医疗护理服务。护士与护士交接班前一起查看患者情况，夜班护士交代清楚患者夜间病情及治疗、护理完成情况。

（二）查对制度

查对制度是保障患者安全的重要措施之一，这项制度必须贯穿日间手术工作的每个细节和始终，主要涉及3个主要环节的查对，即日间手术预约处、入院办理处、住院病房。由于日间手术患者周转特别快，查对制度的全面落实更为重要，手术患者在医院的安全是医护人员工作过程中的关键环节。

1.预约处查对内容　预约护士准确收集血管通路手术患者的信息、手术时间的确定、手术患者数量的确定，并进行患者术前检查项目与结果的查对、患者基础疾病的查

对等，以保证血管通路日间手术的正常进行。

2. 日间手术入院前查对制度　血管通路日间手术病房护士查对患者是否为预约者；查对患者的各项术前检查项目是否齐备及报告有无异常，如有疑问与预约处核实，经手术医师同意后方可办理入院手续；查对手术患者是否按照手术要求做好血管通路术前准备，有特殊情况，请示主管医师及麻醉医师进行处理。查对患者腕带和入院证信息，包括住院号、姓名、性别、年龄、诊断与入院证信息是否相符，确定无误后为患者佩戴腕带，办理入院手续。

3. 日间手术病房查对　主要做好患者身份识别、检查结果复查、手术部位核对；查对血管通路医师、手术文书签署情况及患者身体状况、与手术室间交接情况；所有护理操作按核心查对制度的要求进行。目标是有效确保患者手术安全。

为促使医疗资源的有效利用，增强血管通路日间手术诊疗活动的计划性，制订了标准化日间手术护理路径，明确了血管通路日间手术患者在就诊各阶段的工作内容及相关护理职责与制度，为患者提供最佳的护理服务离不开优质的护理团队。

第三节　血管通路日间手术病房护理质量管理

护理质量是医疗质量的重要组成部分，在保证患者安全的前提下开展血管通路日间手术，集中管理可以缩短患者手术等候时间、减少医疗费用，还降低了手术不良事件、护理纠纷及患者再住院率，有利于提高护理工作质量和患者满意度。在全面落实医院核心制度、操作规范等基础上，结合血管通路日间手术模式的特点，制订、健全血管通路日间手术护理管理制度与操作规范，使护理人员在工作中有章可循。一方面，将增强护理人员的工作责任心，规范护士的职业行为；另一方面，能够提高护理质量。

一、血管通路日间手术护理质量管理构架和意义

护理安全是护理质量的核心和根基，安全管理决定着血管通路日间手术这一新型住院模式是否能够得到大面积的开展和普及，所以，开展日间手术必须有一系列严格的质量评价标准和规范操作流程。血管通路日间手术护理质量评价标准，不仅体现了日间手术护理工作的内涵，还对专科护理管理工作提出了明确的要求，具有较高的可靠性和科学性，可操作性强，能够有效提升日间手术护理管理质量和服务水平。

血管通路日间手术病房有相应的护理质量安全管理小组与组织架构（图1-7-3），在科主任的领导下成立护理质量安全管理组织，该组织需在科室医疗护理质量安全管理组织框架内工作。护士长为护理质控组长，由具有病房、血液透析室、手术室工作经验的中级职称以上的护理人员担任。组员由科室高年资、责任心强的护理人员组成。原则是分工明确、相互协作，共同完成病房护理质控工作，其目的是及早发现护理工作中存在的问题，及时改进，并制订、实施质量监控的考核指标与方案，目标是实现高质量的日间护理，包括要素质量评价、环节质量评价、终末质量评价。

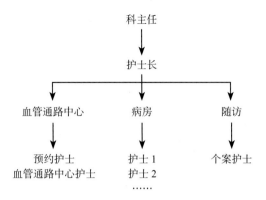

图1-7-3　血管通路日间手术病房护理质量安全管理组织

二、血管通路日间手术病房护理质量评价的内容与方法

（一）护理项目管理

依照护理质控要求，结合日间手术管理方案，明确了血管通路患者日间手术的实施流程，针对患者就医过程的重要节点进行质量控制，包括门诊、血管通路病房、患者出院前及随访4个主要环节。日间手术病房护理质量分项目管理如下。

1.护理操作质量管理　　对临床护士而言，护理技术操作的熟练程度可反映出护士基本功是否扎实，日间手术模式的快速运转更加需要护理人员具备熟练的护理操作技术才能满足工作的需要。护士长定期对不同层次的护士进行基本护理操作和专科护理操作考核，高层级护士要不断提升自己护理操作的熟练程度和操作的精准度，以及对紧急抢救技术的运用精确度，并对低年资护士的操作进行指导等。评分标准按医院制订的统一范本，对操作不合格护士培训后当月进行补考，成绩汇总后组织分析讨论，持续质量改进。

2.优质护理与整体护理管理　　涉及基础护理、危重患者护理、优质护理服务。护士长每月对责任护士进行检查，检查护士对所管患者的主要病情、血管通路的类型、临床检查的阳性体征、治疗的措施、主要护理要点等内容的知晓度，并对基础护理的落实细节、整体护理的运用、血管通路的居家维护与问题甄别等进行管理，对检查结果同样进行总结分析，提出改进措施。

3.病历书写质量　　规范书写护理病历的总原则应符合护理文件书写的基本要求及规范，尤其是应该准确记录血管通路日间手术后伤口的情况及疼痛的程度，并客观、真实、准确、及时、完整地记录患者病情的动态变化。

4.病房行政管理　　主要涉及抢救物资、无菌物品、病房药品、医院感染、护士综合素质、病房环境、患者护理质量安全等病房总体管理。必须保证抢救物资与无菌物品完好率100%，病房环境应符合诊疗、治疗、护理、患者安全的各项要求。医院感染防控符合要求，有防范患者安全隐患的各项措施，具有提升护理质量的具体方法和有效措施。对质控中存在的问题尽量现场解决，确保各项护理工作的高效、准确运转。

（二）血管通路日间手术满意度管理

满意度管理包括日间护理服务满意度、患方满意度、医师满意度和出院患者满意度管理。按照患者接受诊疗护理服务过程实行重点环节的管理，主要涉及住院前节点、住院过程中、出院随访3个环节的满意度管控，具体条目包括入院服务、住院费用、检查流程、诊疗效果、住院宣教、术前宣教、疼痛管理、疾病知识宣教、对患者的关心程度、术后随访和服务态度等方面。随着血管通路日间手术的逐步发展，护理质量方面的满意度也应加入日间手术满意度的管理中，在其发展过程中要确保优良的护理质量。管理方式主要以发放满意度调查表为主，结合患方投诉及医师反映，每月定期调查，同时邀请第三方调查机构人员进行系统、全面的患者住院体验调查，目的是尽可能真实地反映患方与医师的意愿。月底进行统计分析，针对存在的问题制定改进措施，监控效果，并进行持续的质量改进。此外，还需进行病房护理质控小组的自行调查和医院相关部门的定期调查。多渠道了解患者对血管通路日间手术护理工作的意见与建设性的建议，有效促进日间病房护理更好的发展。

（三）血管通路日间手术护理质量管理方法

血管通路日间手术病房护理质量管理的方法包括专科手术的项目管理、护理操作质量管理、优质护理及整体护理管理、病房的行政管理、日间护理服务满意度（医、护、患）等项目，护士需要掌握每个项目中的具体内容及评价方法，科室质控小组成员每月依据评价标准进行检查，护士长组织对检查存在的问题进行反馈、分析、整改、追踪评价，并不断持续改进。定期召开科室质控会议，加强对护理人员的质量管理教育、安全教育和相关法律知识教育，提高护理人员的法律意识和自我保护意识，强化护理风险管理意识，并鼓励全员参与质量管理。

护理质量管理强调全员参与和全过程管理，并对过程管理、环节质量控制有较高的要求。环节质量直接影响终末护理质量，加强对过程质量管理，有助于在护理过程中及时发现问题并及时补救。本中心对血管通路日间手术运营过程中的一些重点环节进行专项质量控制，通过对标准化流程和路径管理，使得诊疗护理路径化、术后康复舒适化、护理过程结构化、质量和安全目视化、健康教育多元化、患者随访动态化等。及时发现、反馈和纠正医疗护理过程中的质量问题和安全隐患，规范医务人员的医疗行为，减少医疗差错，过程管理实现了医疗护理质量管理从终末质量控制向环节质量控制的转变、从被动管理向主动管理转变、从事后管理向事前管理转变，从而提升医疗护理质量，促进患者安全。

血管通路日间手术在医药卫生体制改革中具有重要的改革创新意义，综合性医院日间手术中心在建设和运营过程中需要不断探索，引入精益思维策略，通过职业培训塑造凝聚力强的日间手术团队，建立日间病房与专科之间良性互动的协调和激励机制，制订日间手术运行系列规范，夯实日间手术质量和安全基础，建立符合我国医疗特点和医院学科特色的日间手术发展模式。

（王　颖　沈　霞　惠　鑫）

第8章

血管通路日间手术信息化管理

第一节 血管通路日间手术信息化管理的概述

一、血管通路日间手术信息化管理的意义

信息化系统是一种通过信息技术和网络对医院内部的信息进行控制的管理手段。在医院中，由于结构和管理较为复杂，实际的管理过程和患者看病就医的过程都较为复杂。通过信息化系统，能够自动将相关的信息进行归纳和处理，如在患者就医的过程中，能够自动将患者既往的就诊信息进行整理，并传输给医师，医师在为患者诊断时能够对基本的信息有大致的了解，进而提升诊断的效率。在患者诊治完毕后，可以由信息系统对患者的信息进行收集和整理，形成电子病历档案，最后进行归档管理，便于后续的查询和学习，同时也提高了档案管理人员的管理效率。

信息化建设属于医院现代化建设中的关键一环，是强化医院管理成效和提升医疗工作质量的重要渠道，也是医院发展的必然趋势与走向。医院的信息化管理水平代表着医院的管理水平和服务水平。我国医院信息化系统始于20世纪70年代末80年代初的单机应用，主要功能是门诊收费、住院患者费用管理、药库管理等；后来，80年代中期的部门级局域网，主要有住院患者管理系统、门诊药房发药系统、药品管理系统等；然后是90年代初开始的完整的医院信息系统，一些医院相继在100M快速以太网上建立了较为完整的医院信息系统。这些年，随着互联网络兴起的远程医疗，通过internet传输X射线、MRI、CT等影像资料，为患者提供远程医疗、远程会诊等。近年来，基于国家政策的指导，国内医院信息化建设成果显著。同时，随着传染性疾病等突发事件的增加，国家对医疗卫生事业的关注度变得更高，将医院信息化系统建设视为重点，既满足了患者的就诊需要，也提升了医院办事效率和水准，使我国的信息系统由"以收费为中心"走向"以患者为中心"的临床信息系统。

近年来，随着日间手术数量的逐年上升，如何最大限度地保障患者安全、降低患者从就诊到离院的时间、提高患者的就诊体验等，成为血管通路日间手术面临的主要挑战和瓶颈问题。随着大数据、人工智能等互联网新技术的不断发展，信息技术逐步成为推进医院医疗业务改善的驱动力，医院信息化建设也成为医疗卫生整体建设和发展的重要组成部分。因此，为了更好地推进日间手术的发展，解决现有的问题和挑战，我们借助现代互联网新技术等信息化手段，配套开发了独立的、适用于血管通路日间手术的、闭环式的日间手术系统，该系统包含门诊就诊、门诊检查检验、预约住院、住院系统、随访系统等。该系统还需要与医院现有的多个信息系统实现数据同步、实时对接，涉及门（急）诊医师工作站、住院医师工作站、护士工作站、手术室系统、实验室信息系统

（LIS）、影像归档和通信系统（PACS）等。其中，门（急）诊与住院医师工作站、护士工作站采用嵌入日间手术信息系统中，可以通过网络页面医院信息化（WEB）的方式调用，手术室系统、医院信息系统（HIS）、LIS、PACS通过数据库实现数据实时交互，整个系统实现统一展示、统一入口。这种充分利用现代信息化技术为患者和医务人员服务的理念和实践，将促进医学的持续发展。

二、国内外日间手术信息化管理的现状

我国三级甲等医院日间手术管理模式基本分为以下3种。①集中收治、集中管理，即设置单独的日间手术病房，设立日间手术服务中心，各科室收治的患者均由日间手术服务中心集中管理。患者入院后，统一进入日间病房进行手术，由日间病房护士统一进行护理。②集中收治、分散管理，由临床各专科根据情况自行收治患者，可共用手术室，但会设立日间手术服务中心，多科室患者由日间手术服务中心进行集中预约、宣教及术后随访等管理工作。患者入院后仍然回到各科室病区进行手术，所有的住院患者统一护理。③分散收治、分散管理，由临床各专科根据情况自行收治患者，不设立日间手术服务中心，各科室患者由各科室进行自行预约、宣教及术后随访等管理工作，患者入院后到各科室病区进行手术，病区护士对日间手术患者和普通住院患者统一护理。

我院的日间手术管理，在医院层面上采用的是"分散收治、分散管理"模式。对于我们拥有相对独立的手术室，以及专科手术医师和护理团队的血管通路中心来说，科室层面上采用"集中收治、分散管理"的模式，经过实践检验证实该模式已取得较好的效果。简而言之，血管通路患者由血管通路专病门诊医师负责门诊收治，决定住院后，由血管通路个案护士根据病区床位情况，将患者分流至各个病区，由病区护士统一护理，关于手术相关问题，由血管通路个案护士负责血管通路中心与病房之间的沟通与交流，同时个案护士需肩负患者的健康宣教。

无论是何种的收治模式，都需要一套完善的信息化管理系统来协助日间手术的实施。日间手术信息管理系统应以患者为中心，将客观准确、及时更新、共同分享等作为基本准则。由于每个医院的管理各有特色，且信息化平台的建立尚无统一的标准与要求，因此，目前大多数医院都依托于各自现有模式构建日间手术的管理信息系统。尽管信息化管理现状仍不完善，但信息化技术无疑是推动以患者为中心的日间手术快速发展的重要途径。

虽然我国日间手术起步较晚，但在部分日间手术开展较成熟的医院中，日间手术占比已达25%左右，日间手术的信息管理系统在其中起到了重要的作用。第一，整体规划和协调使日间手术的工作流程更加优化，降低了患者在医院滞留的时间、提高了手术室使用率、降低了平均住院日、提高了床位周转率等；第二，使医护人员的日常工作更加便捷，提高了工作效率；第三，完善的信息系统，方便了术者对患者的手术管理工作，同时也方便了对手术工作量的查询、统计等。但随着日间手术量及种类的不断增加，信息化管理系统在使用过程可能存在以下问题：①医务人员使用习惯问题，日间手术整个流程和原有的患者收治思路不同，日间手术信息化相对于医护人员是新兴的流程和新的模式，医师和护士对于新的系统需要有一个培训和熟悉过程；②医院多种信息化

系统融合问题，医院的信息系统种类繁多，需要对接的系统也多，同时这些系统涉及的公司也比较多，如何协调对接，也是目前存在的较大问题；③医院内部多部门的沟通协调问题，日间手术中心及日间手术信息系统，均属于医院新兴的模式和信息化系统，整个改造过程中涉及的科室和部门比较多，因此，需要医院从整体层面统一把控、宏观指挥。

日间手术管理信息化服务体系要以患者需求为导向，建立高效的信息化流程，优化就诊体验。同时，要加强日间手术的审核管理机制，确保日间手术的安全与效率齐头并进。

第二节　血管通路日间手术全过程信息化管理

一、血管通路日间手术全过程信息化的总体框架

日间手术模式可以为患者提供安全、便捷、有效的医疗服务。因此，日间手术模式为解决我国当前患者"看病难、看病贵"的问题是一条非常有效的途径。然而，日间手术患者在术后仅仅短暂的观察和评估后便出院，一旦出现意外情况往往不能及时得到专科医务人员的处理，因而存在一定的安全风险。同时，随着日间手术模式的不断发展，其覆盖的病种和服务的范围也在不断扩大，手术的级别由易到难，手术及患者的风险系数也将随之较前增加。由此可见，日间手术需要比传统择期手术具备更加科学的管理流程和更加规范的管理制度，以及更高效的服务团队，这些流程及制度的执行需要完善的信息化管理系统的支持。

血管通路日间手术有别于其他的传统的日间手术，因此，如何规范地将日间手术模式应用于血管通路手术中，是值得所有血管通路临床医师思考的问题。在大多数医院，血管通路手术常涉及肾脏内科、血管外科、手术室等多个科室的配合，日间手术的顺利完成不仅需要配合良好的医护团队，同时需要相应的流程和完善的信息化系统。对于拥有独立血管通路的专科门诊、专科病房、独立手术室、有经验的血管通路专科手术医师，以及个案管理护士的血管通路中心而言，就诊患者可以一站式完成所有手术相关流程。

完善的信息化管理系统应包含门诊就诊、检查检验、预约住院、住院、手术、随访系统，上述系统需要与医院现有的多个信息系统实现数据同步、实时对接，涉及门（急）诊医师工作站、住院医师工作站、护士工作站、手术室系统、实验室信息系统（LIS）、影像归档和通信系统（PACS）等。其中，门（急）诊与住院医师工作站、护士工作站采用嵌入日间手术信息系统中，可以通过网络页面医院信息化（WEB）的方式调用，手术室系统、医院信息系统（HIS）、LIS、PACS通过数据库实现数据实时交互，整个系统实现统一展示、统一入口。

如何将流程和信息化系统充分的融合，是我们需要思考解决的问题。经查阅国内外有关日间手术信息化管理的文献及借鉴其他医院日间手术管理的经验，我们引入闭环管理的概念。闭环管理的定义是综合了闭环系统、封闭管理原理、管理的控制、信息化系统等原理形成的一种综合的管理方法，有效运用在医疗、护理等行为各个环节的管控。

日间手术流程闭环需实现从患者门诊就诊完成初筛、术前检查检验、手术方式的拟定与日间住院申请、麻醉评估，到日间信息核对、入院前宣教、手术预约、手术确认、术后随访的全流程数字化管理（图1-8-1）。基于这种理念建立的信息化系统，可实现日间手术运作流程的规范化、各项规章制度的标准化实施，可明确医务人员的工作职责、加强医疗质量指标的监管和考核等。

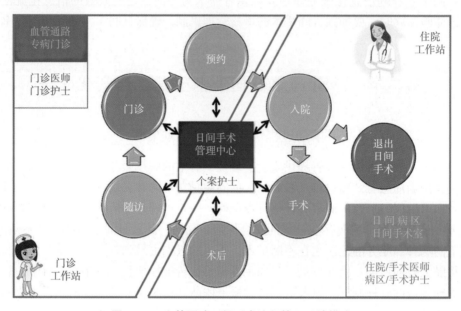

图1-8-1 血管通路日间手术流程管理系统模式

为了更好地实现闭环管理，我们可采取系统节点的设置，即将系统中的模块看成相应的节点，即门（急）诊医师节点、手术预约节点、病房护士节点、入院办理节点、手术（麻醉）实施节点、术后出院节点、随访节点、日间手术退出节点。以患者为中心，围绕日间手术设计，由点连成环，实现闭环管理。门（急）诊医师、住院医师、麻醉医师、手术医师、护理人员等可通过该平台，开展从"门诊就诊、门诊检查、预约住院、预约手术"到"当日入院、当日手术、24小时内出院"的日间手术，为患者提供住院前、术前、术中、术后、出院、随访等全程的安全高效的医疗服务。

因为日间手术的特殊性，患者在24小时内完成出、入院，且在此期间要完成相应的术前评估、手术和术后观察，因此，为了严格地把控日间手术的质量，最大限度地保障患者的安全，要求参与该诊疗过程的相关医疗人员需要具有较强的业务能力、医患沟通能力，并有完成相应日间手术术式和数量的经验。患者在院时间短，周转快，如何有效、快速地识别患者及出院后的随访计划等都需要关注。日间手术系统需要与医院多系统关联，如何实现信息互通及保障信息安全也需要关注。随着日间手术量的不断增加，为了更好地推进日间手术的顺利进行，系统中需要增加质量控制，以便进行相应的监测与分析。为了实现严格的管控，需要在信息系统中设立关键点，关键点包括参与诊疗过程的人员资质准入的管控、患者身份的识别、信息互联互通、随访系统及反馈、敏感指标的监测及效益分析。

二、血管通路日间手术预约系统

血管通路日间手术的预约主要涉及3个方面，即门诊就诊预约、住院床位预约及手术预约。血管通路日间手术不同于其他科室的日间手术，因为是限期手术或急诊手术，而非择期手术，从发病到手术处理的时间越短越好，时间就意味着患者的生命。

日间手术患者在就诊过程中，需要涉及门诊、检验、检查、住院、复诊等多种诊治项目。如果不同诊治项目都需要患者到各部门去预约、缴费的话，这种分散性会给患者带来极大的不便和不良的就医体验，尤其是外地患者。国家卫生健康委员会在2020年发布了《关于进一步完善预约诊疗制度加强智慧医院建设的通知》，其中提出了通过信息化系统完善患者预约诊疗制度的指导思想。为了更好地落实该指导思想，我院从2020年2月24日起，全面推行预约挂号、分时段就诊，引导患者错峰就医。结合现代信息化技术，我院推出的9种预约方式均适用于血管通路专病门诊，具体包括以下几种方式。①微信预约：通过关注南京医科大学第二附属医院微信公众号，在公众号中进行预约挂号；②手机APP预约：下载"我的南京"APP进入预约挂号界面预约挂号；③电话预约挂号；④网上预约：在南京医科大学第二附属医院官网（http：//www.jsnydefy.com）上进行预约挂号；⑤南京卫生12320网站（http：//www.nj12320.org）预约挂号；⑥自助机预约：在门诊大厅及各楼层的自助挂号缴费机上均可预约；⑦现场预约：在门诊一楼大厅的服务中心；⑧诊间预约：就诊结束时由接诊医师在门诊医师工作站预约；⑨出院预约：出院时由病房医师在住院医师工作站预约。预约挂号为实名制挂号，患者需提供准确的姓名、有效的身份证件及号码、手机号码，预约就诊的范围为次日至2周内，每日上午12：00系统停止次日的预约挂号。对于在"我的南京"APP、"支付宝"APP、微信公众号及自助机预约挂号的患者，预约成功后，不需要取号，可以按号直接进入诊室就诊，可降低患者在就诊前的挂号排队时间。但诊间预约、出院预约、电话预约及现场预约的患者，预约成功后，于就诊当天预约的时间段前，凭身份证/医保卡至门诊自助机或人工挂号窗口取号后就诊。

因为血管通路是血液透析患者的"生命线"，对于一些急诊患者，如内瘘破裂出血、动静脉内瘘闭塞合并高钾血症等，往往情况紧急。同时，对于一些外地就诊患者，预约挂号及自助机的有效使用，可以降低他们由于环境不熟悉需要缴费时往返于门诊与挂号处的时间。

完成预约挂号后，进行门诊就诊，根据病情决定手术方式。常规的日间手术，门诊医师可在门诊端同步完成手术申请、住院申请、床位预约申请三项功能。门诊医师在患者初次就诊时就可判断其是否符合日间手术中心病种的要求，如果符合，标记"日间手术"，调用模板的方式开具术前检查及术前检验等相关项目。待检验、检查结果完成，患者再次就诊，如果确定可施行日间手术，门诊医师进行日间手术预约，并且开具住院证，预约住院床位。门诊系统链式信息呈现出手术申请、住院申请、床位预约等标识，提示信息发送完成，患者完成预约。

值得注意的是，尿毒症患者的血管通路日间手术有其特殊性，即为限期手术或急诊手术，因此，患者往往没有充足的时间在门诊逐步完成以上操作。我们中心通常是患者挂号后，直接到就诊科室，在自助机上报到，诊间医师按患者报到顺序通过呼叫系统接诊患者,在呼叫系统呼叫后,会显示患者姓名,因此在门(急)诊医师工作站中,医师可以开始接诊、处理该患者。门诊接诊医师完成接诊后,在门诊医师工作站完成门诊病历,同时开具相关的辅助检查,如内瘘血管超声,结合超声检查结果及日间手术患者准入准则,决定患者是否进入日间手术,如进入日间手术模式,首诊医师完善门诊病历,开具住院证并标记为日间手术患者及完善入院前检查。如因新冠疫情,还需完善核酸及胸部CT检查,由个案护士完成与病房的交接。

患者门诊号、ID号与身份证号绑定,因此,每位患者仅有一个门诊号、ID号。如果患者为非初诊患者,我们可从历史记录中调阅患者既往的辅助检查结果(包括内瘘超声等),同时可以查阅既往住院情况。对于规律透析的尿毒症患者,在日常透析过程中,护士会监测患者的透析流量、静脉压、内瘘震颤等情况,当出现异常时,在血透中心信息化系统中完成透析通路交接单填写,患者携带透析通路交接单至血管通路手术中心完成检查。检查后根据患者的病情,决定是否需要手术干预,如需要手术干预,进入门诊医师工作站完成住院前流程。同时,由检查医师完成信息化系统中透析通路交接单回执的填写,详细记录病情及处置方法。

大量的自动化操作减少了医师的工作量和患者的在院时间。通过多渠道的预约方式,让患者可以随时随地进行预约挂号、缴费,消除空间、时间制约。通过对预约系统号源池的管理,控制就诊时间,起到时间分流作用,减少门诊科室的压力,达到资源的合理利用。

在患者完成门诊就诊、门诊辅助检查、拟订手术方案、预约住院及办理住院后,紧接着为预约手术。关于患者办理出、入院模式的调整,我院为了让患者方便就医,自2021年2月4日起,作为江苏省首家将结算端口设置到病区护士站的医疗单位,患者无论是办理入院还是出院,都不需要到住院处排队,直接在护士站就可以办理完成,既节约了患者的时间,又提高了患者的满意度。因为患者在预约住院前已拟订手术方式,因此办理住院后,管床医师仅需要按对应的手术术前要求完善急诊检查项目,同时在住院医师工作站中完成相应的医疗文件、发送手术医嘱即可,血管通路中心个案护士按患者病情及手术室的使用情况,合理安排手术。

三、血管通路日间手术电子病历系统

日间手术模式在我国各医院间发展不均衡,每个医院结合自身的特点在不断的摸索和磨合中建立并完善各自的日间手术病历书写制度,样式各异,水平也参差不齐。大多数医院是采用常规的住院病历格式,然后在此基础上简化内容;也有的医院是在24小时出入院记录的基础上进行完善。但是,这些与日间手术的临床路径和特点不相适应,也不能满足某些地区医保支付核查的各项要求。日间手术电子病历模块是日间手术信息化建设的重要环节,也是日间手术医疗流程有效开展的有力支撑。但日间手术模式具有"短、平、快"的特点,患者经门诊就诊并完善相关检查,到拟订手术方案、入院后24小时内完成手术及术后观察并出院,床位周转快,如按现行《病历书写基本规范》(2010年版),住院医师需要在8小时内完成首次病程记录,24小时内完成入院记录、患者入院评估、首次医患沟通等医疗文书,这些文书中不但包括了大量的关于患者的现病史、既往史、个人及婚姻史、家族史、全身体格检查等内容,还包括了鉴别诊

断、病例特点、拟诊讨论等临床分析记录；围手术期相关医疗文书记录，如术前小结、术前手术医师查房记录、手术记录、术后首次病程记录等也都需要完善。再加上病案室对出院患者病历的及时归档等要求，对开展日间手术的医师而言无疑是繁重的文书记录工作。

国家卫生计生委医疗管理服务指导中心在2016版的《日间手术管理导则》的征求意见稿中提出，日间手术病历是医务人员在完成日间手术诊疗过程中的文字、符号、图表、影像、切片等资料记录的总和。日间手术病历书写在原则上要求遵循原卫生部《病历书写基本规范》（2010年版）。但是，为提高日间手术工作效率，可以制作表单病历代替完整病历。同时，日间手术病历书写应当遵循客观、全面、真实、准确、及时、完整、规范的基本原则，需由手术医师和日间手术病房医师共同完成。手术医师同时需负责签署手术知情同意书及其他围手术期与手术相关的医疗文书，要求在患者出院后72小时内完成病历的检查、审核，并对病历质量负责；日间手术中心医师可协助书写其余文书、整理病历。

同时，2016版的《日间手术管理导则》还指出，日间手术病历中应包括病案首页、日间手术出入院记录、授权委托书、手术知情同意书、手术安全核查表、手术风险评估表、手术记录、麻醉记录及评估表、出院评估表、辅助检查报告、医嘱单等。

为了进一步规范日间手术病历的书写，2019年，国家老年疾病临床医学研究中心组织专家们制定了《日间手术病历书写规范专家共识》，共识中提出了日间手术诊疗过程与普通住院诊疗过程有较大差别，指出建立专门针对日间手术的电子病历具有较大的意义，它能契合医护人员的工作流程，减少医护的文书工作量，帮助提高病历质量，降低医疗风险。

因此，根据2019版《日间手术病历书写规范专家共识》中病历书写规范要求，日间手术电子病历系统中应包含病历首页、日间手术入出院记录、授权委托书、医患沟通、手术知情同意书、手术安全核查表、手术风险评估表、手术记录、麻醉记录及评估表、出入院评估表、实验室检查及特殊检查、医嘱单、护理记录。多数信息可直接读取其他系统数据，医师无须重复填写。同时，信息化系统中还应具有调阅门诊病历、既往住院病历、既往检查报告等功能。

四、血管通路手术及随访管理系统

血管通路手术及随访管理系统将血管通路患者进行线上、线下结合，以科室为单位，由肾脏内科专科医师、护士、血管通路医师共同组成团队，对患者进行手术和随访管理，根据患者的病情，为患者制订个性化随访方案和计划。从患者的宣教、术前评估、手术记录、通路维护、术后随访、随访转归等全过程跟踪，按照统一标准收集患者的数据，形成患者完整的病历档案。帮助科室的医护人员完成血管通路患者的线上宣教、生活方式指导、数据采集、查询，及时了解、沟通患者通路问题，为通路维护和管理提供帮助，同时为科室收集血管通路患者的数据、为科研分析提供基础。

日间手术患者不同于传统择期手术的住院患者，因为日间手术患者术后经过短暂的观察和评估后即可出院，出院后如出现意外情况，失去了专科医护人员的及时处理和救治，所以存在一定的安全风险，甚至可能会出现难以预料的问题。因此，对于患者的术后宣教和随访就显得尤为重要，这将直接影响到患者离院后的恢复程度。在高速运转的医疗行为下，为保障医疗安全和患者权益，中国日间手术联盟规定开展日间手术的单位必须在术后72小时内进行不少于1次的随访工作。血管通路的随访，更有别于其他日间手术的随访，因为通路会有再次失功的风险，只是间隔的时间有差异。随着本中心血管通路手术量的不断增加，为了更好地管理患者及建立完善的信息库，我们建立了血管通路手术及随访管理系统（图1-8-2，图1-8-3）。

　　血管通路手术及随访管理系统，提供统一的使用界面，由系统管理人员统一发布随访方案，定义随访需要收集的内容，并且给各个参与手术和随访管理的科室人员发放账号并分配使用权限。科室的用户登录系统后，可查看到自己参与的随访方案，并按照要求，对患者进行随访资料的收集以及提醒，通知患者按时随访。患者的信息在系统中可以共享，随访医师可实时查看医护人员完成患者随访资料的内容。系统管理者可以实时查看科室手术及随访资料采集的情况，并对资料的质量进行监督和管理。最终所采集到的全部数据可用于查询、统计，并导出进行分析。

　　本系统帮助科室的医师共同搜集血管通路患者临床治疗信息，提高手术及随访管理的工作质量，加快临床工作效率，减轻临床医护人员不必要的负担，为医院医师进行相关临床科研工作提供数据支持。并且，能够有针对性地对手术及随访数据进行分析利用，帮助临床人员完成数据检索、分析、统计、研究。该系统有如下的目标：第一，对患者的血管通路问题早发现、早治疗。通过系统，科室医护人员可以采用线上宣教的方式，对患者进行血管通路相关知识、操作技能等教育，增加患者的血管通路知识，让患者自己居家或者血液透析时能够及时发现血管通路问题。随访时，医护人员对患者血管通路进行评估，对现有问题进行及时指导和教育，减少感染和并发症的概率，增加患者血管通路的寿命。第二，实现了对血管通路患者的有序管理。通过系统，对科室血管通路患者进行统一有序的管理，方便医师批量查询患者的信息，及时通知患者来医院进行治疗或随访，提高患者的随访到诊率，并能够直接查看患者的手术及随访情况，从而提高科室对患者随访的管理效率，减轻医师的工作压力，让医师能够及时了解患者的血管通路情况，及时发现感染、并发症等情况，保证科室的手术及随访工作更加有序、高效的开展。第三，对患者临床病历资料的采集，系统根据不同血管通路患者的特点，在保证临床医师日常工作的同时，收集与该血管通路相关的各类临床数据，包括有患者的人口社会学资料、临床症状信息（如现病史、既往史、家族史）、生命体征数据、体格检查信息和专科检查信息、实验室检验数据、辅助医技科室检查数据、疾病诊断信息、治疗方案信息、临床护理数据、用药信息、血管通路手术记录数据，以及与专科疾病相关的各类评分量表信息等，这也是建立数据库系统的首要关键任务。因为只有完整地记录患者的所有临床资料，并将这些资料准确、规范、快捷地录入，才能够为科研、教学服务。因此，通路患者知识库的建立，方便临床医师及相关人员能够随时进行查阅，并指导临床工作。第四，血管通路患者的临床数据可用于科学研究。在系统收集完整临床数据的基础上，建立数据检索分析系统，提供给临床科研人员在临床研究中使用。系统能够根据设定的逻辑条件，在临床数据库中检索满足条件的患者资料，并在此基础上进行统计分析，达到科研的目的。

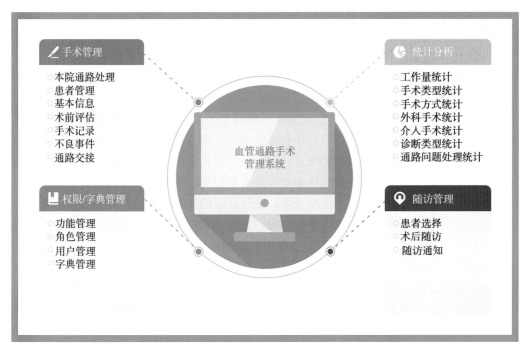

图 1-8-2　血管通路手术管理系统功能架构

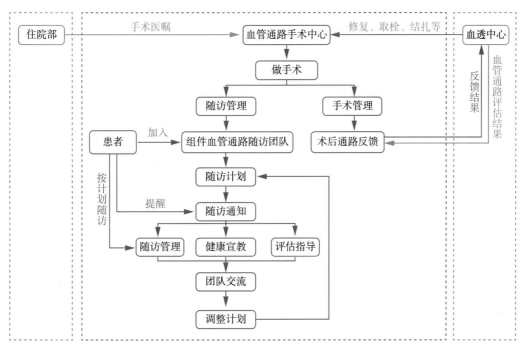

图 1-8-3　血管通路手术及随访管理系统模式

第三节 血管通路日间手术信息化管理的优势和面临的问题

自2016年以来，日间手术模式是我国医疗卫生体制改革重点工作内容之一，在全国医院内大力的推行，一些日间手术开展比较成熟的医院，日间手术量占比已达全院手术量的25%左右。日间手术模式的快速发展离不开信息化系统的使用。

基于闭环管理的日间手术信息化系统，流程节点明确清晰，能让医务人员准确及时地了解和掌握患者的信息，可以在信息平台上直观地查阅患者所有的检查结果，根据其检查检验的结果、麻醉评估的结果进行预判，实现信息实时共享；信息平台采用标准化的随访计划及内容，可有效地避免由于医务人员资质、水平不一导致的随访结果的主观差异问题，最大限度地保障了医疗安全；随访系统的实时记录也让日间手术患者的随访及时有效，节约了患者及医务人员的时间、人力、物力等资源，降低了医疗成本；同时，能够切实获取患者对日间手术中心各项工作的意见及建议，以及患者的恢复情况，让我们可以更好地完成日间手术工作；我们还可以通过信息系统定期给患者推送有针对性的健康宣教知识。信息手段推行管控机制的灵活和电子病历系统信息的互联互通，减轻了医护人员在文书方面的工作量，同时可以保障信息正确、有效传递；便捷高效地获取各项检验检查信息及病史档案，有助于帮助医护人员了解患者。通过各关键环节质控指标的反馈，与目标值进行比对，寻找差距，同时，可以充分利用全程监管，进行不良事件个体纠正，利用数据开展更加精准的分类分析，一定程度上实现医疗质量管理的"点面结合"，通过探索日间手术效率和安全质量指标，建立起"以数据说话"的质量管理体系。

因此，日间手术信息化系统经闭环管理，实现了优化管理模式，把控全程、构建全周期质量管理体系，明确关键质控点，有助于帮助管理者抓住主要矛盾，构建管理闭环，控制潜在风险，提升医疗质量，最大限度地保障患者的安全。

世界在发展，要用发展的眼光看待事物，事物在发展过程中都会遇到或多或少的问题，日间手术信息化管理系统在使用中也会面临一些问题。第一，在血管通路日间手术的实施方面，国家缺乏统一的标准、制度、质量管理敏感指标等。我国的日间手术模式起步相对较晚，且日间手术开始实施时主要在普外科、眼科、泌尿科、妇科和儿科开展，在血管通路手术中鲜有尝试。第二，目前对于日间手术的信息化系统建设国家无统一的规范与要求，且医院信息化系统比较多，因此，系统在兼容方面会比较困难，如何协调对接，也是目前存在的较大问题。第三，日间手术整个流程和原有工作思路相比有些变化，日间病房信息化对于医护人员来说是新流程和新模式，因此，对于进入该流程及模式的医务人员需要有一定的培训和熟悉过程。第四，医院内部的沟通协调问题，因为日间手术、日间手术信息系统的正常运转，需要多学科合作完成，需要医院从宏观层面进行全局的沟通与管理。第五，对于信息化系统中日间手术住院病历模块，病历书写规范国家无统一的规定与要求，目前仅能参考《日间手术病历书写规范专家共识》（2019版），并结合医院病案管理中心对病案的管理要求建立信息化系统中病历模块。

在这个科技日新月异的年代，如何将医疗技术和现代信息化技术，乃至人工智能等方面有机的结合，建立适应当下、具备超前意识的日间手术管理信息化体系，仍需要不断的探索前行。血管通路日间手术信息化系统的建立，在最大限度地保障患者安全的前提下，通过建立高效的信息化工作流程，使得提高日间手术的安全性与效率性可以齐头并进。缩短住院时间、降低经济负担及优化医疗资源配置，不仅有助于患者的认可和配合，更有助于血管通路日间手术的蓬勃发展和推广普及。

（陈　静　周　阳）

| 第9章 |

血管通路日间手术的麻醉管理

第一节　血管通路日间手术麻醉的概述

一、血管通路日间手术麻醉的背景

血管通路是维持性血液透析患者的"生命线"，每周3次透析均需使用，一旦出现问题，需要快速、高效的解决，否则患者透析治疗被中断，生命会受到威胁，这与日间手术理念相吻合。日间手术麻醉的关键点在于术中提供安全有效的麻醉处理，同时还要保证术后几小时内患者能够安全离院。应采用简单、起效快、术中麻醉平稳充分、恢复迅速、术后残余作用少的麻醉方式，达到轻度、中度镇静镇痛是理想的麻醉方案。

此外，血管通路建立与维护设计的手术种类较多，包括动静脉内瘘成形术（自体或移植物）、中心静脉导管置入术、动静脉内瘘狭窄及血栓的治疗（腔内或开放手术）等，且终末期肾病（ESRD）患者有多种合并症，因此，要进行充分的术前评估及优化，根据患者状态及选择的手术方式进行有针对性的麻醉药物选择和麻醉管理，以及在手术期间和之后对患者进行认真的监测。最终目的是采取合适的麻醉方式，最大化地减轻患者疼痛和并发症。

二、血管通路日间手术麻醉的总体原则和基本条件

日间手术麻醉应该遵守国家制定的标准及指南要求，其原则、流程及安全标准、开展条件同住院手术。

（一）开展日间手术麻醉的总体原则

1.术前准备（饮食、手术部位准备）与通用的术前指导原则一致。

2.术后并发症的防治（血栓栓塞、血源性感染和耐药细菌感染）同住院手术，需遵循国家指南要求。

3.需要严格评估麻醉方案，日间手术中心必须建立明确的流程，包括患者身份的识别、手术部位的确定、静脉通路留置、出院前处理、术后镇痛方案，均需制订具体明确的分工及责任认定。

（二）开展日间手术麻醉的基本条件

1.开展日间手术的手术室配备运送及监护设备，其环境、设施等具体条件应与住院手术室一致。

2.手术医师、麻醉医师、手术室护士等相关人员应具备相应资质，并获得医院及相

关部门授权。

3.患者麻醉前，应先检测麻醉和监护设备，确保正常运行，并需要以台账的形式制订设备管理、术前评估、术中及术后观察的具体要求。

4.必须配备麻醉与围手术期管理常规用药及抢救物品；制订日间手术针对性的抢救流程，并熟练掌握。

5.建立麻醉不良事件报告系统，对于麻醉疗效及不良事件需及时分析讨论，避免类似事件再次发生。

第二节　麻醉方式的选择、步骤

一、血管通路日间手术麻醉方式的选择

血管通路日间手术麻醉方式的选择受到麻醉医师、手术医师，甚至患者意愿（特别是既往接受过多次重复手术）的影响，可用的麻醉选择包括由手术团队提供的手术部位的局部麻醉（local anesthesia，LA）；以及由麻醉团队提供的区域阻滞麻醉（regional anesthesia，RA）和全身麻醉（general anesthesia，GA）。

麻醉选择根据患者的基础状态以及手术切口的解剖位置（手腕/前臂、肘前窝和上臂）确定。对于血管通路手术来说，局部浸润麻醉和区域神经阻滞可能是维持性血液透析患者进行日间手术最主要的选择，如LA适用于在手腕和肘前窝进行的手术；RA是在肘前窝和上臂远端进行手术的首先选择；当手术涉及上臂近端及需要隧道的AVG和转位时，可以考虑伴有肌间阻滞的GA或RA。

但我们需要明确的是，上述麻醉方式中的任何一种都适用于AVF和AVG的新建及重建，并没有所谓的单一的最佳技术。

（一）局部麻醉

手术医师在手术区域内行LA可提供稳定的麻醉，其最大优点是对血流动力学和呼吸系统的影响达到最小程度，因此，常用于合并有其他疾病的患者，如近期心肌梗死、严重冠状动脉疾病和慢性阻塞性肺疾病。

局部麻醉缺点也很显著：①LA本身不能被患者很好地耐受，因为患者在手术过程中可能会经历激动或焦虑，并且由于切口位置或范围或手术深度的原因，局部麻醉下某些手术可能无法完成，这可能需要通过麻醉团队提供额外的镇静/镇痛来克服。②与区域麻醉和全身麻醉相比，LA的另一个限制是对动脉的流动特性没有影响，缺乏对手术血管的扩张作用，其手术期间和术后动脉痉挛的发生率以及术后即刻AVF失败率高于RA。

（二）全身麻醉

目前认为，所有血管通路建立手术均可以选择GA，尤其对于有心理障碍病史的患者或需要更复杂手术的患者，如上臂移位或AVG。需要考虑的要点包括：①心血管并发症和不稳定性的可能性，几乎所有CKD和ESRD患者都有多种GA危险因素，如25%

患有缺血性心脏病、10%患有脑血管病、12%患有周围血管病，对这些患者GA的选择尤其需要谨慎，并需要仔细评估；②神经病变和反流可能比其他患者更频繁地需要气管插管；③术中由于血管顺应性降低和（或）心脏储备功能降低，可能出现血压明显下降，需根据情况及时使用血管活性药物，以保持足够的血流灌注；④为有效地控制手术期间的疼痛，术中可以使用LA，以减少术中吸入麻醉药和麻醉药的使用。

（三）区域阻滞

1.臂丛神经阻滞 上肢RA主要通过臂丛神经阻滞实现，可进一步分为肋间入路、锁骨上入路、锁骨下入路和腋窝入路。RA的并发症包括感染、血肿、局部麻醉药毒性和神经损伤，以及不同的手术入路可能造成特定的并发症，如全脊髓麻醉、Horner综合征、半膈肌麻痹和肋间神经损伤，以及气胸/血胸。

RA具有许多优点，包括：①减少患者对许多麻醉药物的暴露，对术中血流动力学的影响小于GA。②良好的术后镇痛，减少了术后用药的需要，并能加快出院。③RA导致血管扩张，增加静脉内径和血管流速，这两者都是内瘘成功的必要条件。多个研究表明，在动静脉内瘘形成中使用RA有助于缩短成熟时间，降低失败率和提高通畅率。④在臂丛神经阻滞后，可以视情况补充LA，但应牢记LA用药剂量的计算，以避免出现局部麻醉药毒性。

我们相信，随着超声引导在临床上的运用逐年增加（图1-9-1显示了臂丛神经及其主要分支的超声表现），可以使区域神经阻滞变得容易，并显著降低了一些并发症的发生。

2.选择性周围神经阻滞 对于上肢远端短小手术的麻醉，静脉区域麻醉（intravenous regional anesthesia，IVRA）可能是良好的选择。IVRA至少包括两种独立的作用机制：①毗邻于远端静脉的外周小神经和神经末梢首先被阻滞；②随后局部麻醉药逆行扩散至神经内膜毛细血管丛，进入神经滋养血管，并沿神经弥散，导致对应神经的

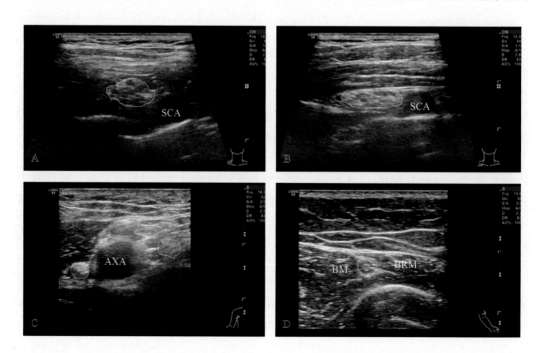

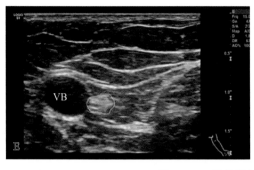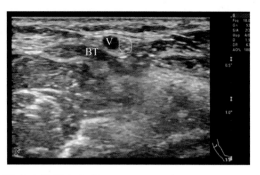

图1-9-1　臂丛神经及分支的超声表现

A.臂丛神经锁骨上切面；B.臂丛神经锁骨下切面；C.臂丛神经腋窝切面；D.桡神经（肱肌和肱桡肌间）；E.前臂内侧皮神经（贵要静脉旁）；F.前臂外侧皮神经（位于浅表小静脉、肱二头肌腱旁）。SCA.锁骨下动脉；AXA.腋动脉；VB.贵要静脉；BM.肱肌；BRM.肱桡肌；BT.肌腱

阻滞。目前认为日间手术患者应用IVRA优势包括：①镇痛更好；②可在不影响运动的同时选择性阻滞单个神经；③较少发生神经损伤；④总费用更低及院内滞留时间短等。

（1）前臂内、外侧皮神经阻滞：前臂内侧皮神经（media antebracial cutaneous nerve，MACN）和前臂外侧皮神经（lateral antebrachial cutaneous nerve，LACN）共同支配前臂掌侧皮肤和皮下组织，联合阻滞LACN和MACN是前臂手术（如动静脉造瘘或造瘘修复）常用的一种简单易行的麻醉方式。MACN阻滞方法是在肘上方上臂内侧1/4处半环形皮下注射局部麻醉药。LACN阻滞采用两点法，即肱二头肌肌腱旁和其向外侧旁开大约5cm处皮下注射局部麻醉药。

（2）肘部选择性神经阻滞：肘部末梢神经包括臂内侧皮神经、尺神经、桡神经和正中神经。肘部神经阻滞较为困难，特别是在鹰嘴窝阻滞尺神经时，如果局部麻醉药用量过大，理论上有压迫尺神经的危险。如前所述，前臂前外侧的感觉阻滞很容易通过LACN阻滞来实现。因此，一般没有必要选用肘部神经阻滞。

（四）多种麻醉药物及麻醉方式联合

混合使用2种甚至是多种麻醉药物，以期缩短起效的时间并延长麻醉持续时间的情况并不少见，但目前没有足够证据证实会获得更快的麻醉起效时间或持续时间更长，并且没有强有力的证据支持混合麻醉用药优于使用单一药物。因此，目前临床中何时以及如何使用麻醉药物取决于临床医师的经验和判断。

另外，多种麻醉方式相结合包括LA和RA相结合，表面麻醉和RA相结合等方式，临床上有报道，认为该方法保留了各种麻醉方式的优点，可以减少麻醉药剂量、减轻不良反应，可以为患者提供更为适宜的个体化麻醉方案，但其疗效仍需大量临床实践充分评估。

（五）非药物辅助措施

目前，越来越多的研究关注于非药物镇静镇痛方面，包括用正面的言语鼓励和安抚患者、虚拟现实（virtual reality，VR）分散疗法、音乐和临床催眠，都显示可以减轻术中患者的疼痛和焦虑。然而这些措施在血管通路手术中的运用有待于进一步研究。

二、超声引导下选择性外周神经阻滞的具体步骤

（一）操作前准备

所需器材包括超声仪配备线阵探头（8～14MHz）、一次性无菌探头套、凝胶、标准神经阻滞托盘、周围神经刺激仪、20～25G短斜面绝缘刺激针、20ml注射器、局部麻醉药物、无菌手套等。

（二）具体操作步骤

1.为患者取合适的体位，并行皮肤消毒。桡神经阻滞常用的体位是仰卧位，患者屈肘，手放在腹部；正中神经阻滞和尺神经阻滞时，上肢外展，放在搁手架上，掌心朝上。

2.放置探头，显示拟阻滞的神经。桡神经在肘上外侧走行于肱桡肌和肱肌筋膜之间，在肘横纹上分为感觉支和运动支；正中神经在前臂中段指浅屈肌与指深屈肌之间最容易显示；前臂尺神经在尺动脉内侧很容易显示。

3.选择平面内进针或平面外进针，横穿神经上方的皮下组织及肌肉组织，使针尖靠近所选择神经的附近，回抽无血后，注射4～5ml局部麻醉药，药物剂量为4～5ml/每根神经。如果局部麻醉药未有效扩散，可局部追加2～3ml。

4.如果使用神经刺激仪，当针接近神经时应该会引出伸腕或伸指动作。

第三节　日间手术的麻醉前评估

目前，血管通路日间手术的病种包括医疗机构手术分级分类目录中的二级（如中心静脉置管）以及可以通过微创手术解决的三级、四级手术（如自体动静脉内瘘成形术、移植物内瘘成形术、经皮血液透析通路碎栓术、中心静脉支架置入术等）。

相对传统住院手术，日间手术的适应证和禁忌证更加严格，需结合本中心及协同科室的临床诊疗水平，从患者的一般情况、通路异常程度及临时改变手术方案的可能性等多方面综合考虑，明确患者的手术适应证和禁忌证，并制订相应的麻醉方案。

一、围手术期注意事项

全面的术前评估是进行安全有效麻醉的关键。血管通路日间手术的麻醉评估包括在麻醉前门诊评估和术前等待区的麻醉前评估。

麻醉前门诊评估的内容包括：①血管通路的适应证和ESRD患者合并症（特别是心血管疾病）；②术前合理安排血液透析，并指导患者如何处理常规药物；③基础实验室检查及心电图检查。术前等待区的麻醉前评估是患者准备麻醉的最重要阶段之一。麻醉小组应再次审查在麻醉前门诊所进行的评估，并建立静脉通路和血压监测。具体评估内容如下。

（一）病史信息收集

ESRD患者缺血性心脏病的发病率大约是普通人群的2倍，占患者死亡原因的50%

以上，并且患者往往缺乏典型症状，因此，既往病史的收集有着重要的意义。需要明确的内容包括高血压、基础心脏疾病、糖尿病、周围血管疾病、周围神经和自主神经病变、疾病和药物引起的免疫损害，以及ESRD的并发症，如贫血、慢性高钾血症、酸中毒和其他电解质及液体失衡。

（二）手术前需要明确患者正在使用的药物

包括抗凝药物和抗血小板药物（对在选择RA的患者尤为重要）、化疗药物和能改变疾病的抗风湿药物（如他克莫司）、抗高血压药、降血糖药（口服和注射）等。

二、手术时机的选择

手术前必须充分了解患者的透析方案及末次透析时间，这不仅会影响体液和电解质平衡，还会影响依赖肾脏清除的药物。需要明确何时进行透析，特别是非本院常规透析患者。

三、液体负荷评估

对于那些尚未开始血液透析的患者，了解每日的尿量尤为重要，特别是对近期尿量和（或）频率有下降的患者，这可能表明他们的肾功能急剧恶化，提示需要密切注意电解质（血清钾）的变化或容量负荷。

对于血液透析的患者，明确最后一次接受血液透析的时间非常重要。理想状态下来说，患者应在手术前12～24小时内接受血液透析，以保证其在麻醉给药时的生理状态。然而，临床上常常存在由于血管通路无法使用而错过1次甚至1次以上的透析，此时需要充分评估患者的液体负荷及电解质状态，必要时需要急诊透析。此外，患者近期是否耐受血液透析也很重要，如果患者在血液透析过程中常常感到不适或经常提前终止，则需要警惕合并心血管病变的可能，需仔细评估，必要时取消/重新安排日间手术流程。

四、血清钾检查

明确患者的血清电解质水平，并在手术当天进行检查或复查至关重要。ESRD患者的血清钾通常升高，而高血钾可能带来心搏骤停风险，然而，目前并没有手术前血清钾安全水平的绝对数值。因此，各个手术中心对于具体手术指征或急诊透析指征可能并不相同。在我们中心，对于血清钾水平高于正常上限（5.5mmol/L）患者，可在麻醉和手术团队充分评估手术开通的可能性、术中损伤程度和患者的基础情况的前提下，选择内科降钾治疗或紧急血液透析，维持血清钾正常水平，降低心血管事件风险。

部分患者可能存在术前血清钾水平较低（＜3.5mmol/L）。与高钾血症相比，低钾血症对患者的危险性较小。因此，只有与频繁心律失常或心电图显著变化（如QT间期延长）相关时，才需要纠正。然而，ESRD患者的低钾血症极难纠正，可能存在其他基础疾病，需要仔细评估，以降低日间手术风险。

同时，对于血清钾检测我们需要明确：①血清钾水平与血清pH密切相关，而CKD或ESRD患者往往存在酸中毒，而GA辅助通气后可能出现呼吸性碱中毒，因此，必须在校正血清pH后重新评估血清钾水平。②静脉血钾水平有时可能虚假地高于动脉血水平，获取动脉血样可能有助于综合评判真实血清钾水平、血红蛋白和血细胞比容。

血管透析通路手术本身不伴明显的术中失血，因此，对于术前是否需要矫正贫血及血红蛋白的水平缺乏明确的界定。然而，有研究报道，术前低血细胞比容（HCT）水平（0.20～0.26）可能导致ESRD患者术中并发症增加，因此，术前输血与否需要根据患者的贫血程度、一般状态、手术的复杂程度及患者的基础疾病来综合判定。需要注意的是，输血治疗可能会增加患者的血清钾水平，需要密切评估。

五、凝血功能检查

ESRD患者通常存在凝血障碍，表现为血小板功能障碍、凝血因子降低和（或）毛细血管脆弱。此外，他们可能患有基础疾病，如心房颤动、脑血管疾病和（或）周围血管疾病，需要长期抗凝或抗血小板治疗。存在出血时间延长或INR升高的情况下，RA存在出血并发症、血肿形成导致神经压迫的风险，需要谨慎选择。

六、心电图

无论年龄大小，所有患者在手术前均必须进行心电图检查，明确是否存在明确心律失常、缺血性心脏病和电解质异常等。

七、其他

对拟行RA的患者，需要进一步了解术前神经功能状态，评估发生神经损伤的风险。对于已有弥漫性神经病变的患者，应尽量避免实施神经阻滞。评估的内容包括：①神经感觉和运动功能的体格检查，以判断损伤的部位和严重程度；②神经传导检查与肌电图（EMG）检查，用于评估神经损伤的位置、严重程度和预后；③超声检查，用于外周神经连续性及横断面病变检查，对于外周（特别是四肢浅表部位）神经损伤的定位和病因筛查具有优势。

第四节　日间手术的麻醉管理

一、血管通路日间手术中的麻醉处理

（一）术中静脉通路的建立及血压监测

大多数血管通路手术位于外周血管，出血的源头控制很容易做到，因此，通常不需要预防性深静脉置管，并且为保护未来可能形成瘘的血管，也应尽量减少插管尝试。首选的静脉通路部位是前臂内瘘对侧的手背静脉，也可以选择颈外静脉。如果需要建立中心静脉通路，首选颈内静脉。一般情况下，为保护患者的外周血管，通常不要求使用有创动脉压监测，但应视手术及病情而定。

（二）血清钾水平

使用任何类型的麻醉，血清钾可能会突然上升到临界水平。因此，应密切注意心电

图的变化，即使QRS波群或T波高度发生微小变化，也应立即采集血样检查血清钾水平。如果血清钾含量升高，应立即开始治疗以降低血清钾含量。

高钾血症的治疗包括静脉使用钙剂（10%葡萄糖酸钙20ml缓慢静脉推注）。高糖和胰岛素治疗：短效胰岛素6～12国际单位加入5%～10%葡萄糖注射液500ml中静脉滴注；使用碳酸氢钠（50～100ml）和呋塞米（如果患者仍能排尿）。其他降低血清钾水平的方法包括增加呼吸频率（如果患者处于GA状态）。在血清钾水平正常化之前，应复查血清钾水平。

（三）容量管控

尽管术前已经尽可能完善容量管理，但患者实际容量仍然未知。因此，患者在麻醉诱导时可出现低血容量状态，导致诱导期间和术中低血压。此外，麻醉及手术期间还必须在维持循环稳定的前提下严格控制液体输入量，避免细胞外容量扩张过度，并维持电解质及酸碱平衡。

（四）氧合状态

在使用LA、RA情况下，患者如需要大剂量镇静药，则很难保持气道通畅，这会使患者面临缺氧的风险。在这种情况下，手术应暂停，以便使用口腔或鼻气道放置辅助气道装置，或转换为气管内插管全身麻醉。

二、血管通路日间手术的麻醉后管理

（一）麻醉恢复

麻醉管理不会在手术结束时停止，需要覆盖到患者离院。值得注意的是，术后患者仍可能出现高血钾。因此，应密切注意心电图变化，并可能检查血清钾。并合理制订下一次血液透析（HD）的透析时间，特别是对于在手术前错过常规HD治疗的患者。

（二）优化术后状态，并保持充分的疼痛控制

术后疼痛治疗总原则是早期及时阻断疼痛信号的传入，包括使用手术创口局部麻醉药、周围神经阻滞、作用于中枢的阿片类镇痛药。具体的疼痛治疗方案应该基于多种模式疼痛治疗的原则。可口服对乙酰氨基酚、非甾体抗炎药、弱阿片类镇痛药，必要时服用强阿片类镇痛药。

对于日间手术患者，术前详细告知术后疼痛治疗方案（口头和书面）非常重要。应该让患者充分了解手术范围和术后过程，使患者能够适应术后在居家环境中恢复。术后通过良好的沟通和交流使患者对于术后疼痛特点、康复方案和疼痛的治疗方案有所认识。患者的期望值对疼痛控制的满意程度影响很大。

（三）术后恶心呕吐

术后恶心呕吐（post operative nausea and vomiting，PONV）是日间手术一个常见的并发症，多见于GA后。PONV的发生率为30%～50%，由此导致离院延迟率增加

25%～79%。常见的危险因素包括女性、年轻患者、接受全身麻醉手术、非吸烟者、既往有PONV或晕动症病史，以及术后使用阿片类药物。合并3个及以上危险因素者，PONV发生率极高。对高危患者，我们能够采取的预防及应对措施包括：①尽可能消除或减少术后阿片类药物的使用；②尽可能避免全身麻醉手术，采用局部麻醉或区域阻滞麻醉，尽可能减少手术时间；③采取多种模式止吐措施等。

（四）离院标准

成功的麻醉应该使患者能够尽早并且安全地离院。麻醉恢复是指从手术麻醉结束直到患者完全回到术前生理状态的过程，分为3个阶段，即麻醉恢复室（postanesthesia care unit，PACU）期、外科观察室（acute surgical unit，ASU）期和家庭恢复期。目前临床常用的评估指南为麻醉后离院评分系统（postanesthetic dischargescoring system，PADSS）及改良麻醉后离院评分系统（postanesthesiadischarge score，PADS）。基于上述评分系统，绝大部分患者都能在术后2小时内离院。

PADSS主要有5个评分标准，即：①生命体征，包括血压、脉搏、呼吸频率和体温；②活动和精神状态；③疼痛、恶心呕吐；④手术部位出血；⑤液体摄入和排出。PADS系评分系统去除了液体摄入和排出的项目，总分仍为10分。合格的离院必须包括两个方面：①评分≥9分；②有活动能力的成年人。

此外，一项基于减少术后并发症原则的离院标准也在临床广泛采用。必须满足以下条件：①患者对时间和空间的反应灵敏、定位准确；②生命体征平稳；③口服镇痛药能够控制疼痛；④恶心呕吐症状得到控制；⑤可行走而不感头晕；⑥手术区域内无计划外出血；⑦患者知晓离院后注意事项和带药；⑧患者同意出院；⑨监护人陪同患者返家。

区域阻滞的离院标准原则上与全身麻醉相同，但其不良事件率低，不需等麻醉作用完全消退，因此离院时间远短于全身麻醉。注意事项包括：①避免麻木的肢体意外损伤；②在术后24小时内尽可能抬高患肢以减轻水肿；③麻醉作用消退后及时使用镇痛药。

（五）术后随访

患者出院后24小时内应常规进行术后随访，以电话随访为主，主要内容包括麻醉和手术相关的并发症，并提供处理意见。情况严重者建议尽快到医院就诊，以免延误病情，24小时以后如病情需要可延长随访时间。主要关注术后是否出现伤口疼痛、出血、感染、意识改变、恶心呕吐等。还要注意全身麻醉后患者是否出现声嘶、呛咳，以及局部阻滞麻醉后上肢是否有麻木肿胀的情况等。

第五节　区域神经阻滞的常见并发症

一、血管损伤及血肿形成

臂丛神经及其分支走行与血管关系密切，周围的血管包括椎动脉、锁骨下动静脉、颈横动脉和肩胛背动脉、胸肩峰动脉、头静脉，以及腋动静脉，并且存在多支变异动脉和静脉，因此，穿刺过程中容易误伤血管导致血肿形成。

（一）预防

穿刺前使用超声准确识别目标神经，并区分周围及穿刺路径血管和血流信号；穿刺过程中避免穿破血管，并且警惕局部麻醉药注射入血管内；注药后需再次使用超声观察目标神经周围是否存在液性暗区。对于凝血功能障碍或正在进行抗凝治疗的患者，深部神经阻滞需参照椎管内凝血功能要求标准；表浅、可压迫部位的神经阻滞可放宽标准。

（二）处理措施

1. 较小血肿经过3～5分钟的压迫后一般可自行吸收。
2. 较粗动脉损伤后，建议充分压迫（＞5分钟）。
3. 血肿过大时则需要充分止血，及时切开减张。
4. 必要时手术探查。

二、神经异感和神经损伤

多表现为阻滞区域感觉异常或肌力减弱。一般认为，手术麻醉后神经损伤的总体发生率＜1%，且多在2周内可恢复。长期或永久性神经损伤多与手术本身有关。神经损伤常见于正中神经、桡神经浅支、腓总神经和尺神经等，其中肌间沟入路神经损伤的发生率最高。

（一）预防措施

1. 避免使用高浓度局部麻醉药，特别是布比卡因，其浓度需控制在0.375%以下。
2. 避免手术过程中的神经损伤及由于体位摆放不当导致的神经压迫，避免止血带长时间压迫。
3. 注重严格的术前评估，对术前有潜在弥漫性神经病变及微血管病变，并且长期低血压的患者，需严格评估其麻醉适应证。

（二）处理措施

对术后临床考虑局部麻醉药肌肉毒性损伤的患者，需进一步行血清学、磁共振、肌电图等检查，明确肌炎诊断，必要时行肌肉活检。值得注意的是，目前暂无有效促进神经修复的药物和治疗手段，可能的措施包括营养神经（如糖皮质激素、维生素B_{12}等）；对于局部血肿压迫及神经离断者，必要时可行外科手术探查。

三、感染

感染的高危因素包括穿刺部位有感染灶、重症患者、导管放置时间大于48小时、未预防性应用抗生素、腋区入路阻滞、血糖控制不佳的糖尿病患者，以及免疫功能低下患者。主要表现为穿刺部位周围有红肿、压痛，甚至溢脓等表现。处理措施包括使用抗生素、有脓肿形成时考虑切开冲洗引流。

四、气胸

锁骨上神经阻滞入路时发生率最高，其临床表现取决于病情进展急缓、肺萎陷程度及患者原有心肺功能状况。使用超声清晰辨识胸膜，在穿刺过程中保持针尖可见，可以有效地预防气胸的发生。治疗取决于肺萎陷的程度，一般可自行吸收，必要时可行胸腔闭式引流治疗。

五、高位硬膜外阻滞及蛛网膜下腔阻滞

常见于肌间沟入路的臂丛麻醉。

六、膈神经阻滞

单侧膈神经阻滞可使肺功能下降25%，对于合并呼吸功能不全的患者需谨慎使用。

七、喉返神经阻滞

肌间沟入路与锁骨上入路邻近喉返神经，因此，具有喉返神经阻滞的可能。

八、Horner综合征

肌间沟臂丛神经阻滞不可避免地会出现星状神经节阻滞，表现为Horner综合征。也有观点认为，Horner综合征是否是肌间沟臂丛神经阻滞的有效标志，而不是并发症。

第六节　ESRD与麻醉药物的相互作用

ESRD患者除估算肾小球滤过率（eGFR）下降导致麻醉药物经肾脏排泄减少外，还通过体液再分布、代谢紊乱改变了麻醉药物在体内代谢和分布。因此，患者的透析状态、血管内容量会影响静脉麻醉药物的有效浓度。如吗啡具有活性代谢物（如吗啡-6-葡萄糖醛酸），这些代谢物通过肾脏排泄，易于积聚和产生毒性作用，因此，它们在ESRD患者中的使用需要密切关注。而大多数阿片类药物在肝脏代谢，其药动学和动力学不受肾脏疾病影响，加上缺乏活性代谢物，适合术后使用。

ESRD患者的慢性代谢性酸中毒、低蛋白血症状态可以导致高蛋白结合类麻醉药血清游离药物溶度增加，因此，使用此类药物时，其最大剂量应相应减少，如硫喷妥钠和苯二氮䓬类药物的剂量应减少30%～50%。

大多数非去极化肌肉松弛药由肾脏排泄，其初始剂量虽然由于再分配而衰减，但维持剂量累积，因此，应适当减少麻醉药用量。特别是氯化琥珀胆碱可能导致血清钾浓度升高，对于这些可能已经表现出相对高钾血症的患者，应谨慎使用。

日间手术局部麻醉药的选择，目前临床上使用的短效及长效局部麻醉药均可用于局部浸润麻醉和周围神经阻滞麻醉（表1-9-1）。常用的短效药物包括利多卡因、甲哌卡因及丙胺卡因，这3种酰胺类的局部麻醉药起效时间均在3～10分钟，维持时间中等（1～2小时）；长效药物包括布比卡因、左布比卡因、罗哌卡因，作用维持时间较长，一般为6～10小时。

表1-9-1　局部麻醉药的临床运用方法及主要用途

	方法	用途	所用药物
表面麻醉（黏膜麻醉）	将药物直接滴注、涂抹或喷于黏膜表面，以麻醉黏膜下的神经末梢	临床使用局限，一般用于穿刺前准备等	黏膜穿透力强，如丁卡因、利多卡因等
浸润麻醉	将药液注入拟做手术部位区域的皮内、皮下或深部组织中，发挥局部麻醉作用	临床常用的麻醉选择，对血流动力学的影响很小	常用毒性较小的普鲁卡因，其次是利多卡因
传导麻醉（神经干阻滞麻醉）	将药液注入神经干或神经丛周围，以麻醉其分布区域的组织	麻醉范围广，要求局部麻醉药物的浓度较高、用量较小	常用药物包括利多卡因、普鲁卡因等，避免药物误入血管内
区域镇痛	将麻醉药与阿片类镇痛药合用	围手术期镇痛	罗哌卡因及布比卡因常用于此方法，尤其前者具有使感觉和运动阻滞分离的特点，故常作为首选药

局部麻醉药的作用、持续时间取决于药物种类、是否添加血管收缩药，以及药物的总量。①高浓度的局部麻醉药可提高麻醉深度；②注射药物体积是影响麻醉范围的重要因素；③使用血管收缩药可以减少术中出血和延长药物作用时间；④加入肾上腺素能降低其血药浓度峰值，从而减少局部麻醉药中毒的风险。

局部麻醉药的毒性反应。在确切的解剖部位给予适量的局部麻醉药，很少发生局部麻醉药的不良反应。然而，在操作时局部麻醉药误入血管或使用剂量过大则可发生局部麻醉药的全身毒性反应，主要表现为中枢神经系统和心血管系统症状，包括恶心、低血压、眩晕及意识障碍。

要点总结。①随着接受透析患者的持续增加和血管通路手术的发展，ESRD患者已经不是血管通路日间手术的禁忌，对安全有效日间手术麻醉的需求大幅度增加；②无论采用何种麻醉方式，所有透析患者都应被视为心血管并发症的高风险患者，术前、术中、术后的评估、监测及随访是患者安全的有力保证；③对于血管通路手术来说，局部浸润麻醉和区域神经阻滞可能是维持性血液透析患者行日间手术最主要的选择；④超声引导技术可在保证区域阻滞麻醉疗效、减少并发症乃至提升手术效果方面均有特殊的优势。

（徐　卓）

第 10 章

血管通路日间手术的硬件配置与环境管理

血管通路日间手术的开展，是近几年合理优化医疗资源、缓解患者"入院难、血管差、手术迟"与临床治疗时效矛盾的有效措施，有效地节省了医疗成本、降低了医疗费用，是兼顾患者、医院和社会医疗保障体系共同利益的新型医疗模式。

完善的血管通路日间手术设施必须适用，既能为透析患者提供方便、快捷、价廉、高效的医疗服务需要，又能在确保提供优质、安全的医疗服务的同时，尽可能为患者创造温馨、舒适、安静、方便的就医环境。

第一节 血管通路中心硬件配置

血管通路日间手术多数涉及血管病变处理。血管通路中心日间手术室作为血管通路日间手术流程中重要的组成部分，直接影响着日间手术的安全与效率。血管通路的日间手术设施，在设计过程中应充分考虑患者、医师、工作人员各自的需求，规范合理的设置相应区域和硬件配置，能够提高患者的满意度及工作效率，迎合创新医疗模式和一站式服务理念。

一、血管通路日间手术室的布局流程设计

（一）血管通路日间手术区的布局要点

血管通路日间手术室平面布局原则上应功能流程合理、洁污流线分明，以利于减少交叉感染。血管通路日间手术室应按照3区4通道的原则布局：3区即手术区（限制区）、辅助区（半限制区）及其他用房区（非限制区）；4通道为工作人员通道、患者出入通道、器械敷料循环供应通道和污物通道。术前、术后人员及无菌物品从清洁通道通过，术后污物从污物通道通过，合理安排通道管理，有效地防止交叉感染，方便医护人员活动，提高工作效率。

（二）血管通路日间手术中心各功能区的设计模式

在国外，目前日间手术中心的设计有两种最基本的模式，即"跑道式"和"无跑道式"。无论是哪一种方式，血管通路日间手术室设计需要做到分区明确、洁污分流、供应方便，还需流程合理、便捷，才能适应血管通路日间手术短、频、快的手术特点，才能满足大批量血管通路日间手术的安全运转。

在"跑道式"模式中，患者有一个单一方向运动的路线。依次通过进口、手术前区域、手术室、术后恢复区域，最后离开日间手术中心。这个设计的优点是手术前及手术后的患者不会混合，在患者通道的交叉处或向相反方向运动时的潜在拥挤不会出现。缺

点是手术前和手术后区域都需要比"无跑道式"中心有更大的空间来容纳同样数量的患者。对于"跑道式"模式来说，需要更多的护理人员，因为在手术前和手术后区域都需要有护士存在，无论患者多少。

而在"无跑道式"模式中，手术前和手术后的患者混合，这种设计在空间及人员的需求方面都要比"跑道式"模式要节省许多。每家医院可根据自身的情况选择合适的模式。

我们医院血管通路中心采用的是"无跑道式"患者管理模式，见血管通路日间手术功能区的布局示意图（图1-10-1）。虽手术前和手术后的患者存在混合的可能，但合理的安排患者手术时间，无缝隙的对接每个环节，可以在空间及人员的需求方面都要比"跑道式"模式节省。

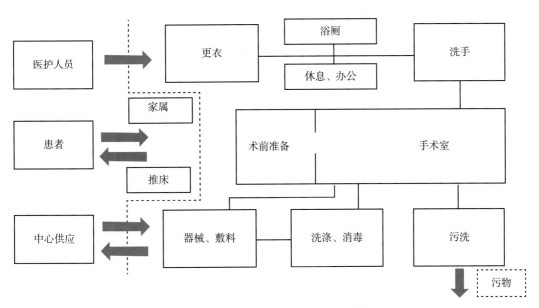

图 1-10-1　血管通路日间手术功能区的布局

二、血管通路日间手术服务模式

根据相关资料，国内血管通路日间手术服务模式可归纳为以下3类。

（一）医院内的日间手术中心

这种模式在国际上也较为常见，我国大多日间手术中心也主要采用这种服务模式。分为医院内集中独立的日间手术中心和分散布局的日间手术中心。后者还可细分为具有专用手术室的日间手术病房和无专用手术室的日间手术病房两种子模式。

很多学者认为，理想的血管通路日间手术模式为具有专用手术室的血液透析日间手术病房，血管通路日间手术的效率取决于患者在手术室的周转速度，以保证没有浪费宝贵的时间。因此，转运患者的效率很重要，在这种情况下，病房到主手术室的距离很重要。但在手术室和病房分开的情况下变得越来越难，利用好靠近手术室的患者等待区可以解决这个问题。这样不会因为交通而耽误治疗时间，患者手术可及时、方便进行，根据需要把患者收入相应的院内医疗单元。

无专用手术室的日间手术病房是一种提供日间手术服务最不满意的模式，国际日间手术协会不予推荐。这种设置不仅降低日间手术的效率，而且也对日间手术患者的服务质量造成严重影响。尤其血管通路日间手术如果排在其他手术之后，他们可能需要等待很长时间，错过了最佳的再通时间，甚至无法挽救现有的血管通路，需再选择新的通路，增加了患者的痛苦及风险性。应该尽早的恢复血液透析患者"生命线"的通畅，避免相关风险，把血透患者的日间手术排在最前面虽然令人满意，但也可能因超过预定时间而对整个日间手术的排程带来问题，这在手术室工作中很常见。

（二）独立的日间手术中心

这种独立于大医院的日间手术中心在美国较为常见。在欧洲，除英国的独立治疗中心与此类似外，其他国家均较少见，我国目前也较少采用。

（三）诊所的手术室

在"外科医师办公室"内的适当区域进行外科手术，这在有些国家较为普遍，但在我国尚不推荐。

在国内，血管通路日间手术中心单元模式应该根据各自医疗机构的实际情况来确立适合自己医院的模式，但无论是一体式还是独立式血管通路日间手术中心，其布局都要符合流程和功能要求。遵循的原则必须是在坚持公共医疗卫生公益性质的同时，为患者提供优质、安全、价廉、便捷的医疗护理服务。

三、医院内血管通路日间手术中心功能布局形式

据相关文献报道，医院内血管通路日间手术中心通常有以下两种功能布局形式。

（一）集中独立的日间手术中心

这种布局形式是将与日间手术治疗相关的功能整合在一起，独立于医院的门急诊、医技和病房三大核心功能区，形成相对独立的日间手术治疗功能区。集中独立的日间手术中心功能区示意图见图1-10-2。

集中独立的日间手术中心包括日间手术室、日间病房及与之配套的综合服务功能区，适用于较大规模的新建医院。

我们医院血管通路手术中心有专用的日间手术室和血管通路日间病房，使血管通路

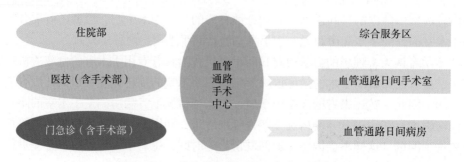

图1-10-2　集中独立的日间手术中心功能区

日间手术得到了全面的支持，患者能在医院血管通路门诊做术前的检查、评估，并能尽快手术，极为方便患者，极大地提高了患者的满意度及医护工作开展的效率。这种模式能有效地提升医院的管理效率，但也会适当增加运行成本，同时对医院的管理要求也相对较高。但是，被公认是较为理想的日间手术中心布局模式。

（二）分散布局的日间手术中心

这种布局模式是将日间手术治疗所需的全部或部分功能空间按其原有的功能分散地布置在医院的门急诊、医技和住院病房三大传统功能区中。如将日间手术与住院手术部合并设置、将日间病房和住院病房或急诊留观室合并建设、将综合服务功能区与出院功能区合并设置等。这种布局模式又可根据综合服务、日间手术及日间病房的分散程度派生出若干种子模式。将三者完全分散布置（将日间病房设于急诊观察室）的模式，见日间手术中心功能分区示意图（图1-10-3）。

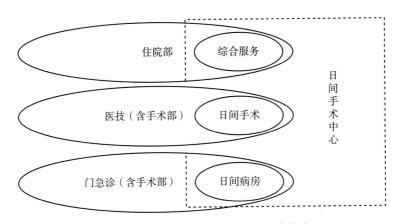

图1-10-3　分散布局的日间手术中心功能分区

四、血管通路日间手术中心各功能区的设置与选址注意事项

结合国内外相关资料，建议血管通路日间手术中心布局必须包括综合服务区、日间手术室、日间病房。医院血管通路中心的设置与要求与自己医院的硬件条件相匹配。

（一）综合服务区

综合服务区包括咨询挂号、办理出入院、血管通路筛查室、家属和手术患者等待的区域。在等待区域设置舒适的座椅，为患者提供一定的私人空间，尽可能在区域内放置书报亭、绿植等，营造平和亲切的气氛，从而尽可能减少和舒缓患者及其家属紧张不安的心情。

血管通路手术中心综合服务区的选址较日间手术室和日间病房的选址相对灵活，因其功能相对简单，所需空间相对较小，且对环境条件要求相对较低。一般可选在医院出、入院办理处附近或其他有适当空间的地方，但需注意宜在一层，且是患者及其家属易识别、易到达的地方，以更便捷地服务于患者。

（二）血管通路日间手术区

1.血管通路日间手术区组成　应由卫生通过区（换鞋处、更衣室、淋浴间等）、手术区（包括无菌手术间、层流净化手术间等）、手术辅助区［麻醉准备间、洗手间、复苏室（术后监护室）等］、消毒供应用房（消毒间、供应间、器械间、敷料间等）、其他用房（医护办公室、示教室等）组成。

血管通路日间手术区与住院手术部没有本质的区别，但规模相比住院手术部小。但在使用的功能上血管通路日间手术区设计应做到手术间数量适当，不管是全面改造而形成的专门血管通路日间手术区，还是单独设置的独立专用的血管通路日间手术区，都应做到内部功能完善、流程合理。

血管通路日间手术区在选址上最好是邻近血液透析治疗区域，邻近肾脏内科血管通路日间观察病房，可在第一时间为患者解决血管通路相关问题。若医院无可利用的空间，也可考虑在医院其他环境相对安静、远离污染源的建筑物内进行改造。但需注意应有足够的建筑层高（≥3.9m），且其上层不应有卫生间、污洗间等用水房间，其下层房间应是可以进行结构加固及排水管道安装操作的房间。

2.血管通路日间手术室的数量　血管通路日间手术室的数量与医院拟开展的血管通路日间手术项目及收治患者的数量密切相关，并应与日间观察病床数量相匹配。一般可按日间病床数量的1/15～1/10确定，但不宜少于两间。

3.血管通路日间手术室物资配置和器械管理　一个完整的血管通路日间手术室物资配置应包括以下几个部分。①非医疗性物品：家具，如更衣柜等；不锈钢用物：如治疗车等；布草类；低值物品：如地拖、无纺布、桶、标识等。②医疗性物资：手术设备、手术器械、手术耗材等。③软硬件：医用电脑；公示显示屏幕；软件系统，如手术信息管理、HRP出入库、收费系统等。详见血管通路日间手术室物资配置示意图（图1-10-4）。

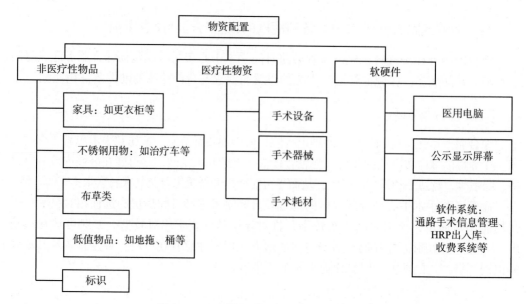

图1-10-4　血管通路日间手术室物资配置

4.器械管理　血管通路日间手术室器械应由专人进行管理。按照日间手术的类型对相应的器械进行分类，按有效期先后进行放置，并做好标识。每日器械备用充足，能满足日间手术要求。每天将使用后的需要送供应室进行消毒的器械核实数目、打包，并与专人进行交接。同时，每日进出日间手术室的器械种类、数目等都有相应的记录，以备核验。

（三）血管通路中心日间手术室的医疗设备

血管通路中心手术室内部的设备设施配置与拟开展的日间手术类别有关，需拥有独立手术室、介入室。因此，应配备电动手术床、无影灯、电刀、麻醉机、监护系统、手术显微镜、除颤仪、输液装置、抢救器材等基础设备，还应配置血管超声仪、C形臂、信息系统等。上述设备都需在手术室内同时使用（表1-10-1）。合理布置设备并分配电源是设备安全应用的基础。

表1-10-1　血管通路日间手术室的设备

设备名称	最低配置数量	设备名称	最低配置数量
手术台	1台	观片灯（嵌入式）	3～4联
无影灯	1套	药品柜（嵌入式）	1个
计时器	1只	器械柜（嵌入式）	1个
医用气源装置	2套	麻醉柜（嵌入式）	1个
净化空调参数调控板	1块	输液导轨/吊钩4个	1套
免提对讲电话	1部	记录板	1块
血管超声仪	2台	C形臂	1台

（四）耗材的管理

血管通路日间手术室应配备无菌室和二级库房，按手术量配置常用耗材基数，由专人管理，定时定期根据手术间基本手术情况进行补充。手术中需要使用到的物品均应在术前充分准备；高值耗材的使用，应认真核对物品名、规格、型号、种类、数量等，并做好登记。由于血管通路日间手术患者在次日晨办理出院结账手续，因此，每台手术结束后应即刻完成手术相关的收费项目，杜绝漏收、多收、错收费的现象。

除了限制性管理措施外，血管通路日间手术室的人性化设计（血管通路日间手术室色彩和灯光设计、环境背景音乐、患者关怀措施等）能够活跃手术室气氛，降低手术患者紧张的心理情绪，并使手术医护人员在放松的环境中工作，这对提高手术工作效率也大有帮助。

五、血管通路日间手术病房

患者快速康复的管理是日间手术成功的重要因素，医务人员用管理住院患者的办法可能会推迟甚至阻碍血管通路日间手术患者的出院。血管通路日间病房，每家医院应根据自己的实际情况选择合适的单元，制定相关的制度流程，如有意外事件发生，可以在第一时间处理解决，保障血管通路日间手术得到全面的支撑服务。

参照由国家卫生健康委组织编制，并于2021年7月1日起施行的《综合医院建设标准》（建标110-2021），以及国内外相关文献。血管通路日间病房护理单元主要由观察病房、护士站、公共活动空间和辅助用房组成，设计要点归纳如下。

（一）血管通路日间手术病房护理单元的设计要点

日间手术观察病房无论采用大空间还是采用封闭式病房设计，必须关注以下几点。①个人领域空间的限定；②完善的床头设施配备；③良好的视线设计；④舒适宜人的环境。

血管通路日间手术观察病房，我们医院在住院部一楼设置了专用的血管通路观察病房，配备了专业的肾脏内科医师和护士，为患者"生命线"术前的教育与术后的管理保驾护航。

若医院无合适的可利用空间，也可在住院病房内调剂出适当的病区作日间手术观察病房。但最好在较低楼层，因日间手术观察病房人员流动频繁，且人流量相对普通病房更大，若选在较高楼层会增加住院病房的交通压力，并影响病区的整体住院环境。

（二）血管通路日间手术观察病房的平面形式和床位数量

血管通路日间手术观察病房的平面形式通常采用大空间，既便于观察、护理，又节省空间。也可以根据不同的手术类型将病房设置为3人间、4人间及少量的单人间和双人间。根据患者所需，适时调整。

血管通路日间手术的病房、医师办公区和护理站设备的配置比正常病房应更人性化，要适应患者流动性大、便于起居的特点。

血管通路日间手术管理模式作为一项全新的医疗服务方式，其特点与发展，促使医院管理模式的改革与演变，顺应我国医疗体制改革的方向与环境，符合社会经济发展的需求，可切实缓解血液透析患者"看病难、住院难、等待手术时间长、医疗费用高"等问题，保障透析患者的"生命线"，合理的硬件设置和设施布局是日间手术进一步开展的必要安全保障。

第二节　血管通路中心的环境管理

一、血管通路中心的环境管理目标

血管通路中心的环境管理，是感染预防与监管的核心环节，其出发点是提高患者手术治愈率，减少术后感染相关并发症。血管通路手术室环境的质量直接关系到患者的手术安全和术后康复。

血管通路日间手术对手术设备和手术环境的要求不仅不能低于住院手术室，甚至更高。血管通路中心的环境标准应等同于Ⅱ级标准洁净手术室，洁净手术室分级见表

1-10-2。环境的清洁和消毒必须是在工作人员完成物品、设备和仪器清洁消毒之前，所有的操作都必须采取标准预防。

表1-10-2 洁净手术室分级

等级	手术室名称	级别（空气洁净度）	手术切口类别	适用的手术
Ⅰ	特别洁净手术室	100	Ⅰ	关节置换手术、器官移植手术及脑外科、心脏外科和眼科等手术中的无菌手术
Ⅱ	标准洁净手术室	1000	Ⅱ	胸外科、整形外科、泌尿外科、肝胆胰外科、骨外科和普通外科中的一类切口无菌手术
Ⅲ	一般洁净手术室	10000	Ⅲ	普通外科（除去一类切口手术）、妇产科等手术
Ⅳ	准洁净手术室	30万	Ⅳ	肛肠外科及污染类等手术

二、环境管理分工

实现手术质量的最佳效能，离不开全体医护人员的共同参与。在抓好洁净手术室硬件建设的同时，必须抓好环境管理，强化和提高全体医护人员自觉遵守、各负其责的整体意识。血管通路手术室细节防控关键措施的实施可避免职业暴露及交叉感染。血管通路中心的环境清洁和消毒是团队工作，需要每个人有较强的责任感。

每日手术开始前血管通路中心巡回护士需例行查验手术室环境是否符合手术要求。并查看消毒日志。专门的技术人员负责麻醉车、麻醉机、麻醉吸引、麻醉电脑、显示器、键盘、电线等部位的除尘和清洁处理。

在围手术期，设备专家在设备投入使用之前和结束使用之后进行检测，包括显微镜、电源、手术刀、C形臂等。

放射科的技术专家在手术之前确保放射科设备清洁，并在手术结束后对所有使用的设备进行清理。巡回护士或手术室工作人员负责X线防护服、设备归位、患者轮椅、担架和床等物品的清洁。

每台手术结束后由血管通路护士严格按照标准进行环境处理。在进行房间清洁时，做好标准预防、手卫生，悬挂消毒标识，同时检查设备是否完好，是否可以正常使用。

科室专职感控护士定期培训血管通路日间手术中心的保洁人员，让其掌握相关规范，遵循先清洁、再消毒的原则。清洁时应有序进行，遵循由上而下、由周围区到中心区、由清洁区到污染区的原则。做好手术室不同等级环境污染风险区域的日常清洁与消毒管理工作。不同等级环境污染风险区域的日常清洁与消毒管理见表1-10-3。对诊疗区域患者的床单元、污物间等每日用含有效氯500mg/L的消毒剂消毒2次，消毒作用时间每次10分钟，血渍、体液污染时即刻用含有效氯2000mg/L的消毒剂消毒，消毒作用时间每次30分钟，医护值班室、病房通道、办公室等功能房每天用含有效500mg/L的消毒剂消毒2次，消毒作用时间每次10分钟。科室感控护士负责督导和考核保洁人员，推荐使用一次性无纺布擦拭，拖把应做好颜色标记，分区使用，用后统一清洁消毒干燥备用，遇污染应及时更换、清洗。

表 1-10-3 不同等级环境污染风险区域的日常清洁与消毒管理

环境污染风险分类	不同环境污染风险区域划分	环境清洁等级分类	消毒产品	使用浓度（有效成分）	方式/作用时间	频率	适用范围	标准（区域要求）
低度环境污染风险区域	无菌物品、储存间、药品间、库房、仪器设备、办公室、生活区	清洁级	含氯消毒剂	400~700mg/L	湿式卫生 作用时间>10分钟	1~2次/天	细菌繁殖体、结核分枝杆菌、真菌、亲脂类病毒	环境干净、干燥无尘。无污垢、无碎屑、无异味等
			二氧化氯	100~250mg/L				
中度环境污染风险区域	手术患者出入口、患者等候区、走廊、术前准备间、复苏室、病理间等	卫生级	含氯消毒剂	2000~5000mg/L	湿式卫生，可采用清洁剂辅助清洁；作用时间>30分钟	物表1~2次/天 拖擦频次视地面污染程度，不少于2~3次/天	所有细菌（含芽孢）、真菌、病毒	环境表面细菌菌数 ≤10cfu/cm^2 或自然菌减少1个对数值以上
			二氧化氯	500~1000mg/L				
高度环境污染风险区域	手术间、污物间等	消毒级	含氯消毒剂	2000~5000mg/L	湿式卫生，可采用清洁剂辅助清洁；高频次接触环境表面实施中，低水平消毒，作用时间>30分钟	接台手术结束后 当天手术全部结束后	所有细菌（含芽孢）、真菌、病毒	环境表面菌落总数符合GB15982要求，不得检出目标微生物
			过氧乙酸	1000~2000mg/L				

各类风险区域的环境表面一旦发生患者体液、血液、排泄物、分泌物等污染，应立即实施污染点清洁与消毒

三、手术前环境管理

（一）无菌管理

进出手术室的工作人员和患者的活动路径严格按预先划定专用通道，术后一切物品由手术间通往污染走廊的门送出，经污物流线处理。

凡进入洁净手术室的人员，要更换手术室的衣裤、口罩、帽和鞋，同时必须遵循手术室规定的人身净化路线和程序。血管通路中心的巡回护士确保患者和相关使用设备已经处于消毒完毕、备用状态。

任何环节的错误都将破坏日间手术室整个无菌环境，这样不但不会降低感染，而且会增加室内污染。从此角度讲，管理要重于建设，没有严格的管理，建设再高标准的日间手术室都不会达到降低感染的效果。

（二）净化运行管理

血管通路手术室应有独立的净化空调系统，净化空调系统应使医疗环境受控，特别是手术环境能防止感染，保护医疗器械并符合相关的职业健康与安全要求。通过采用净化空调系统，有效地控制室内温湿度和尘埃含量，实现理想手术环境，从而降低手术的感染率，提高手术的质量。

1.温湿度调节　血管通路日间手术室的温湿度要求见日间手术中心（部）洁净用房的技术标准（表1-10-4）。每天术前30分钟运转净化空调系统；每天对通路手术室内温、湿度监测，室温保持在21～25℃，相对湿度为40%～60%。手术过程中，调节温度的幅度不宜过大，逐步缓慢调节，每次调节约2℃，直到合适为宜。每半年对血管通路日间手术室的送风量、噪声、室内压监测1次。

表1-10-4　日间手术中心（部）洁净用房的技术标准

名称	室内压力	最小换气次数（/h）	工作区平均风速（m/s）	温度（℃）	相对湿度（%）	最小新风量（m³/h或m²/h）	最少术间自净时间（min）
Ⅰ级特别洁净手术室	正	—	0.20～0.25	21～25	30～60	15	10
Ⅱ级标准洁净手术室	正	20	—	21～25	30～60	-4	20
Ⅲ级一般洁净手术室	正	15	—	21～25	30～60	-3	20
Ⅳ级准洁净手术室	正	10	—	21～25	30～60	-2	30

2.滤网管理　定期做好系统中空气过滤器清洗、更换工作。低效过滤器每1～2周清洗或更换1次；中效过滤器每3～4个月清洗或更换1次；亚高效过滤器每1～2年更换1次；高效过滤器每2～3年更换1次。

每月感控护士定期做好血管通路中心手术室内物品和空气的细菌培养与监测。如果室内空气≤10cfu/m^3，物体表面≤5cfu/m^3，医护人员的手≤5cfu/m^3，则为正常范围。若发生细菌超标，则找到原因进行整改，再次监测，直到其处于正常范围内为止。

（三）合理安排手术

合理安排血管通路日间手术的先后顺序，坚持先无菌、再有菌及先阴性、再阳性的手术原则进行手术。

四、术中环境管理

（一）减少微粒

血管通路中心个案护士做好术前的准备工作，准备好术中用品和设备，减少自动门的开启次数，手术间内禁止抖动衣物、布料、敷料，避免给室内带来微粒。

（二）降低感染

处理污染物品时，如手套、隔离衣、防护眼镜等，需将污染的一次性物品和垃圾放入不透水双层的垃圾袋中，隔离污染病号服或布类物品放在防漏篮中。放置各类物品时，要注意避开墙角下方的回风口，以免影响室内的空气流通。手术未结束时，切忌将任何床单或垃圾袋移出手术间。无论是清洁，还是消毒、灭菌，必须严格执行规范。在手术过程中严格执行无菌操作与感染管理的相关规定，减少人员的走动频率。

五、术后环境管理

每台手术结束后，所有棉布织物置于防漏容器内，所有未被血液、体液污染的外包装物质放入黑色袋中，并牢固关闭；所有污染的一次性物品丢弃在双层黄色塑料垃圾袋中，并牢固关闭。为体液、血液等标本添加固化剂，并放置在指定的垃圾袋中；锐器（针、刀片、套管针等）放置在指定的锐器盒中丢弃。应在净化空调系统正常运行条件下彻底清除污染、敷料、杂物等，并用消毒水拖净地板，擦洗墙面及其他表面，并对送风口板、回风口、无影灯等进行擦拭清洁。

清洁消毒工作完成后，工作人员戴干净的手套将垃圾和棉布织物运送到指定的地点，运送完成时须严格执行手消毒。机器人手术使用专用的消毒纸巾进行C形臂清洁，清洁完毕后将C形臂归位到指定位置。

在离开血管通路日间手术室之前，工作人员需脱掉隔离衣和手套，并妥善丢弃。手术室的所有物品和环境进行终末清洁，无论手术间是否使用过，每24小时必须做1次终末清洁。此外，净化空调系统应继续运行，直到恢复规定的洁净度级别为止。每周彻底大扫除1次。

根据我院血管通路中心的工作流程及经验，做好血管通路中心手术室环境管理应包括以下几点。①建立健全管理组织，团队合作，责任到人；②严格人流、物流管理；③强化卫生清洁和消毒，做好质量控制；④净化设备工作程序管理等。

随着我院血管通路日间手术的开展，要提高日间手术室管理质量，还需要我们长时间的共同努力和付出。

　　合理的硬件布局和严格的环境管理，是血管通路中心管理质量的关键，结合国情及自身医院情况完善相关体系。制订血管通路日间手术的各种规章制度，提高技术及管理水平，保证患者的医疗护理安全和质量，进一步推进血管通路日间手术模式在我国的发展和改革。

（王　颖　曹英娟）

参 考 文 献

卞雪芹，雒溲，吴限，等．2021．日间手术模式在透析用血管通路手术中的应用分析．中国中西医结合肾病杂志，22（2）：121-124.

陈德键，缪传文，黄陈，等．2021．临床路径应用于日间腹股沟疝腹腔镜手术的效果分析．中国卫生质量管理，28（4）：8-11.

陈建平，赵蓉，杨丽，等．2015．上海市级医院日间手术发展的实践与思考．中国医院，19（4）：1-2.

陈相军，宋应寒，陈敏，等．2019．四川大学华西医院日间手术质量和安全管理规范．华西医学，34（2）：155-158.

陈亚玲，莫洋，谭亮，等．2019．综合性医院日间手术中心的建设和运营管理．华西医学，34（2）：127-132.

戴燕，张雨晨，马洪升，等．2016．日间手术模式接受意愿及满意度调查分析．华西医学，31（4）：639-641.

高解春，杨佳泓，刘军，等．2015．日间手术的内涵及适宜范围研究．中国医院，19（4）：3-6.

国际日间手术协会．2015．日间手术手册．北京：人民卫生出版社.

简·雅各布森．日间手术的麻醉．田国刚，王颖林，译．2013．上海：上海世界图书出版公司.

金其庄，王玉柱，叶朝阳，等．2019．中国血液透析用血管通路专家共识（等2版）．中国血液净化，18（60）：365-381.

兰欣，钱步月，高龙菲，等．2021．日间手术全流程闭环重塑探讨与实践．中国卫生信息管理杂志，18（4）：531-535.

李静怡，周毅，田宗梅，等．2018．日间手术信息系统的设计与应用效果分析．中国医疗设备，33(4)：115-118.

李芸，李天佐．2011．日间手术麻醉离院标准．国际麻醉学与复苏杂志，6：742-746.

刘蔚东，李萍，谭亮，等．2015．日间手术的术式准入与挑战．华西医学，30（5）：820-823.

刘小南，俞德梁，赵青川，等．2014．关于日间手术模式的研究及应用进展．医学与哲学，35（48）：56-59.

马宏升，叶辉，朱涛，等．2016．日间手术．人民卫生出版社，8（1）：148-157.

马庆鑫，张磊，蒋丽莎，等．2021．基于临床路径的中心式日间手术管理实践．华西医学，36（7）：954-958.

毛中亮，杜晓霞，苏茂生，2018．日间手术管理信息系统的设计与应用．中国卫生信息管理杂志，15（2）：97-201.

门宇，刘淑贤，倪如暘，等．2021．冠状病毒肺炎疫情防控常态化下眼科日间手术中心的安全与质量管理．华西医学，36（2）：156-159.

米卫东，万里，王庚．2020．外周神经阻滞并发症防治专家共识．临床麻醉学杂志，36（09）：913-919.

倪其泓，张岚，贾昊．2021．血管通路日间手术临床路径探索．中国卫生质量管理，28（4）：19-21.

欧阳文，李天佐，周星光．2016．日间手术麻醉专家共识．临床麻醉学杂志，32（10）：1017-1022.

瞿佳，陈燕燕．2020．眼科日间手术管理与实践．北京：人民卫生出版社.

任力，郝学超，闵苏．2016．日间手术的实施流程及标准．临床麻醉学杂志，32（10）：1023-1026.

日间手术病历书写规范专家共识（2019年）．2019．中国普通外科杂志，28（10）：1171-1176.

税章林，石应康，马洪升，等．2011．日间手术定义、范畴在我国适用的探讨．中国卫生事业管理，
　　28（S1）：63-65.

王红迁，汪鹏，黄荣，等．2020．日间手术管理服务信息化体系构建研究．中国卫生信息管理杂志，
　　17（2）：211-214.

王凯，候旭敏，娄洁琼．2021．医院手术分级管理体系优化．解放军医院管理杂志，28
　　（4）：329-331.

王兴鹏．日间手术的实践．2009．上海：上海交通大学出版社，19-23.

王彦霁，刘洋，骆洪梅，等．2021．日间手术患者满意度评价量表的编制．华西医学，36（2）：225-
　　227.

王怡憬，翁雯瑾，朱晓珺，等．2018．上海某院日间手术病房患者就医体验调查．中国卫生质量管
　　理，25（4）：18-21.

温静，詹申，王玉柱．2020．动静脉内瘘经皮腔内血管成形术麻醉镇痛的研究进展．中国血液净化，
　　19（09）：630-633.

吴丹燕，林瑄，郭丹铃，等．2007．洁净手术室空气净化与环境管理的实施效果．中华医院感染学杂
　　志，17（7）：831-834.

徐丽云，蔡红芬，陈伟珍，等.2021.日间手术修复血透血管通路的可行性与安全性．医院管理论坛，
　　38（7）：48-50.

薛蔚，黄翼然．2021．仁济泌尿日间手术管理手册．北京：科学出版社.

闫沛，胡雪慧．2019．美国约翰·霍普金斯医院手术室护理管理模式及思考．护理研究，33（7）：
　　1272-1274.

杨青博，窦榕榕，李宁，等．2019．日间手术护理实训．北京：科学技术文献出版社.

杨青博．2019．日间手术护理实训．北京：科学技术文献出版社.

杨晓宇，王健，孟彦，等．2020．中国日间手术在探索中前行．中国卫生经济，39（4）：19-22.

叶有新．2014．血液透析血管径路的建立与维护新进展．北京：军事医学科学出版社.

于丽华．2016．中国日间手术发展的历程与展望．中国医院管理，36（6）：16-18.

张磊，王小成，赵晓燕，等．2019．四川大学华西医院日间手术临床路径管理基本规范．华西医学，
　　34（2）：150-154.

张黎黎，杨龙频，董方杰，等.2019.中国健康医疗大数据资源调查与分析．中国卫生信息管理杂志，
　　16（3）：263-267.

张丽红，詹申，肖光辉，等．2021．血液透析血管通路日间手术临床实践建议．临床肾脏病杂志，21
　　（9）：705-708.

张学华，任之珺，饶龙华，等．2021．医护患三协同背景下围透析期护理模式的构建与研究．中国临
　　床研究，34（2）：272-274.

中国日间手术合作联盟，国家卫生健康委卫生发展研究中心．2020．中国日间手术发展报告．北京：
　　北京大学医学出版社.

中国医院协会血液净化中心分会血管通路工作组．2019．中国血液透析用血管通路专家共识（第2
　　版）．中国血液净化，18（6）：365-381.

中华医学会麻醉分会．2016．日间手术麻醉专家共识．临床麻醉学杂志，32（10）：1017-1022.

朱道珺，张世辉，戴燕，等．2019．四川大学华西医院日间手术室护理管理规范．华西医学杂志，2：

140-144.

朱仁明，张忠涛，常栋，等. 2020. 前臂自体动静脉内瘘日间手术的临床疗效. 临床和实验医学杂志，19（4）：409-412.

Aitken E，Jackson A，Kearns R，et al. 2016. Effect of regional versus local anaesthesia on outcome after arteriovenous fistula creation：a randomised controlled trial. Lancet，388（10049）：1067-1074.

Aitken E，Kearns R，Gaianu L，et al. 2020. Long-Term Functional Patency and Cost-Effectiveness of Arteriovenous Fistula Creation under Regional Anesthesia：a Randomized Controlled Trial. J Am Soc Nephrol，31（8）：1871-1882.

Armstrong RA，Wilson C，Elliott L，et al. 2020. Regional anaesthesia practice for arteriovenous fistula formation surgery. Anaesthesia，75（5）：626-633.

Beaulieu RJ，Locham S，Nejim B，et al. 2019. General anesthesia is associated with reduced early failure among patients undergoing hemodialysis access. J Vasc Surg，69（3）：890-897. e5.

Berman L，Raval MV，Goldin A. 2018. Process improvement strategies：designing and implementing quality improvement research. Semin Pediatr Surg，27（6）：379-385.

Ip VHY，Sondekoppam RV，Tsui BCH. 2021. The Scientific Principles of Multimodal Monitoring Technique for Peripheral Nerve Blocks：Evidence Toward a New Beginning? AnesthAnalg，132（5）：e86-e88.

Kim JJ，Dhaliwal G，Kim GY，et al. 2015. General Anesthesia Is Not Necessary for Hemodialysis Access Surgery. Am Surg，81（10）：932-935.

Macfarlane AJ，Kearns RJ，Aitken E，et al. 2013. Does regional compared to local anaesthesia influence outcome after arteriovenous fistula creation? Trials，14：263. doi：10.1186/1745-6215-14-263.

Phair J，Choinski K，Carnevale M，et al. 2021. Perioperative Opioid and Nonopioid Prescribing Patterns in AVF/AVG Creation. Ann Vasc Surg，72：290-298.

Trainor D，Borthwick E，Ferguson A. 2011. Perioperative management of the hemodialysis patient. Semin Dial，24（3）：314-326.

第二部分
血液透析血管通路日间手术的临床实践

第1章

血液透析动静脉内瘘的建立

1. 腕部自体动静脉内瘘成形术

【病史简介】 患者，男性，55岁。18年前因IgA肾病导致终末期肾病，建立左前臂Brescia-Cimino内瘘，同时建立右侧颈内静脉临时导管，开始血液透析，2个多月后行同种异体肾移植术，术后1个月原左前臂内瘘闭塞。患者1个月前发现肌酐升高为589μmol/L，拟建立血管通路开始规律血液透析治疗。

【体格检查】 左腕部可见陈旧性手术瘢痕，未触及震颤和听诊到杂音，内瘘吻合口可触及搏动。左上肢头静脉走行正常，自原内瘘吻合口静脉起始部延续至上臂，触诊血管壁软，束臂后可见头静脉扩张明显（图2-1-1）。左上肢艾伦（Allen）试验阴性。

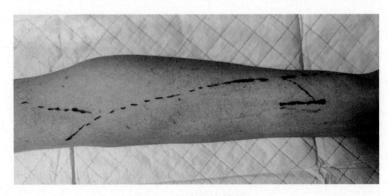

图2-1-1　术前血管描记

【**彩色多普勒超声检查**】　左前臂自体动静脉内瘘闭塞，吻合口未见血流信号。左前臂头静脉走行正常，内径均一，头静脉直径为2.3mm，距皮深度为1.6mm（图2-1-2A，图2-1-2B），未见左前臂副头静脉。桡动脉直径3.3mm，最大流速为47.6cm/s，血流阻力指数为1.24（图2-1-2C，图2-1-2D）。

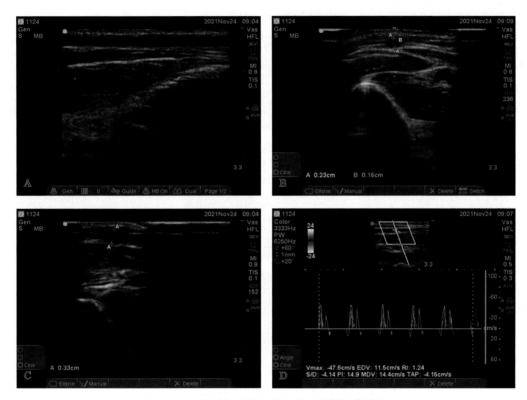

图2-1-2　术前左前臂内瘘彩色多普勒超声检查

【**治疗方案**】　原左前臂Brescia-Cimino内瘘闭塞，左上肢动脉、静脉条件均好，两者距离适中，拟在原内瘘吻合口近心端建立自体动静脉内瘘（端侧吻合）（图2-1-3）。

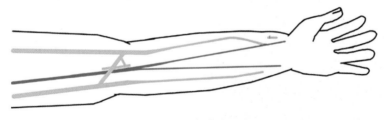

图2-1-3　吻合方式示意图

【**手术经过**】　于腕部（原内瘘吻合口上方）做3cm纵形皮肤切口，逐层分离皮下组织，游离左前臂头静脉及桡动脉（图2-1-4A，图2-1-4B）；结扎并离断远心端头静脉，并以液压式冲击扩张头静脉，做切口吻合前准备（图2-1-4C，图2-1-4D）；阻断桡动脉两端血流，于桡动脉侧纵行切开血管约0.8cm（图2-1-4E），自吻合口远心端至近心端连续吻合（图2-1-4F）；吻合后依次开放血管夹，可见血管充盈良好，无渗出，可触及震颤（图2-1-4G，图2-1-4H），予以4-0可吸收线缝合皮肤（图2-1-4I），无菌纱布覆盖切口，患者安返病房。术后左肘部肱动脉即刻血流量为589ml/min（图2-1-5）。

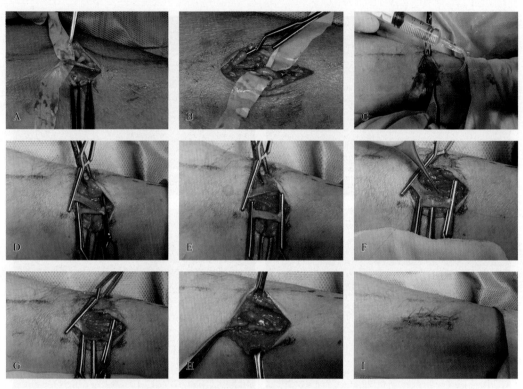

图2-1-4　前臂头静脉与桡动脉端侧吻合内瘘术

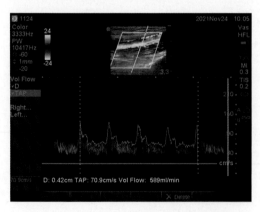

图2-1-5　术后左肘部肱动脉血流量

【Tips】

（1）前臂头静脉与桡动脉吻合内瘘术，需根据两者的距离选择合适的吻合方式。如果距离较远时宜采用端侧吻合，距离较近时可采用侧侧吻合。

（2）端侧吻合可采用单定点吻合（本病例）、两定点吻合；侧侧吻合可采用中点固定、连续吻合的方式。

（3）端侧吻合可解决头静脉距离桡动脉较远的问题，而侧侧吻合的优点是吻合口不易扭曲，但需结扎吻合口远端头静脉，防止血液反流入手背引起肿胀。

2. 前臂中段自体动静脉内瘘成形术

【病史简介】　患者，女性，65岁。既往高血压病史10余年，CKD病史3年，6个月前进展至终末期肾病，建立左前臂Brescia-Cimino内瘘后规律血液透析，近期出现透析过程中血流欠佳，既往有右侧颈内静脉透析导管置入史。

【体格检查】　左腕部可见陈旧性手术瘢痕，吻合口静脉流出道起始部位可见长约3cm的瘤样扩张，未触及震颤和听诊到杂音，内瘘吻合口可触及搏动（图2-1-6A）。触诊原AVF前臂头静脉流出道为节段性条索状，上臂扎止血带后可触及肘正中静脉、上臂头静脉，双上肢Allen试验阴性。

【彩色多普勒超声检查】　左前臂自体动静脉内瘘闭塞，吻合口可见钙化影，未见明显血流信号。吻合口直径约3mm，吻合口瘤样扩张内可见絮状血栓形成，左前臂头静脉流出道有一长约4cm的狭窄，最小直径为1mm。左前臂高位头静脉直径为1.9mm，未见前臂副头静脉，桡动脉起始分叉处直径为2.7mm，彩色多普勒血流成像（CDFI）显示血流频谱正常。吻合口处桡动脉无异常，未见狭窄及血栓形成（图2-1-6B至图2-1-6D）。

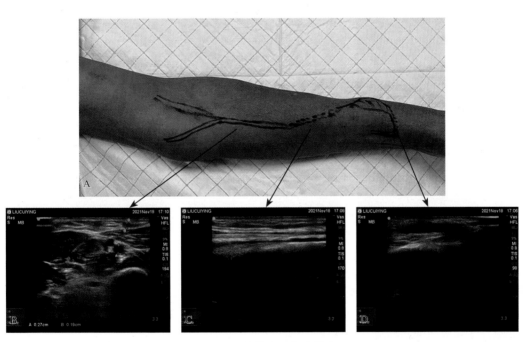

图2-1-6　术前内瘘超声检查

【治疗方案】　考虑原先吻合口偏小伴钙化斑块形成，且吻合口上方静脉流出道膨大处有血栓形成，左前臂头静脉长段狭窄，但前臂高位头静脉弹性及直径尚可，肘正中静脉、上臂头静脉、贵要静脉多个流出道均无异常，故拟行左前臂高位自体动静脉内瘘（端侧吻合）重建术（图2-1-7）。

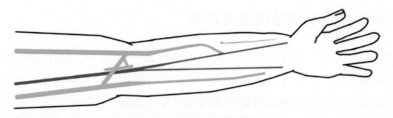

图2-1-7　吻合方式示意图

【手术经过】　选择肘横纹下方4～5cm桡动脉搏动处做2～3cm的纵形皮肤切口，逐层分离皮下组织，游离左前臂高位头静脉（图2-1-8A），结扎并离断远心端头静脉，可见头静脉内膜增厚无正常管腔（原超声提示下的长段狭窄处），纵行剪开并修剪成形；继续钝性分离此处深筋膜下桡动脉（图2-1-8B），阻断两端血流，纵行切开修剪约0.8cm（图2-1-8C），与上述修剪成形的头静脉端侧吻合，吻合后开放血管，可触及震颤，无搏动感（图2-1-8D），放置引流条防止渗血压迫，予以4-0可吸收线缝合皮肤（图2-1-8E），无菌纱布覆盖切口。术后肘上肱动脉即刻血流量为851ml/min（图2-1-8F）。

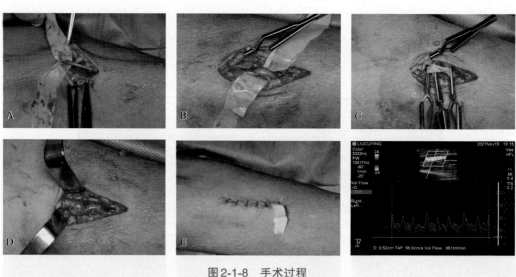

图2-1-8　手术过程

【Tips】

（1）前臂头静脉在前臂中上1/3处与其深部桡动脉伴行，该处吻合物理距离最短，无须过度游离动脉、静脉。

（2）前臂中上1/3处桡动脉位于深筋膜下方，位置较深，分离时需要钝性分离，避免损伤肌肉及深部组织；吻合后若发现吻合口或静脉受卡压可适当切除少量筋膜组织解除压迫，同时为避免术后深部渗血压迫吻合口，可放置引流条，术后第2天根据引流情况及时去除，避免感染。

（3）动静脉内瘘重建后可即刻穿刺使用，如本病例中原头正中静脉处静脉穿刺点，术后可作为动脉穿刺点使用，需注意术后2周内使用时泵控流量不宜过大。

3. 肘部自体动静脉内瘘成形术（肘正中静脉－肱动脉端侧吻合）

【病史简介】 患者，中老年男性。既往有慢性肾炎病史，2年前开始出现血肌酐水平升高，1周前在当地医院就诊诊断为"慢性肾功能不全，尿毒症期"，经股静脉透析导管置管后行血液透析治疗。2个月前在当地医院行左前臂动静脉造瘘术（桡动脉－头静脉），术后内瘘闭塞，目前为建立长期通路来我院就诊。

【体格检查】 见左前臂手术瘢痕，原手术瘢痕处可触及桡动脉搏动，尺动脉搏动可触及，Allen试验阴性。上臂扎止血带后可见上臂头静脉扩张明显。

【彩色多普勒超声检查】 测量左前臂头静脉内径为1.0～1.2mm，肘横纹下方头静脉内径为2.3mm，穿静脉内径为2.2mm；上臂头静脉下段内径为3.6mm，上臂头静脉中段内径为3.6mm，上臂头静脉上段内径为3.3mm；腕部桡动脉内径为1.1mm；肘部肱动脉内径为5.5mm，最大流速为46.9cm/s，阻力指数（RI）为1.02（图2-1-9）。

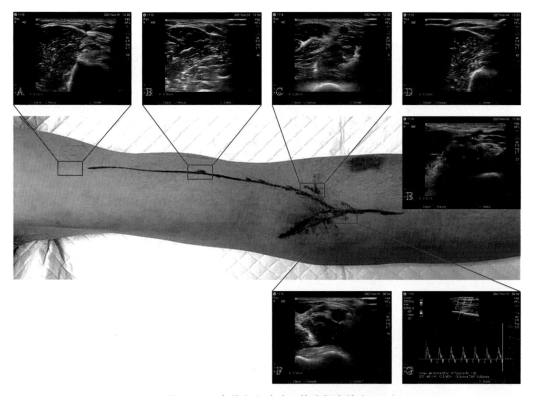

图2-1-9 术前左上肢动、静脉超声检查

A.头静脉上段；B.头静脉中段；C.头静脉下段；D.正中静脉；E.穿静脉；F.肱动脉；G.肘部肱动脉收缩期血流速测量

【手术方案】

方案 A：左上臂头静脉血管条件较好，并存在穿静脉，其与桡动脉距离较近，拟行穿静脉-桡动脉内瘘（端侧吻合）。

方案B：肘横纹下方头静脉内径也满足建立内瘘条件，如穿静脉吻合角度欠佳或交通支较多等，可选择建立正中静脉-肱动脉内瘘（端侧吻合）。

【手术经过】 左上肢外展，常规消毒铺巾，用1%利多卡因局部麻醉后，在肘横纹下方做纵向切口，游离头正中静脉、穿静脉、贵要正中静脉，可见穿静脉与正中静脉之间分别有两个交通支（图2-1-10A），游离肱动脉和桡动脉起始部（图2-1-10B），穿静脉与动脉吻合的角度欠佳，同时穿静脉与正中静脉的交通支内径较细，故将穿静脉和正中静脉远心端结扎（图2-1-10C），选择用正中静脉与肱动脉进行端侧吻合，在正中静脉上做侧切口，在肱动脉上做5mm切口（图2-1-10D），用7-0聚丙烯缝线连续缝合（图2-1-10E），吻合完成后开放血管夹，可见头静脉充盈理想（图2-1-10F），吻合口震颤明显，查看创面无渗血后将皮肤缝合（图2-1-10G），覆盖无菌辅料（图2-1-10H）。术后超声检查可以看到上臂头静脉内径较前增粗，为4.0～4.6mm，测肱动脉血流量为1223ml/min。嘱患者4周后复查。该手术方式的简易示意图见图2-1-11。

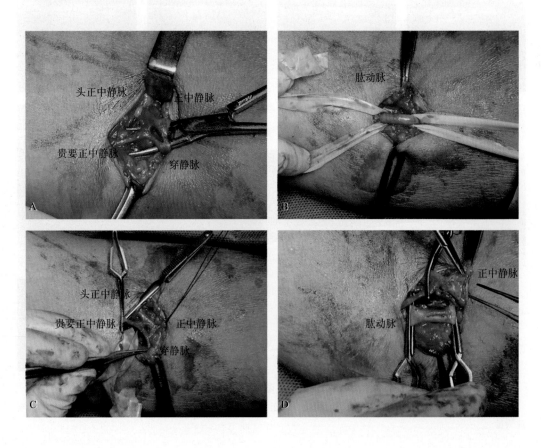

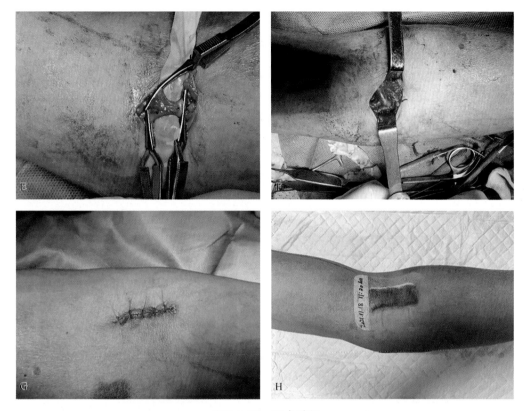

图2-1-10　手术过程

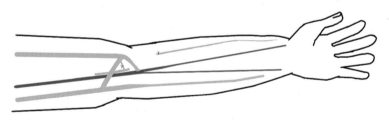

图2-1-11　吻合方式示意图

【Tips】

（1）肘部内瘘有多支可以选择进行吻合的血管，如穿静脉、正中静脉、头正中静脉、贵要正中静脉。在术前进行充分的超声评估，有助于血管的选择。该患者最后选择了正中静脉与肱动脉吻合，保留了头正中静脉和贵要正中静脉两条流出道，可以减少日后出现因上臂头静脉单通道导致的头静脉弓狭窄的风险。

（2）肘部内瘘建立时需控制吻合口的大小，避免因吻合口过大导致高流量内瘘，尤其是在上臂头静脉和贵要静脉扩张性较好以及多条流出道的情况下，更容易出现高流量内瘘。

4. 肘部自体动静脉内瘘成形术（贵要静脉－肱动脉侧侧吻合）

【病史简介】　患者，男性，72岁。既往有"高血压"病史10余年，近1年出现血肌酐水平进行性升高，诊断为CKD5期，拟建立血管通路开始规律血液透析治疗。

【体格检查】　左上臂束臂后前臂头静脉触诊呈条索状，贵要正中静脉及上臂头静脉触诊弹性可。

【彩色多普勒超声检查】　肘部肱动脉内径为3.5mm，束臂后贵要正中静脉内径为2.3mm，正中静脉内径为3mm，前臂头静脉内径为1.9mm，上臂头静脉内径为3.3mm（图2-1-12）。

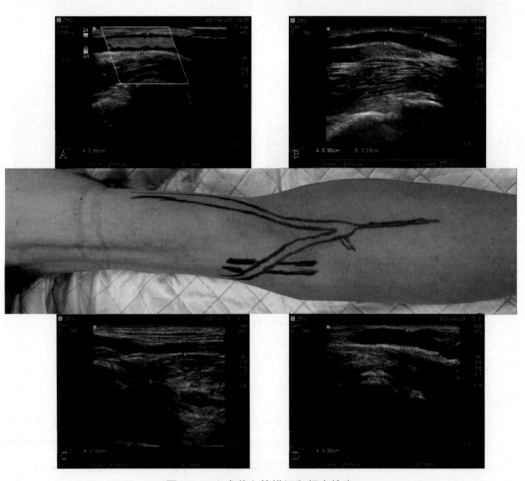

图2-1-12　术前血管描记和超声检查

【治疗方案】　拟建立贵要正中静脉与肱动脉侧侧吻合内瘘，结扎吻合口近心端贵要静脉，内瘘通过前臂头静脉、上臂头静脉及穿静脉回流（图2-1-13）。

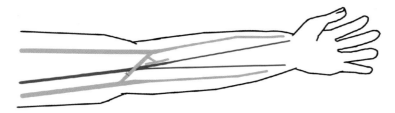

图2-1-13　吻合方式示意图

【**手术经过**】　患者取仰卧位，手术侧上肢外旋外展，平放于手术台上，常规碘伏消毒、铺巾，1%利多卡因局部麻醉后，在肘横纹处横行切开皮肤，游离贵要正中静脉，切开肱二头肌腱膜，游离肱动脉（图2-1-14A），肘正中-贵要静脉及肱动脉相应位置纵行切开5mm，行侧侧吻合，自吻合口远心端至近心端连续吻合；吻合后依次开放血管夹，可见血管充盈良好，无渗出，可触及震颤，结扎近心端贵要静脉，予以4-0可吸收线缝合皮肤，无菌纱布覆盖切口（图2-1-14）。

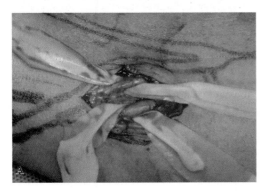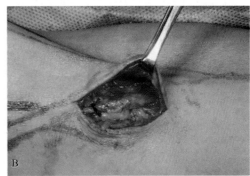

图2-1-14　手术过程

【Tips】

（1）肘贵要正中静脉与肱动脉侧侧吻合的内瘘，血流逆向通过正中静脉进入头静脉，理论上需破坏逆向段贵要静脉或穿静脉内的瓣膜，结扎近心端贵要静脉、穿静脉，满足后期头静脉透析流量的需求。

（2）游离贵要静脉时注意保护前臂内侧皮神经，遇神经滋养血管出血可选择细线结扎或使用双极电凝止血。

5. 前臂人工血管动静脉内瘘成形术

【病史简介】　患者，老年女性。既往有"2型糖尿病"病史20余年，此次入院诊断为CKD5d期，需要接受肾脏替代治疗。沟通后患者选择血液透析治疗，进一步评估患者血管条件，选择合适的长期血管通路方式。

【体格检查】　左上肢桡动脉、尺动脉、肱动脉可触及搏动，Allen试验阴性，上臂扎止血带后未见明显的静脉扩张。

【彩色多普勒超声检查】　测量左前臂头静脉内径为0.8～1.2mm，腕部桡动脉内径为1.0mm，尺动脉内径为1.2mm，前臂贵要静脉内径为1.0～1.2mm；肘部肱动脉内径为4.4mm（图2-1-15A），肱动脉流速正常（图2-1-15B）；肘横纹上方头静脉内径为1.2～1.5mm，肘横纹上方贵要静脉内径为4.6mm，距皮深度为10.2mm（图2-1-15A）。

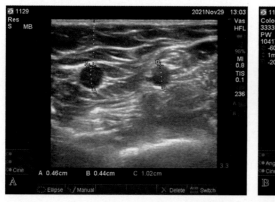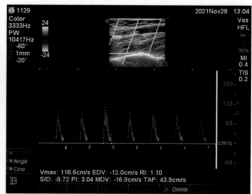

图2-1-15　术前血管超声检查

A.肘上贵要静脉、肱动脉内径、贵要静脉距皮深度；B.肱动脉血流速度

【手术方案】　前臂血管条件较差，不满足自体动静脉内瘘建立的条件，故选择在左前臂建立肱动脉-贵要静脉的人工血管动静脉内瘘（图2-1-16）。

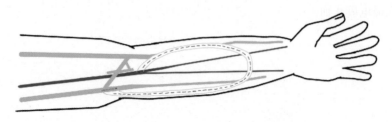

图2-1-16　人工血管动静脉内瘘示意图

【手术经过】　左上肢外展，常规消毒铺巾，用1%利多卡因局部麻醉，在肘上贵要静脉体表投影处做纵行4cm皮肤切口，分离皮下组织，游离贵要静脉及其分支（图2-1-

17A），在肘横纹下方肱动脉搏动处做纵向切口，切开肱二头肌腱膜，游离其背面的肱动脉（图2-1-17B）；在前臂中下2/3处做切口，在左前臂建立U形的皮下隧道（图2-1-17C），将人工血管埋入皮下隧道中（图2-1-17D）；在贵要静脉上做约1.2cm的切口（图2-1-17E），将人工血管一端与贵要静脉进行端侧吻合（图2-1-17F），将人工血管另一端与肱动脉进行端侧吻合，吻合完成后，开放血管夹，可见贵要静脉充盈良好（图2-1-17G）；查看创面无渗血后将切口缝合，切口缝合后用无菌敷料覆盖（图2-1-17H）。

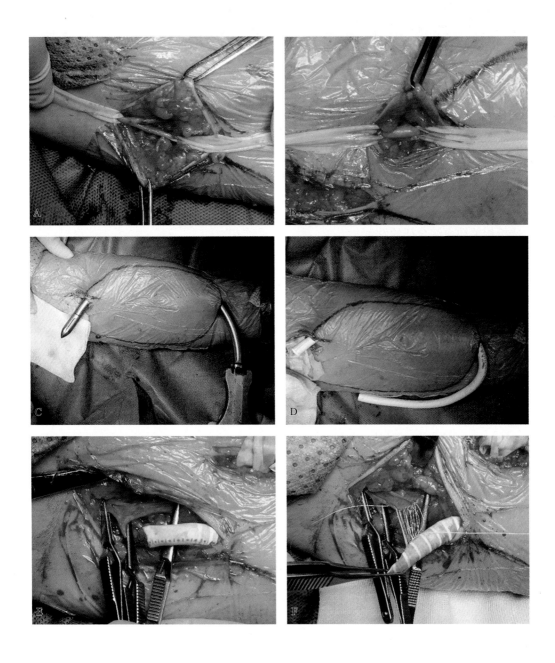

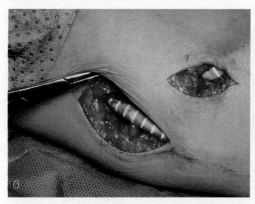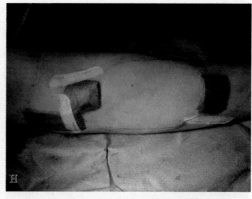

图2-1-17 手术过程

A.游离贵要静脉；B.游离肱动脉；C.建立人工血管皮下隧道；D.人工血管埋入皮下隧道；E.贵要静脉上作1.2cm的切口；F.人工血管与贵要静脉端侧吻合；G.吻合完成后的人工血管动静脉吻合口；H.无菌敷料覆盖切口

【Tips】

（1）选择肘上贵要静脉为流出道静脉时，需注意人工血管走行，避免人工血管从肘关节上方穿过，导致屈肘时人工血管受压。

（2）在做动脉侧吻合时，需控制吻合口的大小，避免吻合口过大，导致高流量内瘘和透析相关缺血综合征的发生。

第2章

AVF、AVG狭窄及血栓的翻修治疗

1. AVF真性动脉瘤切除，近心端内瘘重建

【病史简介】 患者，男性，56岁。6年前诊断为慢性肾脏病5期，遂建立左前臂AVF，颈内静脉临时导管置入开始透析治疗，因近3年瘘口瘤体进行性膨大伴压力升高，来我院就诊。

【体格检查】 左前臂桡动脉－头静脉端侧吻合内瘘，手术切口局部呈瘤样变，大小约5cm×4cm×4cm，触诊搏动明显，动脉穿刺点触诊无明显搏动，两瘤体之间头静脉触诊震颤明显，举臂试验阳性（图2-2-1）。

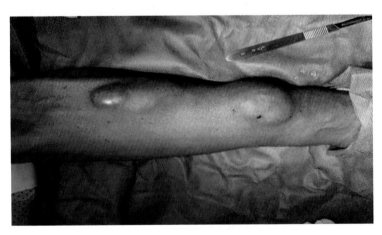

图2-2-1 内瘘吻合口及穿刺点血管的瘤样扩张

【治疗方案】 该患者吻合口处瘤样膨大，考虑为瘤体后方静脉狭窄所致，拟切除瘤体，重建吻合口。

【手术经过】 患者仰卧位，左上肢外展，上臂用气压止血带阻断血流，碘伏消毒左上肢皮肤，铺无菌巾，用1%利多卡因局部麻醉后，在吻合口瘤样膨大处做长约5cm的纵切口，充分游离吻合口近心端、远心端桡动脉及瘤体后方狭窄段头静脉（图2-2-2A），血管夹阻断桡动脉两端，剥离瘤体并部分切除，用3-0丝线分别结扎桡动脉近瘤体两侧、流出道头静脉及相关分支血管；离断头静脉，修剪头静脉增厚内膜，将修剪后的头静脉与桡动脉做端端吻合，吻合后依次开放血管夹，可见血管充盈良好，无渗出，可触及震颤，用3-0丝线褥式缝合皮肤切口（图2-2-2B）。

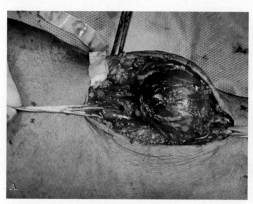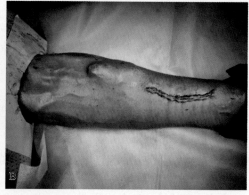

图2-2-2 手术经过

A.术中分离吻合口两端桡动脉及流出道头静脉；B.切除瘘口瘤样扩张的血管后重建吻合口

【Tips】

（1）当动脉钙化严重时，吻合口局部阻断效果常欠佳，此时采用气压止血带常有较好地控制出血的效果。

（2）动脉瘤快速增大并存在破裂风险时，应及时手术治疗，切除瘤体。

（3）常规瘤体切除后应尽量保留远端动脉连续性（本病例因血管钙化，瘤体切除后无法端端缝合动脉，遂结扎了远端桡动脉）。

（4）分离瘤体时要注意保护桡神经浅支。

2. AVF 动脉穿刺点破溃修补联合经皮腔内血管成形术

【病史简介】　患者，男性，59岁。因左前臂动静脉内瘘动脉穿刺点反复破溃出血1周多于我院就诊。其2013年建立左前臂自体内瘘，无中心静脉置管病史，2014年开始使用该自体内瘘行规律血液透析至今，未曾出现动静脉内瘘功能不良，1周前发现动脉穿刺点压力高，止血困难，血液透析流量尚可。

【体格检查】　左前臂AVF，动静脉瘘口可触及搏动，吻合口后方可见一处狭窄，动脉穿刺点后方流出道有两处可触及震颤（图2-2-3A红框）。动脉穿刺点可见针眼结痂，无出血和渗出（图2-2-3A黄框）。

【彩色多普勒超声检查】　彩色多普勒超声提示动脉穿刺点膨大后方两处狭窄（图2-2-4B至图2-2-4E），肱动脉血流量约705ml/min（图2-2-3B）。

【DSA检查】　经肱动脉造影可见左前臂AVF动静脉内瘘端侧吻合，吻合口通畅，吻合口上方可见一处狭窄，随后可见动脉穿刺点膨大，膨大后方可见两处狭窄病变。其余流出道，如贵要静脉、头静脉、锁骨下静脉、上腔静脉管腔通畅，未见明显狭窄（图2-2-3C）。右上肢DSA检查见静脉管腔通畅，未见明显异常（图2-2-4A）。

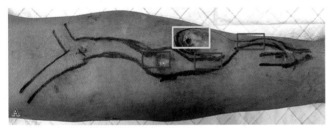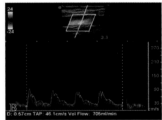
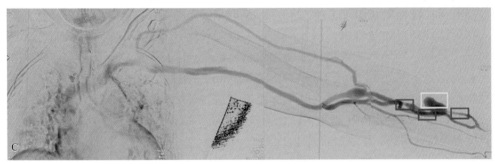

图2-2-3　术前检查

A.左前臂AVF，动静脉瘘口可触及搏动，动脉穿刺点后方流出道有两处可触及震颤，动脉穿刺点可见针眼结痂，无出血和渗出；B.彩色多普勒超声提示肱动脉血流量约705ml/min；C.经肱动脉造影可见左前臂AVF动静脉内瘘端侧吻合，吻合口通畅，吻合口上方可见一处狭窄，随后可见动脉穿刺点膨大，膨大后方可见两处狭窄病变。其余流出道，如贵要静脉、头静脉、锁骨下静脉、上腔静脉管腔通畅，未见明显狭窄

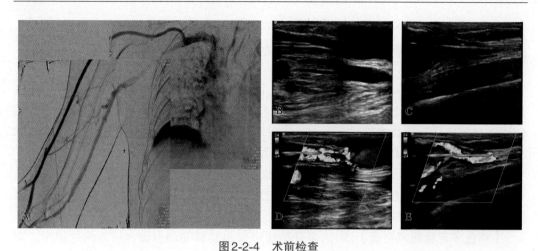

图2-2-4　术前检查

A.右上肢DSA检查见静脉管腔通畅，未见明显异常；B～E.彩色多普勒超声可见动脉穿刺点膨大后方两处狭窄

【治疗方案】　结合患者彩色多普勒超声及DSA检查，动脉穿刺点膨大为反复穿刺导致的瘤样扩张，流出道通畅但存在部分节段狭窄，吻合口暂无明显病变。拟先行动静脉内瘘修补术，术中进一步纠正流出道狭窄病变。

【手术经过】　患者仰卧位，左上肢外展，碘伏消毒左上肢皮肤，铺无菌巾，气压辅助止血。加压止血后选择原动脉穿刺点瘤样扩张处为皮肤切口，用1%利多卡因局部麻醉后，沿瘤体方向做5cm长弧形皮肤切口，分离皮下组织（2-2-5A），切除动静脉穿刺点破溃处（图2-2-5B），游离头静脉膨大处，长约3cm，其膨大处为一盲端，在瘤体上沿血管纵形方向做长约3cm的血管切口，并修剪血管切口处，剥除一钙化瓣膜病变（图2-2-5C），缩小血管腔的大小至直径约1cm，用6-0无损伤缝合线连续缝合血管。撤除气压止血后内瘘恢复通畅，瘘口可触及搏动，缝合处无渗血（图2-2-5D），查看创面无明显渗血后，缝合皮肤切口（图2-2-5E）。从肘横纹下方2cm正中静脉处肢体远端方向置入穿刺针，置入5F导管鞘（图2-2-5F），拔除导管鞘针芯，沿导管鞘置入直径0.035in（150cm）导丝，顺导丝放入高压球囊（6mm×40mm×40cm），接通高压泵，两次扩静脉三处流出道狭窄处（20atm 1min、18atm 1.5min）（图2-2-5G），术毕瘘口及流出道可触及震颤，彩色多普勒超声测得肱动脉血流量约1900ml/min（图2-2-5H），予以4-0可吸收线荷包缝合穿刺点并压迫止血，无菌纱布覆盖切口，患者安返病房。术后观察3小时，患者无特殊不适，于当日出院。

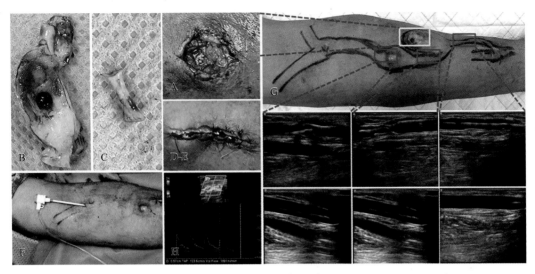

图2-2-5　手术经过

A.沿假性动静脉瘤方向做5cm长弧形皮肤切口，分离皮下组织；B.切除动静脉穿刺点破溃处；C.修剪血管切口处，剥除一钙化瓣膜病变；D.撤除气压止血后内瘘恢复通畅，瘘口可触及搏动，缝合处无渗血；E.查看创面无明显渗血后，缝合皮肤切口；F.从肘横纹下方2cm正中静脉处肢体远端方向置入穿刺针，置入5F导管鞘；G.顺导丝放入高压球囊（6mm×40mm×40cm），接通高压泵，两次扩静脉三处流出道狭窄处；H.彩色多普勒超声测得肱动脉血流量约1900ml/min

【Tips】

（1）AVF动脉瘤功能正常时，不建议单纯为美观进行通路成形术。

（2）术前应充分评估动静脉内瘘流出道，若存在狭窄则应在术中同期解决。

（3）动脉瘤通畅压力大，术中出血不易控制，应使用上臂气压止血。

（4）当通路修复价值不大或预期效果不佳时，应果断舍弃该通路，另选择合适部位建立新的透析通路。该患者仅有穿刺点破溃，流出道轻中度狭窄，吻合口无明显病变，中心静脉通畅，同期予以PTA辅助流出道成形，术后流量佳，仍可使用多年。

3. AVF 陈旧血栓切除术及流出道狭窄的腔内治疗

【病史简介】 患者，男性，66岁。左前臂建立AVF 10年，透析动、静脉穿刺点分别位于前臂和上臂，其间因内瘘血栓形成多次开放取栓，目前内瘘血栓形成已1周，右侧颈内静脉插管透析。

【体格检查】 左前臂AVF，前壁瘘管多处手术切口瘢痕，前臂以副头静脉为流出道，上臂以头静脉为流出道，瘘口及瘘体未触及搏动和震颤；瘘口及其近端静脉扩张呈瘤样，触诊质地坚硬；上臂头静脉穿刺点亦呈瘤样膨大，触诊质地较硬，其近端头静脉无法触及；上臂静脉穿刺点远端头静脉触诊质地柔软（图2-2-6A）。

【彩色多普勒超声检查】

（1）上臂静脉穿刺点远端的一段头静脉形态规则，腔内尚无血栓，其向远端分别接续副头静脉和穿静脉（图2-2-6B）。

（2）瘘口及其近端静脉至动脉穿刺点呈瘤样扩张，并严重钙化，腔内超声显影不清（图2-2-6C）。

（3）上臂静脉穿刺点瘤样扩张，瘤腔内血栓充填，瘤体部分钙化，其近端头静脉至头静脉弓长段偏细，腔内血栓形成，头静脉弓狭窄（图2-2-6D）。

（4）穿静脉腔内血栓形成（图2-2-6E），肘部肱动脉形态尚可（图2-2-6F）。

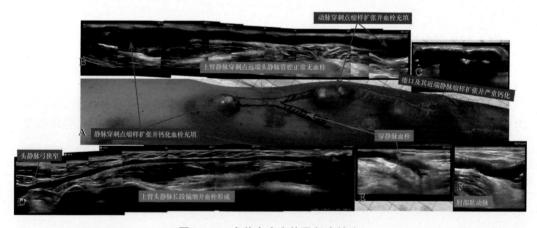

图2-2-6 术前内瘘查体及超声检查

【治疗方案】

（1）对于流入道及瘘口的分析：手术无法以腔内碎栓的方式恢复内瘘供血，一方面是由于内瘘血栓已形成1周余，血栓逐渐机化，更重要的是瘘口及其近端静脉瘤样扩张并严重钙化，超声无法引导腔内操作，同时也没有开放修复的可能性。

（2）对于流出道的分析：上臂静脉穿刺点远端头静脉形态规则，且腔内无血栓，其近端头静脉长段偏细伴血栓形成，以及头静脉弓狭窄，可通过PTA处置。

（3）上臂静脉穿刺点瘤腔内血栓则需要开放取栓。

综上，对于前壁瘘管全部弃用，穿静脉−肱动脉重新吻合瘘口，上臂静脉穿刺点瘤腔内血栓开放清除，其近端腔内血栓及头静脉弓狭窄则以PTA恢复通畅。

【手术经过】 患者仰卧位，左上肢外展，碘伏消毒左上肢皮肤，铺无菌巾，用1%利多卡因局部麻醉后，选择上臂静脉穿刺点入路，向心方向置入益心达6F鞘管，顺鞘管置入0.035in（150cm）超滑导丝，调整导丝通过头静脉弓狭窄处（图2-2-7A，图2-2-7B）；再在肘部肱动脉搏动处局部麻醉后做长约3cm纵切口，钝性分离皮下组织，游离穿静脉和肱动脉，穿静脉远端结扎，近端取栓后与肱动脉做端侧吻合，吻合后暂不开放血流（图2-2-7C）；上臂静脉穿刺点瘤体侧面切开彻底取栓，取栓后缝合切口（图2-2-7D）；开放新建瘘口血流（图2-2-7E），上臂静脉穿刺点瘤体即可触及明显搏动，提示流入道已恢复充足血供；经鞘管送入高压球囊Mustang（6mm×80mm×40cm）对流出道下游进行腔内治疗，流出道狭窄全段扩张后，腔内即出现血流信号，内瘘再通；退出6mm球囊后，更换高压球囊Mustang（7mm×80mm×40cm）进行腔内治疗，直至内瘘恢复通畅（图2-2-8），术后肘部及上臂头静脉可以用于穿刺透析。

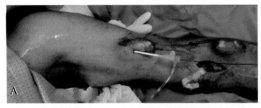

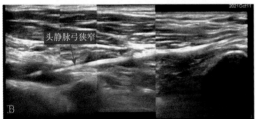

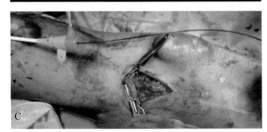

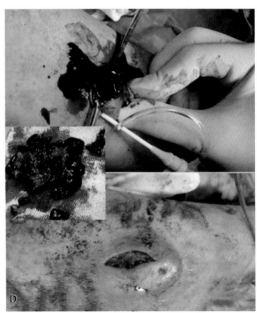

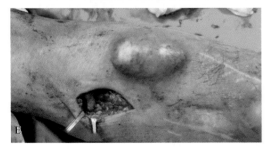

图2-2-7 手术经过

A.先经皮置入鞘管，送入导丝通过头颈脉弓狭窄处，再游离穿静脉及肱动脉；B.调整导丝通过头颈脉弓狭窄处；C.穿静脉-肱动脉端侧吻合，暂不开放血流；D.上臂静脉穿刺点瘤体侧面切开彻底取栓；E.新建瘘口开放血流

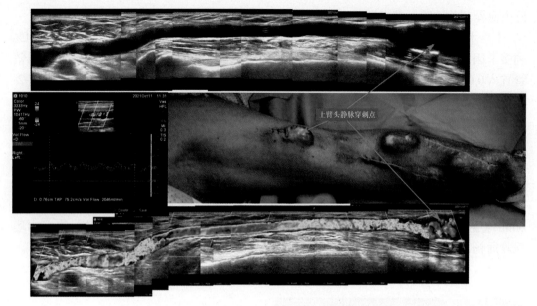

图2-2-8　术后内瘘外观及彩色多普勒超声检查

【Tips】

（1）内瘘血栓闭塞能以PTA的方式开通是最佳选择，在单纯PTA无法开通时，合理的结合开放术处置。

（2）对于瘘口和流入道严重病变，宜选择重建瘘口恢复供血；腔内有陈旧或大量血栓时，则开放清除；必要时流出道还可以选择桥接转位回流。

（3）手术设计的关键还在于尽可能保护瘘管，术后即可穿刺透析。

4. AVF 瘘口撕裂致假性动脉瘤的处置

【**病史简介**】 患者，男性，32岁。2周前建立右前臂近腕部BC AVF，前日开始右手握拳运动，功能锻炼以促进内瘘成熟，自诉短时高频率握拳动作达900次，突然出现瘘口膨大隆起，直径约3cm，凸起皮肤约1cm以上（图2-2-9），胀痛明显，但内瘘仍通畅，进行性膨性增大。

【**体格检查**】 膨大瘤体触诊较柔软，可触及震颤，前臂静脉流出道亦可触及震颤。

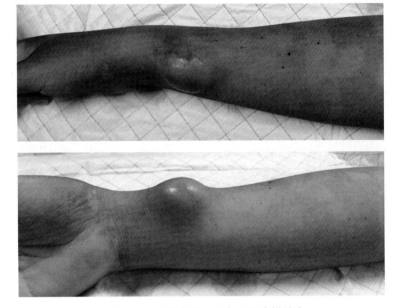

图2-2-9　术前检查：吻合口处瘤样扩张

【**彩色多普勒超声检查**】
（1）吻合口处假性动脉瘤形成，瘤体内有血流信号。
（2）远端桡动脉尚通畅，近端桡动脉已被压迫至深部，上游桡动脉和流出道均通畅。
（3）近端桡动脉开口处和近端流出道入口处呈五彩血流，远、近端桡动脉血流分别为蓝色和红色，提示内瘘系双向供血，也间接提示尺动脉供血充足，通过掌弓动脉反向供血（图2-2-10）。

【**治疗方案**】 该患者吻合口处假性动脉瘤形成，考虑为吻合口破裂所致，拟切除瘤体，重建吻合口（图2-2-11）。

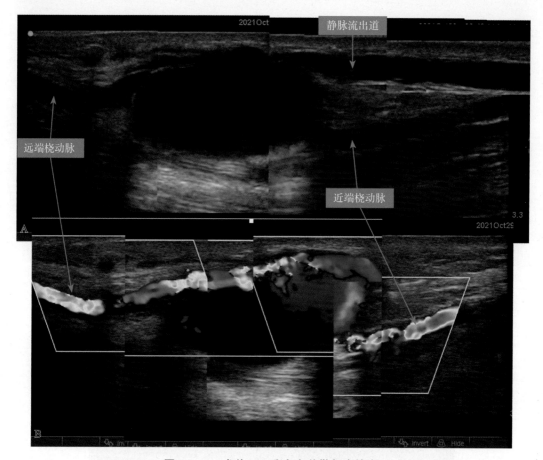

图 2-2-10 术前 AVF 彩色多普勒超声检查

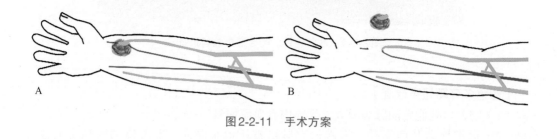

图 2-2-11 手术方案

【手术经过】 患者仰卧位,左上肢外展,上臂气压止血带阻断血流,碘伏消毒右上肢皮肤,铺无菌巾,用1%利多卡因局部麻醉后在瘤体远端及近端分别做长约2cm的切口,钝性分离皮下组织,充分游离吻合口近心端、远心端桡动脉及瘤体后方头静脉(图2-2-12A至图2-2-12C),血管夹阻断桡动脉两端,离断头静脉,在桡动脉上做长约6mm的切口,端侧吻合头静脉及桡动脉,结扎吻合口远端桡动脉(图2-2-12D)。依次释放头静脉及桡动脉血管夹,内瘘震颤良好,充分麻醉瘤体后沿瘤体做一弧形切口,血管夹阻断瘤体远端桡动脉血流,剥离并摘除瘤体(图2-2-12E,图2-2-12F),查看皮下无明显渗血后,逐层缝合创面,避免皮下空腔渗液(图2-2-12G)。

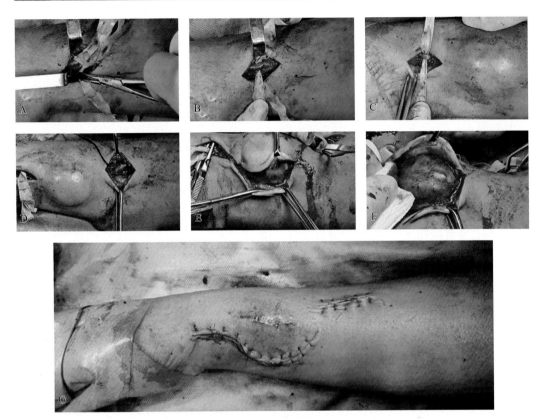

图2-2-12　手术经过

A.近端桡动脉；B.静脉流出道；C.远端桡动脉；D.近端瘘口重建（端侧吻合）；E、F.分离瘤体；G.术后右上肢外观

【Tips】

（1）超声下可清楚分辨瘤体及与其相接续的远端、近端桡动脉和静脉开口方向，提示瘤体的形成原因应该是瘘口完整撕裂。对于新建内瘘围手术期内的瘘口撕裂，主要表现是伤口大量渗血；而患者已经术后2周余，瘘口已完全被纤维结缔组织包绕，韧性非常强大，因此，瘘口撕裂后膨大成假性动脉瘤，内瘘仍维持通畅。

（2）假性动脉瘤的瘤壁主要是血管外的纤维结缔组织；对于吻合口近端静脉狭窄而引发的瘘口扩张，由于瘘口压力增大，瘤体多呈进行性增大，并且触诊张力大、震颤减弱、搏动增强，瘤体则是真性血管瘤，而不是假性瘤体。

（3）瘘口完整撕裂应该与患者过度锻炼导致瘘口缝线崩断有关，因此，该瘘口肯定也是连续缝合，如果是间断缝合，瘘口并不会完全撕裂，而是局部撕裂形成破口（该患者超声影像未见明确的破口）。对于间断缝合的瘘口，由于没有缝线连续缝合的束缚，在其近端出现狭窄时，瘘口更容易扩张成瘤样。

（4）新建内瘘术后进行功能锻炼促进静脉血管动脉化是有必要的，但也不能过度。

5. AVF 动脉瘤切除，通路重建

【病史简介】 患者，男性，60岁。左前臂AVF建立6年，动、静脉穿刺点分别位于前臂和上臂，昨日前臂动脉穿刺点突发破溃出血，当地医院给予破溃皮肤表面缝合，出血暂控制。

【体格检查】 瘘口位于左前臂远端，前臂中段动脉穿刺点呈瘤样膨大，表面皮肤破溃并有丝线缝补破口，其近端瘘管扭曲，尤其肘部头静脉扭曲呈"S"形；触诊瘘口及前臂瘘管以明显搏动为主，动脉穿刺点瘤体张力极大，肘部纡曲的头静脉可触及细微震颤（图2-2-13A）。

【彩色多普勒超声检查】 左前臂AVF端端吻合瘘口，瘘口近端瘘管严重钙化，动脉穿刺点呈瘤样膨大，腔内无血栓；肘部头静脉流出道扭曲并狭窄，其近端的上臂头静脉通畅（图2-2-13B，图2-2-13C）。

【DSA检查】 经肘上肱动脉留置针造影，提示穿刺点破溃处血管瘤样膨大，对比剂淤滞，后方头静脉纡曲见多段狭窄（图2-2-13D）。

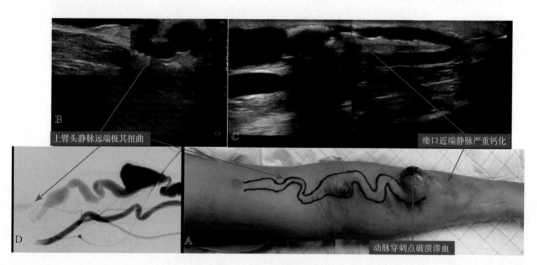

图2-2-13　术前检查

A.动脉穿刺点破溃，流出道纡曲；B.超声下可见上臂头静脉远心端纡曲；C.超声下可见吻合口近心端头静脉钙化影；D.肘上肱动脉造影

【治疗方案】

（1）患者内瘘主要有3处病变亟待解决。①前臂动脉穿刺点瘤体的高张力和破溃出血，也是患者此次入院的主诉；②肘部头静脉流出道的扭曲狭窄，该病变也是导致上一病变的根本原因；③瘘口近端的严重钙化狭窄（图2-2-14A）。

（2）对于瘤体的破溃出血只能以开放的方式修复；对于狭窄可以用介入的方式处置，但是该患者的狭窄是由瘘管的极度扭曲所致，腔内球囊扩张并不能纠正血管的扭曲，对狭窄的改善效果有限，也必须以开放的方式修复；对于瘘口近端的严重钙化，可

以选择放弃原瘘口，在切除瘤体后进行近端重建瘘口，这样也没有损失可穿刺段瘘管资源。

【手术经过】　手术步骤根据病变的重要性，从近端向远端逐步进行。首先，修复肘部头静脉的扭曲狭窄（是内瘘能够维持通畅的关键）；其次，瘤体近端重建新瘘口；最后，切除瘤体（图2-2-14B）。

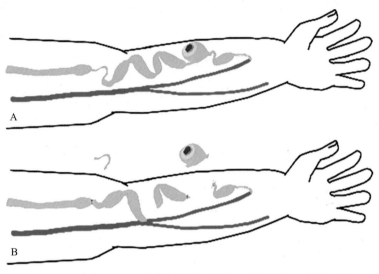

图2-2-14　AVF动脉瘤切除＋吻合口重建手术示意图
A.术前；B.术后

患者取仰卧位，左上肢外展，碘伏消毒左上肢皮肤，铺无菌巾，用1%利多卡因局部麻醉后，在肘横纹上方头静脉扭曲处做长约5cm的纵切口，钝性分离皮下组织，游离扭曲病变血管（图2-2-15A），血管夹阻断两端血流，离断头静脉，修剪静脉残端，行端端吻合（图2-2-15B）。切开瘤体处皮肤，游离瘤体两端头静脉及肘下桡动脉，血管夹阻断头静脉及桡动脉两端，在血管壁上做长约5mm的切口，行侧侧吻合，释放动脉血管夹后上臂头静脉触及明显震颤（图2-2-15C），结扎吻合口远端头静脉及瘤体远端头静脉，充分剥离瘤体并切除（图2-2-15D），查看皮下无明显渗血后，缝合皮肤切口（图2-2-15E），无菌纱布覆盖。

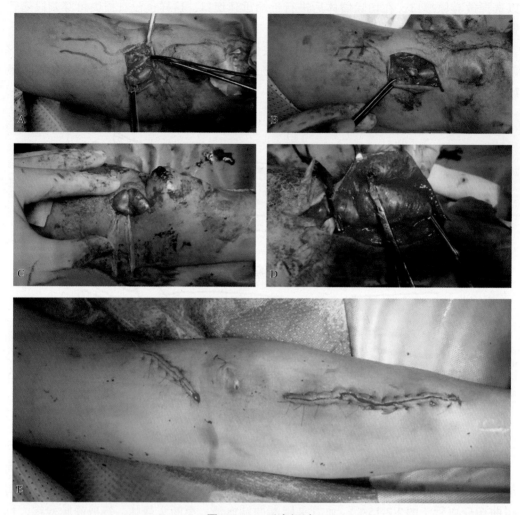

图2-2-15　手术经过

A.游离头静脉扭曲狭窄段；B.切除扭曲狭窄段做端端吻合；C.瘤体近端重建瘘口侧侧吻合，缝扎远端静脉；D.瘤体充分游离后切除；E.瘤体远、近残端缝合结扎，修剪表皮后缝合

【Tips】

（1）患者血管的瘤样膨大、破溃和血管扭曲往往跟流出道狭窄长时间得不到改善有关，术前需结合超声、DSA检查充分评估其血管情况，设计好合理的手术方案。

（2）当通路修复价值不大或预期效果不佳时应果断放弃，另选择适当部位，合理利用血管资源，重建透析通路。

（3）手术切面较大时，宜采用区域阻滞麻醉或全身麻醉，手术结束前仔细止血，必要时创面放置引流。

（4）通路重新吻合前应先注入肝素盐水使之充盈，摆正角度，切勿扭曲成角。

6. 人工血管间置治疗 AVF 流出道闭塞

【病史简介】 患者，女性，75岁。既往有高血压病史30余年，CKD5期，规律血液透析5年等，目前血管通路为左前臂BC AVF，近半年来出现内瘘穿刺点瘤样扩张进行性增大，此次因静脉穿刺困难1周就诊。

【体格检查】 左前臂内瘘为自腕部的自体动静脉内瘘，穿刺段静脉呈瘤样扩张伴纤曲，瘘口及动脉穿刺点区域触诊内瘘搏动明显，静脉穿刺点处质硬，后方头静脉呈条索样、质硬（图2-2-16）。

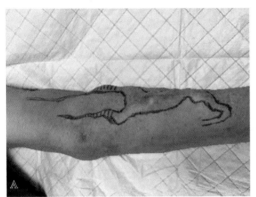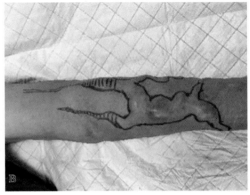

图2-2-16　术前血管描记

【彩色多普勒超声检查】 左前臂桡动脉-头静脉端侧吻合内瘘，头静脉至肘部未见连续管腔（图2-2-17A），静脉穿刺点（副头静脉）瘤体内血栓附着，瘤体后方头静脉长段管腔纤细（图2-2-17B）。

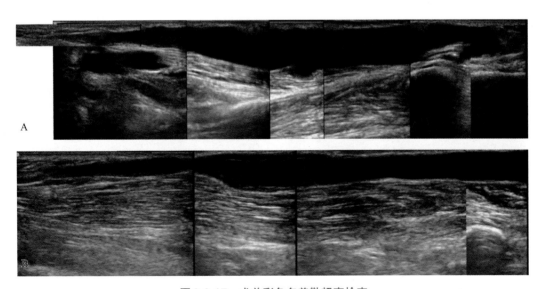

图2-2-17　术前彩色多普勒超声检查

【**DSA检查**】 经肘横纹处肱动脉留置针造影。内瘘穿刺段血管内对比剂淤滞，上臂头静脉未显影，前臂静脉网粗大，对比剂经浅静脉-前臂贵要静脉回流（图2-2-18）。

【**治疗方案**】 因该内瘘常规流出道闭塞，瘘体段管腔压力大，前臂浅静脉充盈，造影提示上臂贵要静脉回心通畅，拟行间置一段人工血管从头静脉至贵要静脉（图2-2-19），修复静脉穿刺点，开通上臂头静脉回流通道。

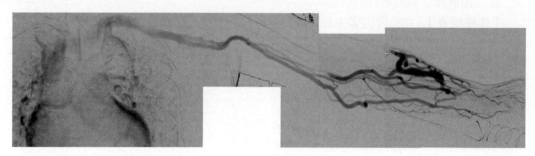

图2-2-18　术前经肘横纹处肱动脉造影检查

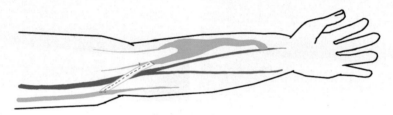

图2-2-19　手术方案：人工血管间置示意图

【**手术经过**】 患者仰卧位，左上肢外展，碘伏消毒左上肢皮肤，铺无菌巾，上臂气压止血带阻断血流，沿头静脉动脉穿刺点后方纵向切开皮肤，游离狭窄段头静脉，结扎近心端离断，远端血管夹阻断，在贵要静脉侧做3cm纵切口，游离贵要静脉，人工血管与贵要静脉端侧吻合（图2-2-20）；建立皮下隧道（图2-2-21），人工血管穿过皮下隧道后与头静脉残端端端吻合，在原副头静脉穿刺点侧面做长约2cm纵切口，取出少量暗红色血栓及增厚内膜，缝合血管切口。在原动脉穿刺点向肢体近心端穿刺置入5F鞘管，

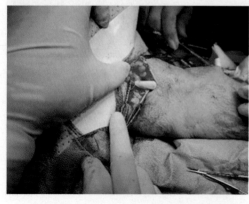

图2-2-20　人工血管与贵要静脉端的吻合

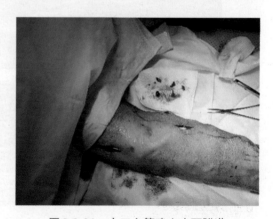

图2-2-21　人工血管建立皮下隧道

0.035in（150cm）导丝通过闭塞段副头静脉置入上臂头静脉内，6mm高压球囊扩张静脉穿刺点后方头静脉狭窄段。术后鞘管造影提示翻修后的内瘘流出道显影清晰（图2-2-22），肘横纹处肱动脉即时血流量为731ml/min（图2-2-23）。

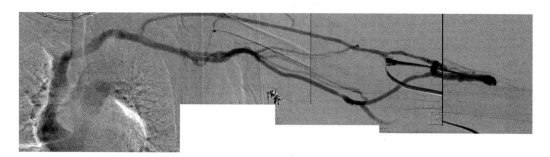

图2-2-22　术后经内瘘鞘管造影

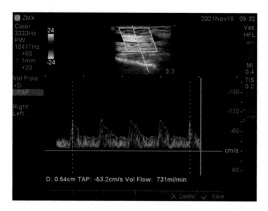

图2-2-23　术后肘部肱动脉流量

【Tips】

（1）端端吻合应将吻合口修剪成斜面，如此可扩大吻合口面积，减少吻合口狭窄发生的可能性。

（2）避免将人工血管直接置于切口下方，切口应呈长弧形，使之成为一皮瓣，覆盖在人工血管表面，同时可避免人工血管直接暴露于缝线下方，减少人工血管感染的风险。

7. 动静脉内瘘限流治疗肿胀手

【病史简介】　患者，男性，38岁。7年前因IgA肾病进展至尿毒症期，开始规律血液透析治疗维持至今，曾建立左前臂及左上臂AVF均闭塞，有右颈内静脉长期导管置入史。3年前建立右前臂AVF，目前使用右前臂AVF维持性血液透析，4个月前患者出现右上肢反复水肿，未予以重视，近期因右上肢肿胀加重于我院就诊。

【体格检查】　右腕横纹上方AVF可触及震颤，右上肢较左上肢明显肿胀（图2-2-24），右侧面部较左侧面部稍肿胀，右上臂及肩部可见浅表静脉轻度曲张表现。

【彩色多普勒超声检查】　可见患者右臂肱动脉高位分叉为桡动脉及尺动脉（图2-2-25A），动静脉内瘘吻合方式为端侧吻合，可见远端桡动脉血流（图2-2-25B，图2-2-25C），测桡动脉血流量约为1600ml/min（图2-2-25D），测尺动脉血流量约为700ml/min（图2-2-25E）。

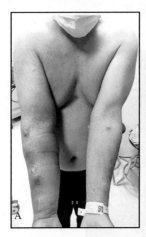
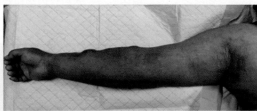
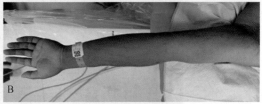

图2-2-24　术前检查

右腕横纹上方AVF可触及震颤，右上肢较左上肢明显肿胀

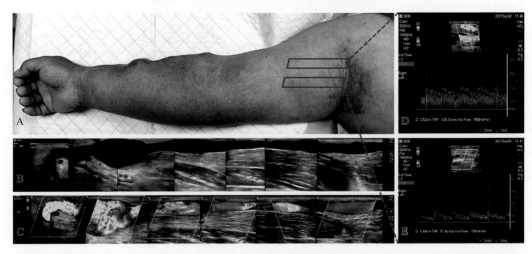

图2-2-25　术前彩色多普勒超声检查

A～C.彩色多普勒超声可见患者右臂肱动脉高位分叉为桡动脉及尺动脉；D.测桡动脉血流量约为1600ml/min；E.测尺动脉血流量约为700ml/min

【DSA检查】 右臂可见头臂静脉闭塞，上臂可见大量侧支循环建立（图2-2-26A）。可见患者左臂头静脉、锁骨下静脉、头臂静脉及上腔静脉通畅（图2-2-26B）。

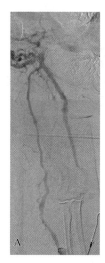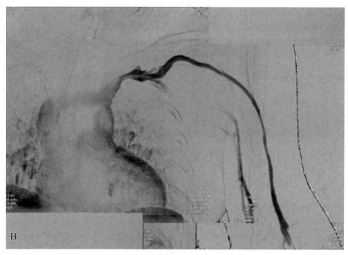

图2-2-26 双上臂DSA检查

A.可见右臂头臂静脉闭塞，上臂可见大量侧支循环建立；B.可见左臂头静脉、锁骨下静脉、头臂静脉及上腔静脉通畅

【治疗方案】 患者既往带卡夫和隧道的透析导管置入史所致头臂静脉闭塞，因右臂动静脉内瘘流量大而导致右上肢肿胀及面部肿胀。考虑患者年轻需尽量保存其血管资源，拟行右上臂动静脉内瘘限流，其侧支循环若能代偿则肿胀右上臂可逐渐消退。

【手术经过】 患者术前超声探查动脉为肱动脉高位分叉型，取仰卧位，右上肢外展，常规消毒右上肢皮肤，铺无菌巾；选择腕横纹上方原先手术瘢痕处为皮肤切口，用1%利多卡因局部麻醉，做6cm的皮肤纵切口，分离皮下组织，游离吻合口及远端桡动脉，用3-0丝线结扎远端桡动脉（图2-2-27A，图2-2-27B）。术后测桡动脉血流量约700ml/min（图2-2-27C），尺动脉血流量为600ml/min（图2-2-27D），可见正常动脉波形。查看创面无明显渗血后缝合皮肤切口，无菌纱布覆盖。术后已嘱患者相关注意事项，术后观察3小时，患者无特殊不适，次日右上肢肿胀较前好转（图2-2-27E），予以出院。术后1周随访患者透析流量及动静脉压力正常，无特殊不适，右上肢水肿消失（图2-2-27F）。

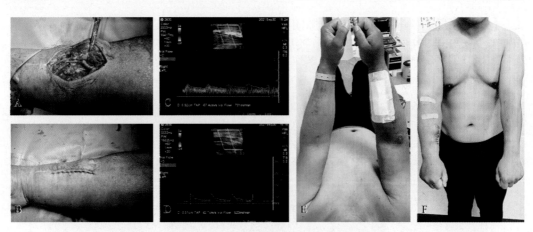

图 2-2-27　手术过程及术后上肢情况

A～B.分离皮下组织，游离吻合口及远端桡动脉，用3-0丝线结扎远端桡动脉；C.术后测桡动脉血流量约700ml/min；D.术后测尺动脉血流量600ml/min，彩超可见正常动脉波形；E.患者次日肢肿胀较前好转；F.术后一周患者透析流量及动静脉压力正常，右上肢水肿消失

【Tips】

（1）患者因右侧颈内静脉带卡夫和隧道的透析置入导致头臂静脉闭塞继发肿胀手，头臂静脉表现为闭塞病变，腔内开通手术可能性低。临床上中心静脉置管容易引起尿毒症患者宝贵的血管资源废弃，影响患者预后及生存期，应尽量避免。

（2）可通过缩小动静脉内瘘血流量、通过侧支循环代偿而改善患者肿胀手症状，应充分评估患者血管资源后制订患者下一步通路规划。

（3）术前应充分评估患者血管解剖结构，如本例患者为肱动脉高位分叉，动静脉内瘘为端侧吻合，动静脉内瘘血流量为桡动脉血流量＋尺动脉血流量，桡动脉血流量可满足透析血流量所需，且尺动脉血流量充足可满足上肢血供，因此，结扎远端桡动脉即可限制动静脉内瘘的血流量。

（4）定期随访患者右前臂内瘘使用情况，应在内瘘废弃前及时建立左臂动静脉内瘘，避免中心静脉导管置入。

8. 经皮腔内血管成形术联合切开取栓治疗前臂 AVF 闭塞

【病史简介】　患者，男性，65岁。8年前诊断为"尿毒症"，外院行左前臂 AVF 后规律血液透析治疗，入院前一天透析前发现内瘘震颤消失。

【体格检查】　左前臂 AVF，动脉穿刺点位于吻合口近端5cm处；静脉穿刺点位于肘部贵要正中静脉，静脉穿刺点呈瘤样膨大，可触及膨大内质软血栓（图2-2-28）。

【彩色多普勒超声检查】　前臂头静脉－桡动脉端侧吻合，内瘘前臂流出道全段血栓形成（吻合口至静脉穿刺点），管腔存在多段狭窄（图2-2-29A）。吻合口血栓，桡动脉内尚无血栓，吻合口无狭窄（图2-2-29B）。

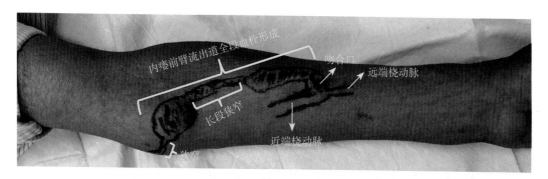

图2-2-28　术前血管描记

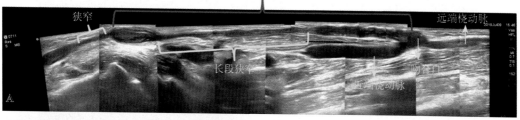

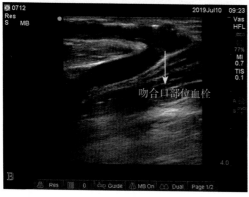

图2-2-29　术前彩色多普勒超声检查

A.内瘘前臂流出道全程血栓；B.吻合口部位血栓

【治疗方案】 拟静脉穿刺点膨大处切开取栓，减轻血栓负荷量后对吻合口血栓及流出道上游狭窄病变进行腔内治疗。

【手术经过】 患者仰卧位，左上肢外展，碘伏消毒左上肢皮肤，用1%利多卡因局部麻醉后在瘤样膨大处做长约3cm的纵切口，钝性分离皮下组织，游离头静脉，在头静脉上做长约2cm的纵切口，取出部分陈旧性血栓后，缝合血管切口，在头静脉膨大处肉眼直视下向肢体远端方向穿刺置入6F鞘管（图2-2-30），在超声引导下将直径0.035in（长150cm）超滑导丝通过吻合口置于桡动脉近心端，顺导丝置入高压球囊（6mm×60mm×40cm），挤压碎裂吻合口处血栓。吻合口血栓碎裂后，缓慢释放球囊压力时，吻合口随即可以触及搏动，球囊继续处理流出道狭窄病变。吻合口碎栓及流出道狭窄处理后，内瘘已可见血流信号，但是内瘘血流尚达不到通畅的状态，鉴于该例患者流出道存在多段狭窄，静脉穿刺点下游亦存在狭窄，故超声引导下远端桡动脉重新置入6F鞘管（图2-2-31），重新置入球囊及导丝，逐段处理流出道残留的狭窄病变和附壁血栓。

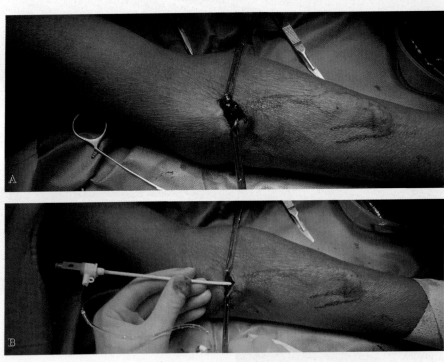

图2-2-30 手术经过（1）

A.静脉穿刺点切开清理血栓；B.经切口置鞘

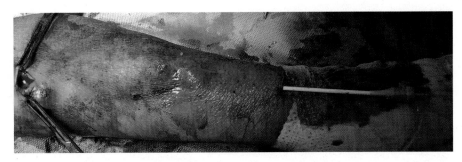

图2-2-31　手术经过（2）

经远端桡动脉置鞘

　　球囊碎栓后，血管内壁经常残留一些附壁血栓，多普勒彩超可见局部五彩血流（如图2-2-32，血栓在管腔中随血流漂动，提示血栓质软对内瘘血流一般无明显影响）。此类附壁血栓可以不予以处理，随血流可以逐渐被冲散；如果处理，可以依次采取以下几种方法，即体表局部揉捏、球囊反复挤压、活检钳腔内清除，目的在于松动血栓附壁点，易于被血流冲散。

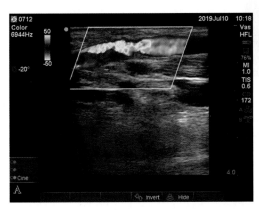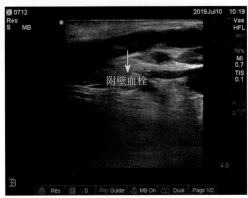

图2-2-32　手术经过（3）

A.超声下可见血栓合并狭窄处为高流速信号；B.超声下可见残留的附壁血栓

　　术毕测桡动脉测血流量为1636ml/min，可以按原穿刺点即时透析，荷包缝合桡鞘置鞘点，加压包扎（图2-2-33）。

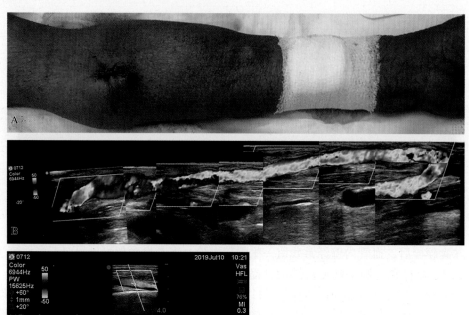

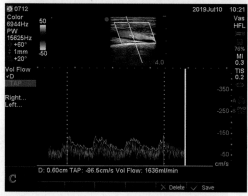

图2-2-33 手术经过（4）

A.缝合置鞘点，加压固定桡动脉穿刺点；B.术后多普勒模式下的内瘘；C.术后肘部肱动脉血流量

【Tips】

（1）吻合口及流出道内的血栓经球囊充分挤压碎裂以后，被流入道来的血流冲入体循环（内瘘流出道内的血栓负荷一般不多，充分碎裂的细微血栓不会造成症状性肺栓塞），达到通畅内瘘的效果。

（2）对于规律透析的患者，一旦内瘘闭塞则无法透析，必然会立即就诊，因此，内瘘血栓闭塞的患者，大多都是新鲜血栓，完全可以通过腔内操作处理，但是对于流出道存在瘤样膨大并血栓形成的患者，膨大的腔内，球囊很难挤压碎裂血栓，往往需要辅助鞘管抽吸或者切开取栓的方式清除。

9. 邻近静脉翻转成形治疗 AVF 瓣膜增生狭窄致流出道闭塞

【病史简介】 患者，男性，55岁。规律性透析5年余，血管通路为左前臂AVF，前臂肿胀明显，透析动脉穿刺点为前臂贵要静脉，近期出现透析血流量欠佳。

【体格检查】 左前臂AVF内瘘，瘘口触及明显震颤，瘘口上方头静脉瘤样扩张，触诊搏动明显，后方头静脉未触及明显震颤；手背侧头静脉侧支瘤样扩张，触及震颤。从3个角度观察到的内瘘情况见图2-2-34。

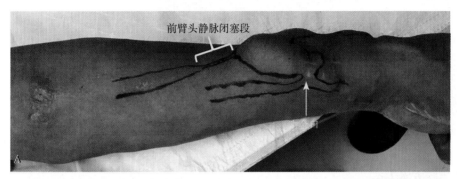

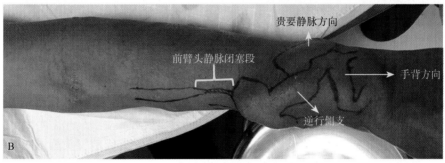

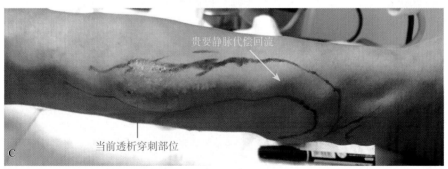

图2-2-34 术前血管描记
A.内瘘吻合口及头静脉闭塞段；B.手背侧静脉代偿扩张；C.前臂贵要静脉代偿回流

【彩色多普勒超声检查】 流出道主干头静脉短段闭塞；内瘘血流分别逆向远端手部和经侧支连接贵要静脉回流，导致肿胀手和透析流量不佳。前臂头静脉主干闭塞约2cm，闭塞段血管可以分辨血管壁，闭塞段近段头静脉管腔正常（图2-2-35）。

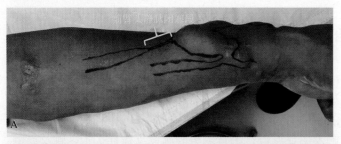

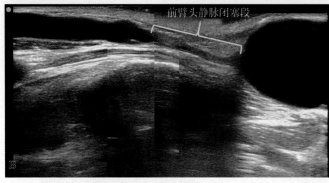

图2-2-35　术前超声检查

A.吻合口上方头静脉闭塞段；
B.闭塞段血管超声检查

【治疗方案】

（1）前臂重新建立贵要静脉-尺动脉内瘘。优点：手术简单，结果可以预期，并且贵要静脉已经动脉化，术后即可穿刺透析；缺点：放弃了前臂头静脉闭塞段近段已经动脉化的优质血管，而且穿刺前臂贵要静脉透析，患者透析时体位摆放舒适度不佳。

（2）头静脉闭塞段PTA开通。优点：手术简单，充分利用了现有瘘管；缺点：不能预期手术结果（闭塞段不是一定能顺利开通），即使闭塞段顺利开通，由于逆行手部的血管已经充分代偿扩张，一旦头静脉再狭窄，仍会出现肿胀手。

（3）本病例利用头静脉背侧属支的自体静脉翻转间置替代前臂头静脉闭塞段（图2-2-36）。其优点：既恢复了流出道的通畅，也顺势闭塞了逆向回流静脉；缺点：手术较复杂，手术切口多。

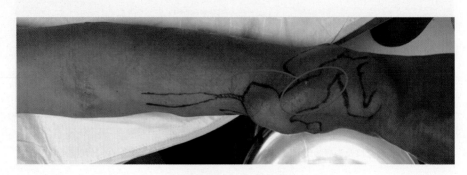

图2-2-36　手术方案

手背扩张静脉翻转间置修复头静脉闭塞段

　　【**手术经过**】　患者仰卧位，左上肢外展，碘伏消毒左上肢皮肤，铺无菌巾，用1%
利多卡因局部麻醉后，分别于头静脉背侧支处、内瘘吻合口处及瘤样膨大后方头静脉处
做3个皮肤切口，钝性分离皮下组织后，分别游离头静脉背侧支及吻合口远、近桡动脉
和瘤体后方闭锁头静脉（图2-2-37A～C），丝线结扎头静脉背侧支并离断管腔，生理盐
水清洗后备用，血管夹阻断瘘口及闭锁头静脉两侧血流，切除闭锁段血管，修剪头静脉
背侧支残端与两侧头静脉行端端吻合，释放血管夹后，瘘口搏动明显，肉眼可见间置段
后方头静脉存在明显管腔狭窄（图2-2-37D），再次阻断瘘口及头静脉近心端血流，取一
小段头静脉背侧支静脉纵行剖开并修剪成菱形补片修补于狭窄端，开放血管夹后瘘口震
颤明显，搏动消失（图2-2-37E）。查看创面无明显渗血后，缝合皮肤切口，无菌纱布覆
盖（图2-2-37F）。术后超声提示向心血流恢复通畅（图2-2-38）。

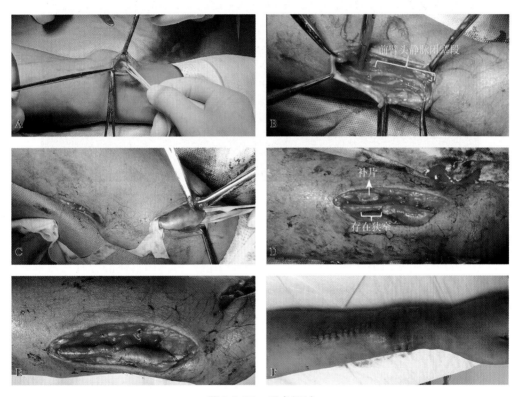

图2-2-37　手术经过

　　A.游离吻合口附近静脉，方便后期吻合时控制血流；B.游离出头静脉闭塞段，为间置做准备；C.截取逆向回
流静脉，做移植用；D.自体静脉移植后发现近段仍有一短段狭窄未能覆盖；E.在移植血管上截取一片血管，对残
存狭窄做补片处理；F.缝合手术切口

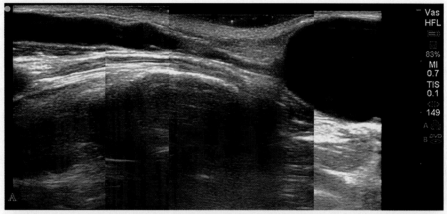

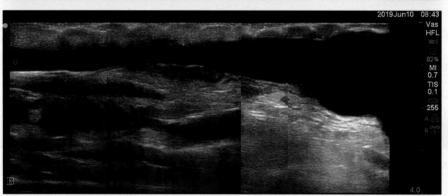

图2-2-38　术前（A）、术后（B）超声影像对比

【Tips】

（1）瓣膜增生或内膜增厚至管腔短段闭塞的情况，可利用自体静脉补片成形或间置，补片可选自邻近静脉，尽可能保留近端静脉长度，方便患者日后穿刺。

（2）补片时注意分清内膜面和外膜面，切勿缝反。

10. 切开取栓及术中腔内血管成形术治疗 AVG 狭窄伴血栓形成

【病史简介】 患者，男性，52岁。规律血液透析10余年，2012年建立左前臂AVG，已使用9余年，期间患者因反复出现内瘘狭窄、闭塞或人工血管假性动脉瘤等并发症，多次给予介入或开放取栓、人工血管间置和人工血管假性动脉瘤切除等治疗，此次因内瘘震颤消失就诊。

【体格检查】 左前臂袢式AVG，前臂外侧为假性动脉瘤切除并间置人工血管的瘢痕；上臂内侧为后期间置的人工血管，静脉吻合口位于腋窝部位，人工血管走行扭曲；前臂内侧由于反复穿刺已致假性动脉瘤形成（图2-2-39）。

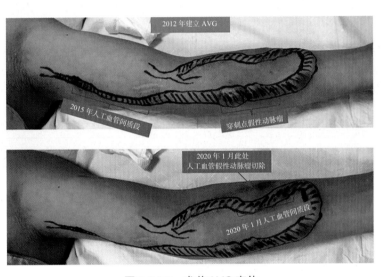

图2-2-39 术前AVG查体

【彩色多普勒超声检查】
（1）AVG动脉吻合口尚无血栓，人工血管内血栓形成（图2-2-40A）；AVG静脉吻合口为端端吻合，其近段自体静脉长段狭窄，血栓一直延伸至狭窄段，狭窄近端静脉管腔通畅无血栓（图2-2-40B）。

（2）前臂内侧人工血管穿刺点假性动脉瘤形成（人工血管管壁缺如），腔内充满血栓（图2-2-41）。

【治疗方案】 在假性动脉瘤后方人工血管段切开取栓，既可以通过瘤体挤压的方式清除瘤体内血栓，又可以有效减少血栓负荷，还可以通过腔内治疗人工血管病变部位。

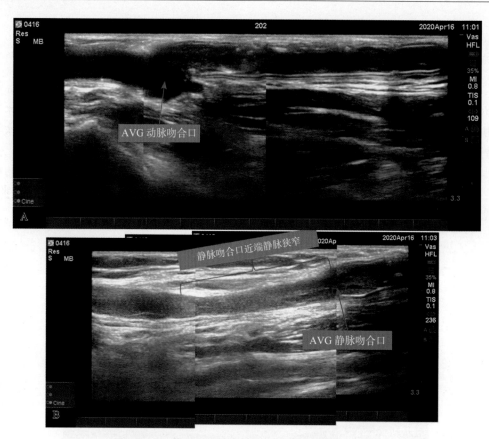

图2-2-40　术前AVG动脉吻合口、静脉吻合口超声

A.人工血管动脉吻合口及吻合口处高回声影像图；B.人工血管静脉吻合口血栓超声影像图

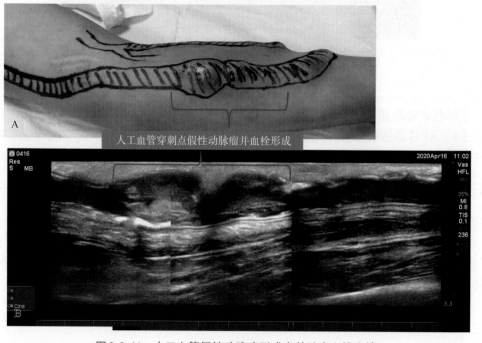

图2-2-41　人工血管假性动脉瘤形成合并腔内血栓充填

【手术经过】

（1）患者仰卧位，左上肢外展，碘伏消毒左上肢皮肤，铺无菌巾，在人工血管假性动脉瘤近心端局部麻醉后做长约3cm的横切口，游离皮下人工血管段，在人工血管处做约5mm的纵切口，把瘤腔内的血栓彻底挤出体外（图2-2-42A）；用Fogarty导管分别向切口两侧拖取腔内血栓（图2-2-42B），人工血管比较扭曲，开放的方式一般无法完全清除腔内血栓，尤其是动、静脉吻合口区域的血栓，还需要辅助腔内球囊碎化处理；从人工血管切口部位置入7F鞘管（图2-2-42C），先后向流入道和流出道方向送入直径0.035in（长150cm）导丝，高压球囊Mustang（7mm×60mm）顺血流方向从动脉吻合口向静脉吻合口逐段进行腔内碎栓治疗，同时处理狭窄病变，直至内瘘恢复通畅。

（2）开通后的AVG动、静脉吻合口进行超声检查，显示人工血管假性动脉瘤内已无血栓残留（图2-2-43）。

（3）AVG血流通畅后，依次缝合人工血管上的取栓切口和皮肤，小创口完全不影响即时透析，术后肱动脉血流量为1510ml/min（图2-2-44）。

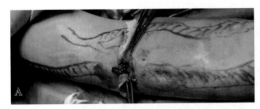
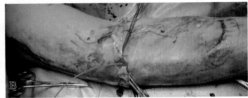
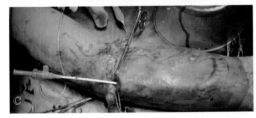

图2-2-42　人工血管切开取栓过程

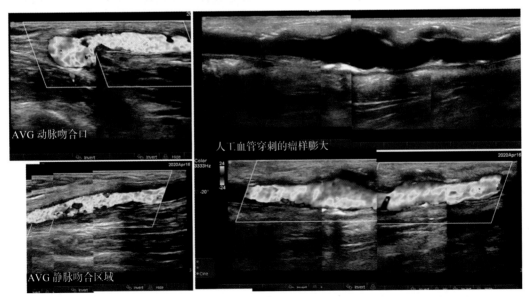

图2-2-43　AVG开通后，动脉吻合口、静脉吻合口及假性动脉瘤段彩色多普勒超声检查

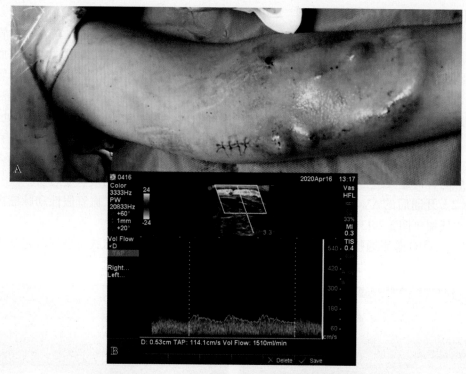

图2-2-44　术后AVG外观（A）及超声测量人肱动脉血流量（B）

【Tips】

（1）对于人工血管使用时间长、病变多，并且走行纡曲、腔内残余附壁血栓比较多的病例需要切开清除血栓。

（2）手术期间肝素化非常重要，避免腔内处置过程中再次继发血栓（只要有血流就可以利用多普勒超声评估血流动力学，发现残余病变）。

（3）AVG合理穿刺透析，以及规律随访非常重要，对于狭窄病变提前PTA干预处理，不仅降低了手术难度，更避免了血栓闭塞等并发症的发生，更能够持久维系人工血管的通畅和形态完整。

11. 杂交手术治疗前臂 AVF 多部位狭窄伴通路血栓形成

【病史简介】 患者，男性，50岁。10年前诊断为"尿毒症"，建立左前臂AVF后开始规律血液透析治疗，近1周出现透析中流量不佳。

【体格检查】 左前臂AVF，吻合口搏动明显，吻合口上方流出道瘤样膨大，可触及搏动感；动脉穿刺点膨大，内可触及硬块（图2-2-45）。

【彩色多普勒超声检查】 吻合口狭窄，动脉穿刺点和静脉穿刺点之间流出道狭窄，动脉穿刺点膨大内血栓形成（图2-2-46）。

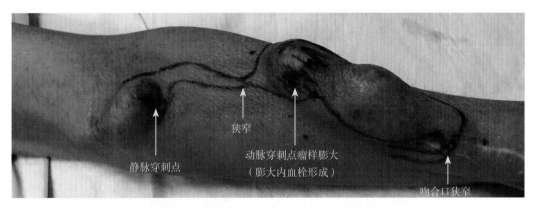

图2-2-45　术前血管描记

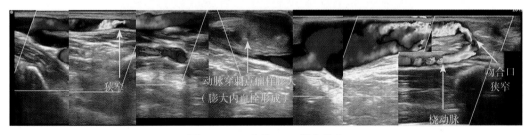

图2-2-46　术前AVF超声检查

【治疗方案】

（1）患者穿刺点瘤样膨大内血栓形成，血栓量大，必须通过外科手术的方式去除；另一方面，流入道（吻合口）和流出道同时存在病变，血管腔呈瘤样膨大，也无法通过腔内球囊碎栓的方式清除。

（2）腔内血栓可以通过外科手术的方式取栓，但外科手术无法处理吻合口和流出道的狭窄病变。

（3）手术方式只能是外科手术取栓结合腔内治疗，可以采取先取栓再PTA的手术方式，也可以取栓同时在手术视野下辅助球囊扩张（需要依次向瘤样膨大两端分别球囊扩张）的方式进行。

【手术经过】

（1）患者仰卧位，左上肢外展，碘伏消毒左上肢皮肤，范围从左手到左上臂，铺无菌巾。在肘部静脉穿刺点向肢体远端方向穿刺置入6F血管鞘，15mg肝素钠盐水顺鞘管推入（图2-2-47），直径0.035in（长150cm）导丝超声实时引导下通过吻合口，顺导丝置入高压球囊Mustang（6mm×60mm×40cm），首先处理吻合口的狭窄，球囊正在扩张吻合口的狭窄，此时球囊呈弧形，超声下无法完整显影，箭头处可见球囊打开过程中的腰线（图2-2-48）。

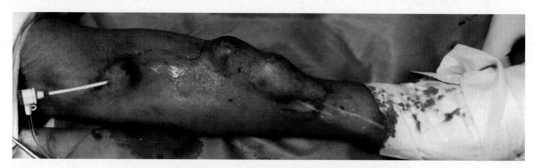

图2-2-47　术中经静脉穿刺点置鞘

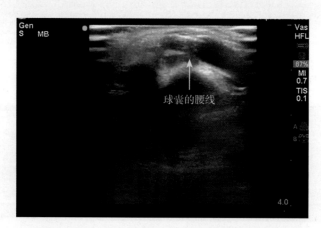

图2-2-48　术中球囊扩张狭窄段血管时的"腰线"

（2）在球囊扩张吻合口病变时，在瘤样膨大处局部麻醉后做长约3cm的横切口，钝性分离皮下组织，游离膨大处头静脉，在头静脉上做长约1cm的纵切口，进行取栓处理，取栓时用球囊阻断吻合口控制血流（图2-2-49）。

（3）取栓后，用6-0普林线缝合血管切口，缓慢释放球囊压力，开放血流，瘘口可触及明显搏动，继续处理流出道狭窄，同时进一步用彩超血流动力学评估内瘘通畅情况（图2-2-50），术毕撤出球囊及导丝，缝合皮肤切口及置鞘点，无菌敷料覆盖。术后可原穿刺点即时透析。

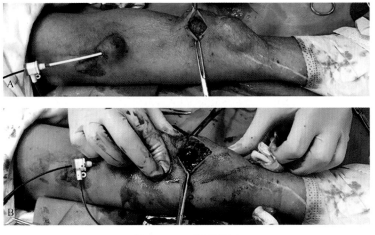

图2-2-49　手术经过

治疗前

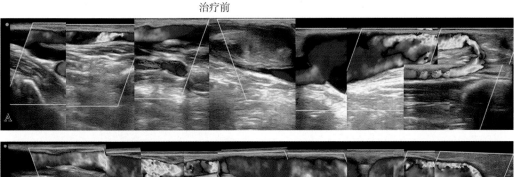

治疗后

图2-2-50　术前、术后超声影像对比

【Tips】

（1）术中利用球囊控制瘘口，阻断血流，以开放的方式清除血栓。

（2）在可穿刺的血管资源有限的情况下，应尽可能避免在穿刺部位上方直接开放取栓，如果确实需要，可在其侧面切开取栓，避免影响术后即时穿刺透析。

（3）对于呈瘤样膨大的穿刺部位，腔内常存在陈旧附壁血栓，必须要结合开放的方式才能彻底取出，而对于一些残留在狭窄部位的血栓，开放的方式往往清除不了，可以结合腔内球囊碎化处理，内瘘得以恢复通畅。

第 3 章

AVF、AVG狭窄及血栓的腔内治疗

1. 经皮腔内血管成形术治疗治疗前臂 AVF 狭窄（静脉入路）

【病史简介】 患者，老年女性。因内瘘闭塞1天入院。既往有"高血压"病史10余年。3年前建立右前臂AVF，开始维持性血液透析治疗。

【体格检查】 内瘘震颤消失，仅可触及桡动脉近心端搏动。可见肘部大片青紫，组织无硬结，皮温正常。

【彩色多普勒超声检查】 吻合口近心端桡动脉狭窄（S1），吻合口后方静脉流出道狭窄（S2），动脉穿刺点和静脉穿刺点瘤样膨大，从吻合口至静脉穿刺点段血栓形成，该内瘘有两条静脉流出道，内径均偏小（S3和S4），见图2-3-1。

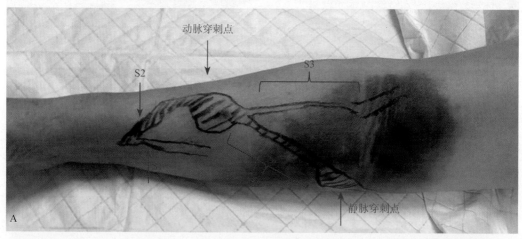

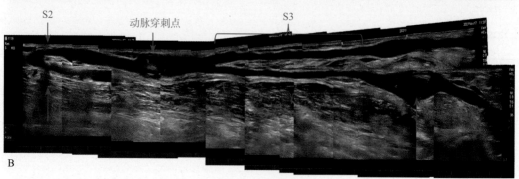

图 2-3-1 术前检查

【手术方案】

Plan A：选择静脉穿刺点为手术入路，向远心端方向置入6F血管鞘，尿激酶溶栓后，经鞘管置入导丝，将0.035in（150cm）导丝通过吻合口进入近心端桡动脉，最终送达至肱动脉；建立扩张路径，用6mm×40mm×75cm的高压球囊分别扩张S1、S2、S4三段狭窄；之后在动脉穿刺点处，向近心端方向置入6F血管鞘，扩张S3段狭窄。

Plan B：同样选择静脉穿刺点为手术入路，置入6F血管鞘，并使用尿激酶进行溶栓，如果导丝无法通过S1病变到达桡动脉近心端，则选择穿刺肱动脉，使用套管针穿刺，穿刺成功后沿套管置入0.035in（150cm）导丝，顺血流方向将导丝通过S1病变，到达吻合口，并通过S2病变，将导丝从血管鞘中穿出，建立牵张扩张路径，再经血管鞘置入高压球囊（6mm×40mm×75cm），治疗狭窄病变，之后步骤同Plan A。

【手术经过】 选择静脉穿刺点为手术入路，向远心端方向置入6F血管鞘（长鞘16cm，图2-3-2A），将血管鞘尖端置入动脉穿刺处，经血管鞘推注5万U尿激酶，经鞘管置入导丝，将0.035in（150cm）导丝通过吻合口进入近心端桡动脉，最终送达至肱动脉；建立扩张路径（图2-3-2B），用6mm×40mm×75cm的高压球囊分别扩张S1、S2、S4三段狭窄；之后在动脉穿刺点处，向近心端方向置入6F血管鞘（图2-3-2C），扩张S3段狭窄。此时内瘘震颤仍然很弱，多普勒超声发现两条静脉流出道内血流稀疏，再次评估发现S1和S2病变扩张后回缩，动脉穿刺点处血管鞘进行反转（图2-3-2D），再次扩张扩S1、S2狭窄病变，流入道血流改善后，再次翻转血管鞘（图2-3-2E），处理静脉流出道和穿刺点内的残留血栓。扩张治疗结束后，内瘘震颤明显，超声评估血流情况（图2-3-2F），测量内瘘血流量为1212ml/min（图2-3-2G）。治疗结束，荷包缝合穿刺点后拔出血管鞘，并进行点压止血。

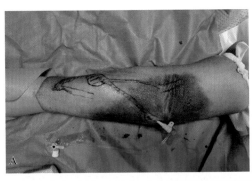
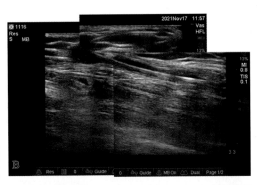
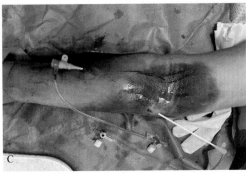
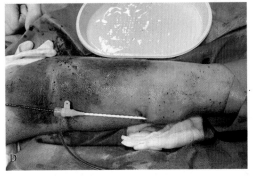

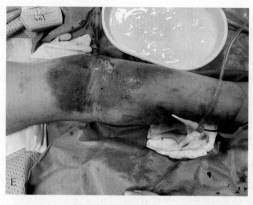
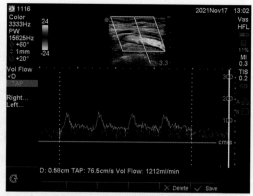

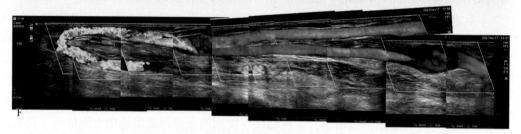

图 2-3-2　手术经过

【Tips】

（1）对于闭塞内瘘再通有三要素，一是充足的流入道；二是通畅的流出道；三是良好的瘘体血管。三要素均满足的情况下，内瘘才能实现完全的再通。

（2）对于多次狭窄病变治疗的入路选择，要遵循静脉优先原则，希望可以通过单一置鞘完成所有病变的治疗，但无法满足时也可以考虑多点置鞘，分段处理狭窄病变。

（3）在合并流入道动脉狭窄的情况下，需考虑到时无法从静脉入路通过动脉病变的备选治疗方案。

（4）在治疗过程中会遇到即便是在充分肝素化和尿激酶溶栓的情况下，也无法将静脉血管腔内血栓清除，必要时还可以结合体外手法按摩进行碎栓治疗。

2. 经皮腔内血管成形术治疗治疗前臂 AVF 狭窄（动脉入路）

【病史简介】　患者，中老年男性。规律透析3余年，近1周来出现透析血流量欠佳。患者既往有高血压病史10余年，3年前诊断为CKD5期，建立左前臂头静脉-桡动脉内瘘，开始血液透析治疗，一年半前因为透析血流量欠佳，行经皮腔内血管成形术（PTA）治疗。

【体格检查】　吻合口可触及搏动和微弱震颤，听诊可闻及血管杂音，双上肢不肿。

【彩色多普勒超声检查】　可见吻合口狭窄（S1）和吻合口后方静脉流出道狭窄（S2），S2段内可见明显的内膜增厚，此时测量肱动脉血流量为474ml/min（图2-3-3）。

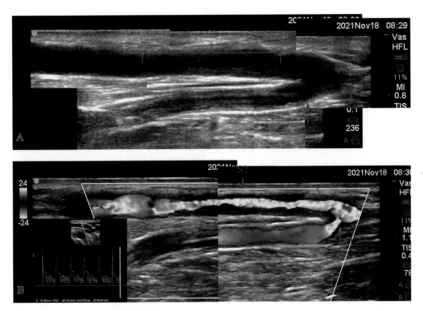

图2-3-3　术前超声检查

A.超声下见狭窄段血管内膜增厚；B.多普勒模式下狭窄段高流速信号

【手术方案】

Plan A：选择动脉穿刺点为手术入路，向远心端方向置入6F血管鞘，经鞘管置入导丝，将0.035in（150cm）导丝通过吻合口进入近心端桡动脉，最终送达至肱动脉；建立扩张路径，用6mm×40mm×40cm的高压球囊分别扩张S1、S2两段狭窄。扩张治疗结束后，荷包缝合穿刺点后拔出血管鞘，并进行点压止血。

Plan B：同样选择动脉穿刺点为手术入路，置入6F血管鞘，如果导丝无法通过S1病变到达桡动脉近心端，则选择穿刺肱动脉，使用套管针穿刺，穿刺成功后沿套管置入0.035in（150cm）导丝，顺血流方向将导丝通过S1病变，到达吻合口，并通过S2病变，将导丝从血管鞘中穿出；建立牵张扩张路径，再经血管鞘置入高压球囊（6mm×40mm×40cm），分别扩张S1和S2两处狭窄病变，扩张结束后，将导丝退出，从6F血管鞘中重新置入导丝，使导丝通过吻合口后到达肱动脉，沿导丝将球囊送达肱动脉套管针穿刺点处，进行动脉腔内止血，止血成功后撤除球囊和导丝，荷包缝合穿刺点后拔出血管鞘并进行点压止血。

【**手术经过**】　选择动脉穿刺点为手术入路，向远心端方向置入6F血管鞘（2-3-4A），经鞘管置入导丝，导丝无法通过S1病变到达桡动脉近心端，反复尝试调整导丝均无法通过，更换为动脉入路，在肱动脉进行穿刺置鞘，使用套管针穿刺，穿刺成功后沿套管置入0.035in（150cm）导丝（2-3-4B），顺血流方向将导丝通过S1病变，到达吻合口，并通过S2病变，将导丝从血管鞘中穿出（2-3-4C），建立牵张扩张路径（2-3-4D），再经血管鞘置入高压球囊（6mm×40mm×40cm）（2-3-4E，图2-3-4F），分别扩张S1和S2两处狭窄病变，扩张后评估治疗效果，狭窄完全解除（2-3-4G），吻合口可触及震颤，治疗效果满意后将导丝退出；从6F血管鞘中重新置入导丝，使导丝通过吻合口后到达肱动脉，沿导丝将球囊送达肱动脉套管针穿刺点，扩张球囊至5atm后拔除套管针（2-3-4H），进行动脉腔内止血，止血成功后撤除球囊和导丝，测量肱动脉血流量为925ml/min（2-3-4I），荷包缝合穿刺点后拔出血管鞘，并进行点压止血。

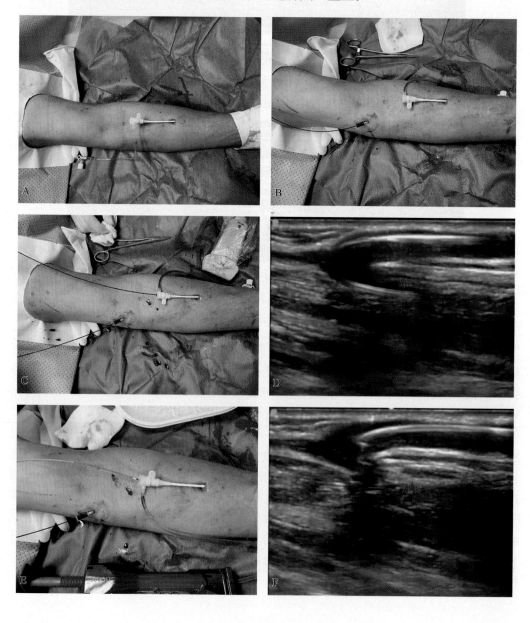

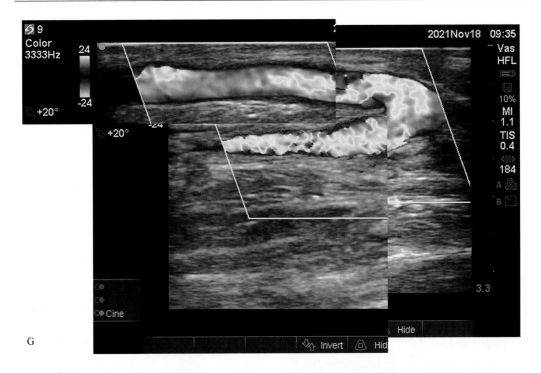

G

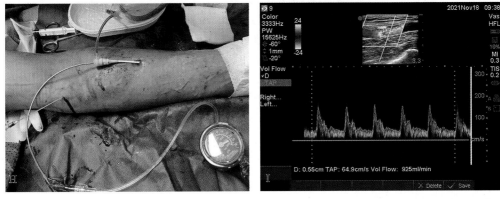

图2-3-4 手术经过

【Tips】

（1）该患者的内瘘病变为常见的吻合口后方Ⅰ型狭窄和吻合口狭窄，常规选择静脉入路，将导丝通过吻合口并送达肱动脉建立扩张路径，也会遇到吻合口狭窄无法通过的情况，此时可以更换为动脉入路。

（2）可以选择的动脉入路通常有两种方式，一是远心端桡动脉入路；二是肱动脉入路。该患者内瘘吻合口远心端桡动脉纤细，无法满足置鞘的需求，故只能选择肱动脉入路，为了减少对动脉的损伤，可以选择套管针，经套管针进入导丝，而不是经血管鞘置入导丝，治疗结束后还可以使用球囊进行腔内止血，也可以减少动脉穿刺点出血和血肿的发生。

3. 经皮腔内血管成形术治疗前臂 AVF 瓣膜钙化闭塞

【病史简介】　患者，男性，52岁。既往有"高血压"病史15余年，5年前诊断为"尿毒症"，建立左前臂AVF后开始规律透析治疗，瘘口进行性瘤样扩张2余年，透析中流量不足3天，来院就诊。

【体格检查】　左前臂桡动脉-头静脉端侧吻合口内瘘，瘘口处见明显瘤样膨大，触诊搏动明显，内瘘后头静脉扭曲，触诊S1处强震颤（图2-3-5）。

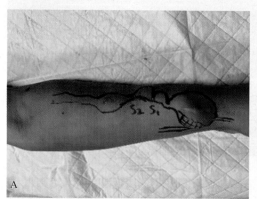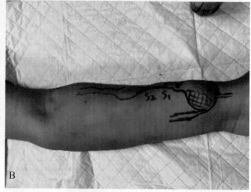

图2-3-5　术前血管描记（A、B）

【彩色多普勒超声检查】　超声下见吻合口瘤样膨大伴局部附壁血栓形成，S1处头静脉扭曲伴钙化，S2处为瓣膜钙化伴狭窄（图2-3-6A，图2-3-6B），术前测肱动脉血流量为208ml/min（图2-3-6C）。

【治疗方案】　该患者穿刺点处瘤样膨大伴附壁血栓形成，考虑为瘤样近心端头静脉管腔瓣膜钙化狭窄所致，拟锐性穿刺通过钙化瓣膜，腔内球囊扩张方式缓解吻合口处血管张力，重塑狭窄处管腔治疗。

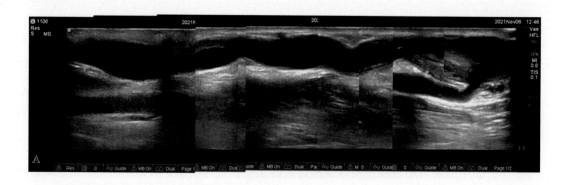

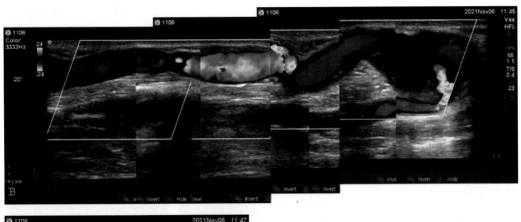

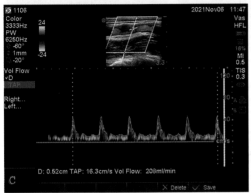

图2-3-6 术前AVF超声检查

A.吻合口见附壁血栓，头静脉瓣膜钙化伴狭窄；B.内瘘多普勒检查图像；C.肘部肱动脉流量

【**手术经过**】 患者仰卧位，左上肢外展，碘伏消毒左上肢皮肤，范围从左手到左上臂，铺无菌巾，因S1、S2狭窄处头静脉纡曲合并瓣膜钙化，单纯流出道置鞘可能存在导丝难以通过的情况，故选择靠近病变部位置鞘，在S2后方超声引导下向肢体远端方向穿刺置入泰尔茂6F穿刺针，锐性穿透S1和S2病变（图2-3-7A），将套管置入吻合口上方膨大的头静脉内（图2-3-7B），顺鞘管置入0.035in（150cm）超滑导丝，超声实时引导下调试导丝尖端，使其通过吻合口置入肱动脉内；顺鞘管内缓慢推注15mg肝素钠及10万U尿激酶溶液，全身化抗凝的同时可以部分溶解瘤体内少量新鲜的血栓，顺导丝置入高压球囊Mustang（5mm×40mm×40cm），扩张吻合口近心端（图2-3-7C，图2-3-7D）（动脉内留置约1cm的球囊本体，24atm持续2分钟），释放球囊压力后，撤出球囊，瘤体搏动触诊较前增强；更换Conquest超高压球囊（7mm×40mm×75cm），完整覆盖S1及S2病变，持续缓慢加压至26atm（图2-3-7E），球囊完全打开，持续扩张2分钟后缓慢撤压，球囊退至鞘管内，内瘘触及明显震颤，瘤体部搏动减弱。超声多普勒模式下见血流信号充盈（图2-3-7F），测肘横纹上方肱动脉血流量为1253ml/min（图2-3-7G）。撤出球囊导丝，荷包缝合置鞘点，局部加压包扎。

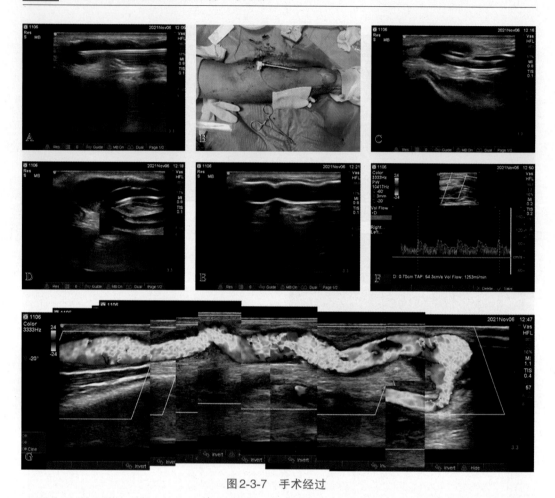

图 2-3-7　手术经过

【Tips】

（1）锐性穿刺血管时注意针体及针尖始终在探头平面内，这个很考验操作者的超声技巧。

（2）患者吻合口瘤样膨大内的附壁血栓往往陈年已久，这类血栓通过球囊挤压或者体外碎栓往往无法清除，只要不影响正常血流，可以不给予积极干预。

（3）导丝绕过吻合口进入桡动脉相当于大腔进小腔，如果确实不能，我们还可以用套管针穿刺肘横纹处肱动脉，建立牵张导丝，对于处理吻合口病变有时候用途甚广。

（4）对于处理严重钙化合并狭窄的病变，超高压球囊会比普通高压球囊更有优势。

4. 经皮腔内血管成形术之药物涂层球囊治疗 AVF Ⅰ 型狭窄

【病史简介】　患者，男性，67岁。3年前诊断为"尿毒症"，行左前臂AVF后开始规律血液透析治疗，有"右侧起搏器置入"术病史2年，1周前发现透析中泵控血流量不足，勉强维持在200ml/min。

【体格检查】　左前臂AVF，吻合口处瘤样膨大，触诊搏动明显，吻合口上方2cm区域内头静脉触及强震颤。

【彩色多普勒超声检查】　左前臂桡动脉-头静脉端侧吻合口内瘘，吻合口直径5.3mm（图2-3-8A），吻合口上方30mm左右发现头静脉管腔狭窄，最窄处内径为1.5mm，周围正常管腔内径为5.3mm（图2-3-8B），后方流出道未见明显管腔狭窄。

【DSA检查】　术前超声引导下穿刺肘上肱动脉放置造影留置针造影，可见前臂桡动脉-头静脉端侧吻合内瘘，桡动脉、尺动脉均显影，吻合口上方头静脉瘤样膨大，对比剂淤滞，瘤体后方头静脉管腔见重度狭窄，狭窄近心端至吻合口距离约3.9mm，后方流出道显影未见异常，上腔静脉及右心房内见起搏器导丝（图2-3-9）。

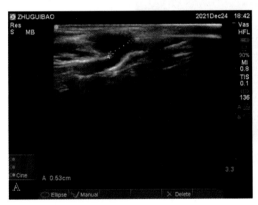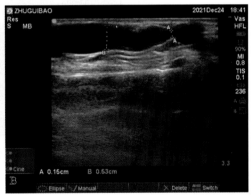

图 2-3-8　术前超声检查

A.吻合口直径5.3mm；B.头静脉狭窄处内径1.5mm，近心端正常管腔内径5.3mm

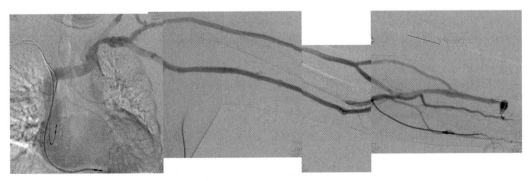

图 2-3-9　经肘横纹处肱动脉造影示意图

【治疗方案】　患者AVF建立3年，既往无任何内瘘翻修史，本次因透析中内瘘泵控血流量不足，考虑因吻合口上方头静脉内膜增厚狭窄所致，选择腔内球囊扩张的方式撕裂内膜重塑管腔，配合药物涂层球囊延缓内膜增生。

【手术经过】　用1%利多卡局部麻醉穿刺置鞘点皮肤，选择泰尔茂7F穿刺针，从原内瘘动脉穿刺点处向肢体远心端穿刺置入鞘管，15mg稀肝素钠盐水顺鞘管推入，顺鞘管置入0.035in（150cm）超滑导丝，导丝尖端经超声实时引导下通过吻合口置入近心端桡动脉内，选择高压球囊Mustang（7mm×40mm×40cm），球囊完整覆盖病变位置，缓慢加压至球囊完全打开，维持压力20atm 2分钟后缓慢撤压，瘘口触及明显震颤，超声下见扩张区域无明显残余狭窄及血肿，更换7mm×40mm×40cm药物涂层球囊覆盖病变位置，加压至20atm维持3分钟，缓慢撤压后撤出球囊及导丝，再次复测量病变处管腔内径增至4.7mm（图2-3-10），周围血管无相关手术并发症后，缝合置鞘点并按压，无菌纱布覆盖。

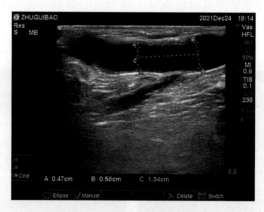

图2-3-10　术后超声检查
狭窄段内径4.7mm，近心端正常管腔内径5.8mm

【Tips】

（1）2019版KDOQI指南指出，近吻合口区域的静脉进行性狭窄，可以导致内瘘发育不成熟，甚至内瘘失功，在治疗方式上可以选择腔内球囊扩张或者外科手术重建，可以根据患者的整体状况、生存计划及经济条件选择合适的手术方式。

（2）临床上前臂AVF吻合口上方狭窄较多见，常因为吻合口角度、血液湍流、内膜增厚等因素所致。腔内球囊扩张后，内膜因撕裂损伤会在短时间内再次出现狭窄，或者狭窄附近区域管腔继发狭窄，药物涂层可以将一些抑制内膜增生的药物均匀地涂在病变管腔，抑制内膜增生，理论上可以比传统腔内球囊扩张维持通路更久的通畅性。

5. 经皮腔内血管成形术治疗 AVF 成熟不良（远端桡动脉入路）

【病史简介】　患者，男性，65岁。3个月前诊断为"尿毒症"，建立左前臂AVF，半个月前开始内瘘穿刺透析，透析流量勉强达到180ml/min。

【体格检查】　左前臂AVF内瘘，透析动脉穿刺点位于瘘口近端3cm处，瘘口震颤较弱，以搏动为主，瘘口近端静脉局部震颤增强，瘘口远、近端桡动脉均可触及明显搏动，前臂加压后瘘管仍充盈不显。

【彩色多普勒超声检查】　AVF左前臂端侧吻合，瘘口形态规则，远、近端桡动脉形态尚可；近瘘口静脉狭窄（狭窄1），瘘口近端约4cm处静脉狭窄（狭窄2），后者考虑与局部血管分叉有关（图2-3-11）；肱动脉测内瘘血流量为394ml/min（图2-3-12）。

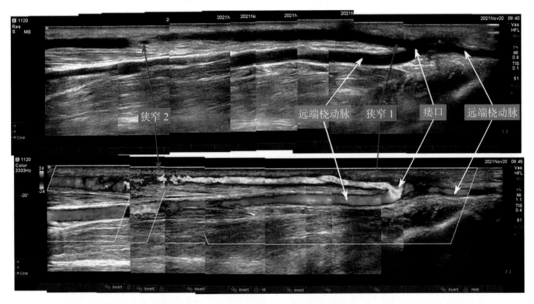

图2-3-11　术前AVF超声检查

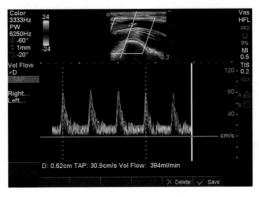

图2-3-12　术前内瘘血流量

【治疗方案】 该患者AVF功能发育不良主要与瘘口近端静脉狭窄有关，尤其是血管分叉部位存在严重狭窄，而瘘口和流入道供血动脉则相对正常，因此，解除瘘口近端狭窄1、狭窄2（图2-3-11）的束缚即可。由于瘘管整体未动脉化，充盈不良，不适合选择静脉入路，拟选择远端桡动脉入路。

【手术经过】 患者取仰卧位，左上肢外展，碘伏消毒左上肢皮肤，范围从左手到左上臂，铺无菌巾，超声引导下在腕横纹处桡动脉向肢体近端方向穿刺置入5F血鞘管（图2-3-13）；顺鞘管置入0.035in（150cm）超滑导丝，超声实时引导导丝尖端通过头静脉狭窄段，置于上臂头静脉内，顺鞘管置入高压球囊Mustang（6mm×60mm×40cm），从下游向上游，以逆血流的方向先后扩张两处狭窄（图2-3-14），球囊缓慢加压至狭窄完全打开，维持压力2～3分钟后缓慢撤压，球囊压力完全释放后将其退至鞘管内，瘘口及瘘体即可触及明显震颤，搏动感消失。术后多普勒提示内瘘血流信号充盈（图2-3-15），肘部肱动脉即时血流量为903ml/min（图2-3-16）。荷包缝合置鞘点，局部加压包扎。

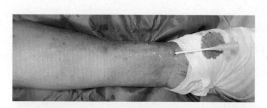

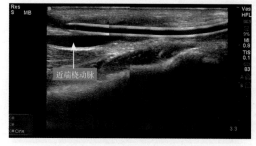

图2-3-13 手术经过（1）

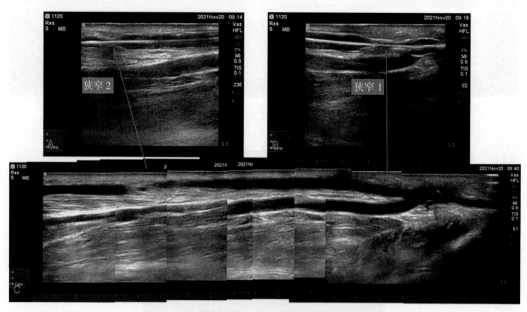

图2-3-14 手术经过（2）

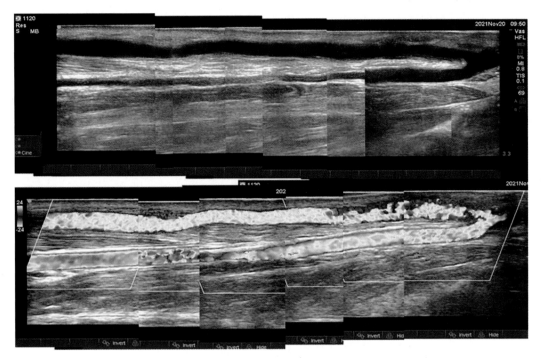

图2-3-15 术后超声检查

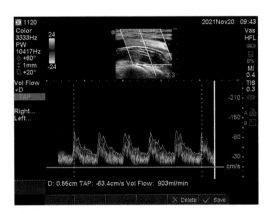

图2-3-16 术后肱动脉流量

【Tips】

（1）新建AVF成熟不良，病因多与近吻合口静脉狭窄、吻合口狭窄和近吻合口动脉狭窄有关。根据病变不同的部位可以分别从静脉流出道和远端桡动脉入路，必要时肘部肱动脉切开置鞘亦未尝不可。

（2）选择入路时需要注意的是，新建AVF发育不良的内瘘，流出道静脉血管壁往往尚未完成动脉化改变，选择前臂静脉入路对血管损伤可能会比较明显，可以选择上臂静脉入路，如贵要静脉，但是穿刺技术难度较大，需要在超声引导下完成。

（3）如果存在远端桡动脉，从远端桡动脉入路是相对比较理想的选择。但远端桡动脉在某些情况下直径很小或钙化严重导致穿刺困难，必要时也可切开置鞘。

（4）AVF促成熟的腔内治疗中，球囊选择不能过大，应采取循序渐进的方法；术后应严密随访，必要时2周后可重复操作（图2-3-17）。

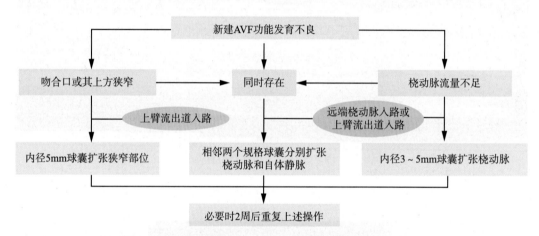

图2-3-17　经皮腔内血管成形术治疗AVF成熟不良流程图

6. PTA 治疗 AVF 流出道多部位狭窄（吻合口入路）

【病史简介】 患者，男性，49岁。左前臂AVF建立11年，近1周出现透析中流量不佳。

【体格检查】 左前臂AVF，瘘口位于鼻烟窝处，动脉穿刺点位于前臂瘘管中段，静脉穿刺点位于肘部。瘘口呈膨大扩张并隆起，触诊震颤细微，动、静脉穿刺点均呈膨大状态，触诊质软，未触及震颤（图2-3-18）。

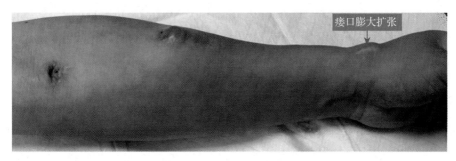

瘘口膨大扩张

图2-3-18 术前内瘘查体

【彩色多普勒超声检查】 瘘口为端侧吻合，瘘口呈膨大扩张状态；吻合口远、近端桡动脉纡曲，近端桡动脉开口处狭窄（端侧吻合口"足跟"部位），近吻合口静脉流出道也存在狭窄；肱动脉测血流量已低于500ml/min（图2-3-19）。

【治疗方案】 患者内瘘吻合口处动脉纡曲，病因是吻合口近端桡动脉狭窄合并流出道静脉狭窄。在吻合口瘤样膨大处置鞘，经腔内球囊扩张方式可以"一举两得"处理所有病变。

【手术经过】 患者仰卧位，左上肢外展，碘伏消毒左上肢皮肤，范围从左手到左上臂，铺无菌巾，超声引导下在瘘口膨大处向肢体近心端方向置入5F泰尔茂穿刺针，并将套管推送至吻合口近心端桡动脉内，0.035in（150cm）超滑导丝顺鞘管置入，15mg稀肝素钠盐水顺鞘管推入（图2-3-20）；选择高压球囊Mustang（5mm×40mm×40cm）经鞘管送入近端桡动脉内，在超声引导下回撤至吻合口，扩张"足跟"狭窄，扩张过程中可见球囊在狭窄部位形成的腰线被逐渐打开；"足跟"狭窄处理后，撤出球囊及导丝，在超声引导下调整鞘管至静脉方向，继续处理流出道狭窄，另选择高压球囊Mustang（7mm×40mm×40cm）扩张吻合口近端静脉狭窄。近吻合口动、静脉狭窄分别处理后，彩超再次评估内瘘，桡动脉和静脉狭窄均得到明显改善，肱动脉测血流量达1981ml/min。由于近端桡动脉阻力降低，肱动脉分流桡动脉增多，远端桡动脉系尺动脉反向供血，血流则相应减少（图2-3-21，图2-3-22）。撤出球囊及导丝，拔鞘管并局部荷包缝合置鞘点（图2-3-23）。

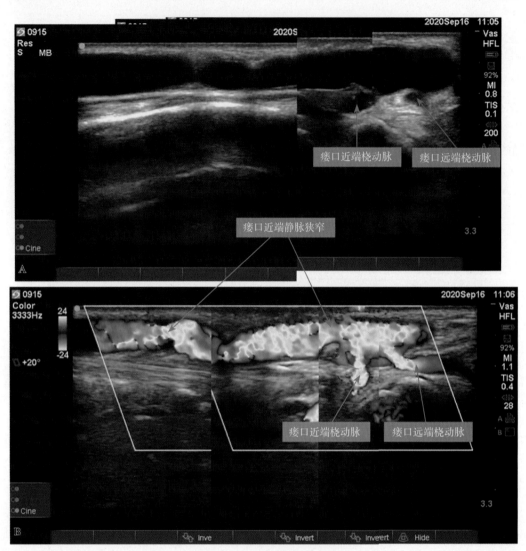

图2-3-19　术前内瘘超声检查

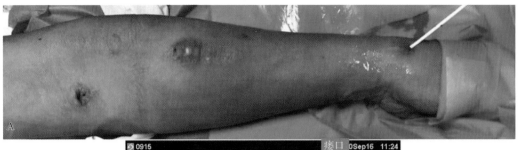

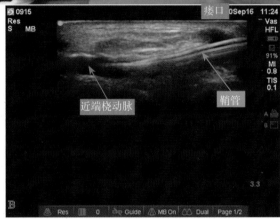

图2-3-20　手术经过

A.瘘口入路，向近端桡动脉置入5F鞘管；B.超声下的鞘管影像

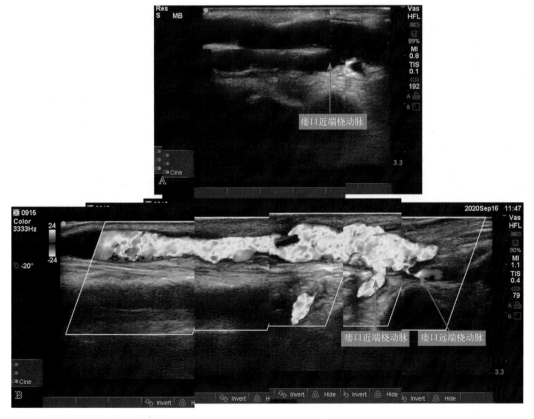

图2-3-21　术后彩色多普勒超声

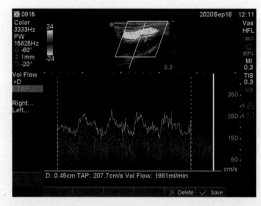

图2-3-22　术后肱动脉测血流量

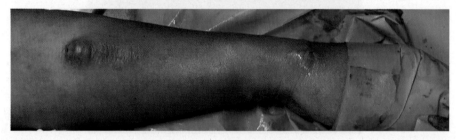

图2-3-23　拔鞘管后荷包缝合止血

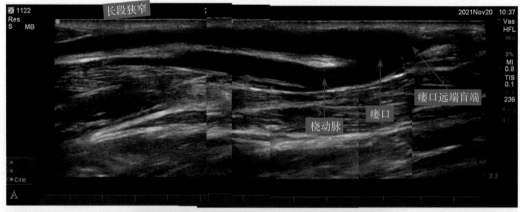

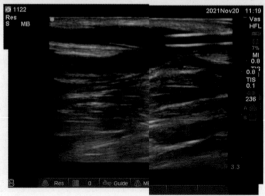

图2-3-24　穿针针从吻合口处入路

【Tips】

（1）患者流入道、流出道同时存在狭窄，尤其是吻合口近端动脉起始处的狭窄，若静脉入路，导丝需要从吻合口折返至狭窄的动脉内，导丝通过往往存在困难，因此，选择合适的入路，方便导丝建立扩张路径，是手术能够实施的前提。

（2）选择瘘口膨大处入路，由于腔内空间有限，需要超声精确引导套管针直接深入近端桡动脉内，再置入鞘管，是手术能够顺利实施的关键；然而套管针如何才能从瘘口膨大部位穿刺并深入至近端桡动脉内，超声下选择恰当的穿刺进针角度则是手术的关键细节（图2-3-24）。

7. 经皮腔内血管成形术治疗前臂 AVF 动静脉复合狭窄

【病史简介】 患者，女性，56岁。左前臂AVF建立3年，目前临床表现为透析血流量较前下降，勉强能维持200ml/min。

【体格检查】 吻合口近段桡动脉搏动极弱，远端桡动脉搏动明显，内瘘流出道局部可触及搏动与震颤（图2-3-25）。

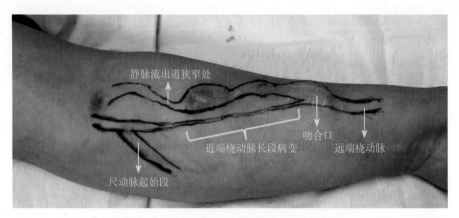

图2-3-25　术前内瘘查体

【彩色多普勒超声检查】 内瘘流出道存在狭窄；吻合口近端桡动脉全段狭窄，局部严重，多普勒彩超可见血流极弱；内瘘主要为远端桡动脉供血（图2-3-26）。

【治疗方案】 该患者拟采取肱动脉切开置鞘，基于以下考虑。

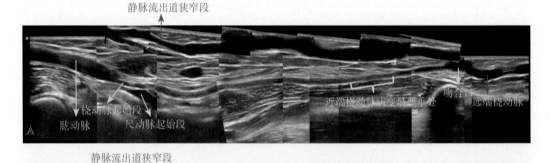

图2-3-26　多普勒模式下的内瘘影像图

（1）动、静脉存在复合狭窄，尤其近端桡动脉几乎全段狭窄，病变严重，如果从静脉流出道入路的话，即使导丝通过吻合口放置在肱动脉，球囊也很难逆行穿过长段狭窄的桡动脉（球囊的推送杆不足以支撑）。

（2）如果选择远端桡动脉置鞘，球囊顺向分别推送至动脉和静脉扩张，相对简单可行，但是，考虑患者内瘘供血动脉为远端桡动脉，目前内瘘流量尚能维持透析，如果近段桡动脉扩张失败，远端桡动脉拔鞘后对内瘘流量影响较大，可能需要插管透析。

（3）选择肘部肱动脉切开置鞘，此处肱动脉表浅，皮肤开口小，术毕动脉置鞘处只需缝合两针即可，不需要压迫，对下游动脉血流量几乎无影响。

【手术经过】　患者仰卧位，左上肢外展，上臂加压，碘伏消毒左上肢皮肤，范围从左手到左上臂，铺无菌巾，在肘部肱动脉搏动处局部麻醉后做长约3cm的皮肤切口，钝性分离皮下组织，游离肱动脉，肉眼直视下向肢体远端方向穿刺置入益心达5F鞘管（图2-3-27），含15mg肝素钠的盐水顺鞘管推入，将0.035in（150cm）超滑导丝顺鞘管置入，超声实时引导下将导丝尖端通过吻合口置入流出道头静脉内，选择高压球囊Mustang（4mm×60mm×40cm、6mm×40mm×75cm），分别处理动、静脉病变，释放球囊压力后，瘘口可触及明显震颤。术后分别测量了吻合口桡动脉近端、远端及静脉流出道流量（图2-3-28）。用7-0线缝合肱动脉置鞘点，查看创面无明显渗血，然后缝合皮肤切口，用无菌纱布覆盖。术后复查多普勒彩超，动、静狭窄解除后肱动脉向桡动脉分流增多明显，远端桡动脉血流变淡，近段桡动脉恢复为主要供血动脉（图2-3-29）。

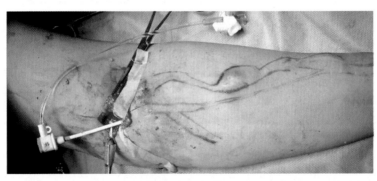

图2-3-27　手术经过（1）

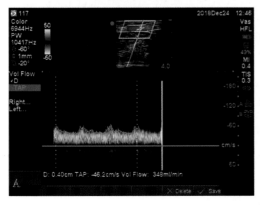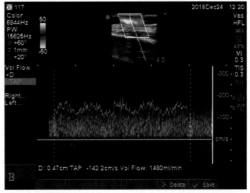

图2-3-28　术后内瘘流量

A.远端桡动脉流量348ml/min；B.静脉流出道流量1480ml/min

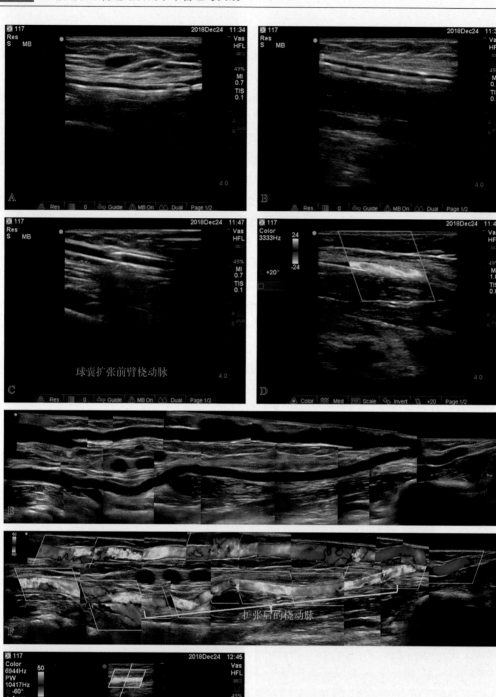

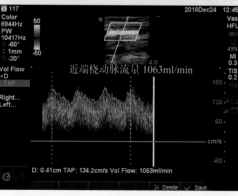

图2-3-29 手术经过（2）

A.球囊扩张流出道狭窄；B、C.球囊扩张前臂桡动脉狭窄；D.释放球囊压力后，吻合口近心端桡动脉见血流信号；E、F.扩张后的超声2D及多普勒影像图；G.吻合口近心端桡动脉流量

【Tips】

（1）肱动脉入路时，宜选择切开置鞘。由于肘部肱动脉位置较表浅，切口无须过大，其次利于安全拔鞘。

（2）经皮穿刺置鞘，拔鞘后需要局部按压止血。按压太紧，则内瘘供血减少，容易形成血栓导致瘘闭，甚至造成肢体远端盗血；压迫太松，又不容易止血，容易导致血肿压迫。

（3）肱动脉选择切开置鞘，拔鞘后缝合即可有效止血，避免了动脉压迫带来的各种风险。

8. 覆膜支架治疗 AVF 静脉端流出道狭窄

【病史简介】 患者，女性，47岁。维持性血液透析9余年，目前通路为左肘部高位AVF。3年多前因头静脉弓狭窄将头静脉转位至贵要静脉维持透析，近1年来患者反复出现透析静脉压升高，于我院行腔内血管成形术干预，狭窄部位为头静脉转位至贵要静脉处及贵要静脉汇入腋静脉处，干预后静脉压下降。近期患者再次出现透析静脉压升高来我院就诊，距上次干预时间小于3个月。

【体格检查】 左上臂高位AVF，触诊动静脉瘘口搏动，无明显震颤（图2-3-30A），头静脉转位至贵要静脉处及贵要静脉汇入腋静脉处可触及震颤。

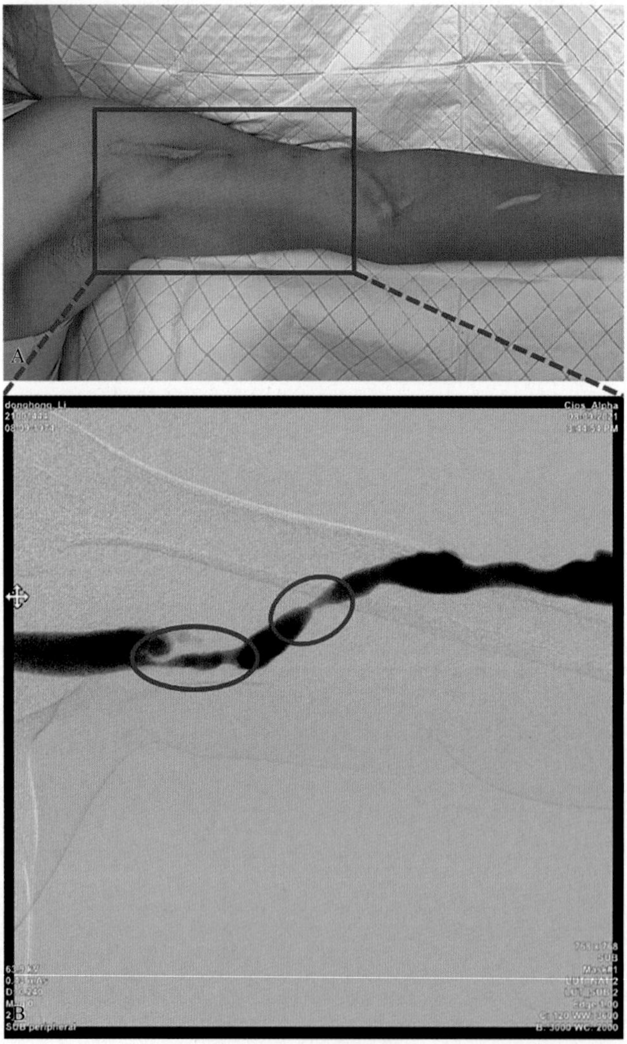

【彩色多普勒超声检查】吻合口上方流出道无明显狭窄，动脉吻合口未见异常，头静脉转位至贵要静脉处及贵要静脉汇入腋静脉处可见两处明显狭窄。

【治疗方案】 近期患者再次出现透析静脉压升高来我院就诊，距上次干预时间小于3个月，拟于DSA下球囊扩张静脉流出道狭窄并置入覆膜支架。

【手术经过】 患者仰卧位，左上肢外展，常规消毒左上肢皮肤，铺无菌巾，局部麻醉。从肘部吻合口上方向近心端方向置入穿刺针，置入7F导管鞘，拔除导管鞘针芯，DSA下见患者头静脉转位至贵要静脉处及贵要静脉汇入腋静脉处重度狭窄，程度约90%（图2-3-30 B）；全身肝素化后沿导管鞘置入0.035in（150cm）超滑导丝，路图模式下将导丝尖端调至上腔静脉，顺导丝放入高压球囊（7mm×80mm×40cm），接通高压泵，两次扩张狭窄形成处（18atm 1分钟、20atm 1分钟）

图2-3-30 术前检查

A.触诊人工血管全段（方框处）震颤较弱；B.DSA造影下见患者头静脉转位至贵要静脉处及贵要静脉汇入腋静脉处重度狭窄（圆圈处），程度约90%

（图2-3-31A），术毕造影显示狭窄明显改善（图2-3-31B），由于患者该病变处反复行PTA干预，因此，本次选择覆膜支架置入术，更换8F鞘管，沿导丝置入7mm×10cm覆膜支架，覆盖腋静脉至贵要静脉狭窄段并于病变处释放，支架与腋静脉及人工血管重叠1cm（图2-3-31C），再次复查造影示腋静脉及贵要静脉无明显狭窄，支架形态良好（图2-3-31D）。术中及术后患者未述不适，撤出导丝及导管鞘，用4-0线荷包缝合穿刺点，并压迫止血，患者安返病房。术后观察3小时，患者无特殊不适，当日出院。

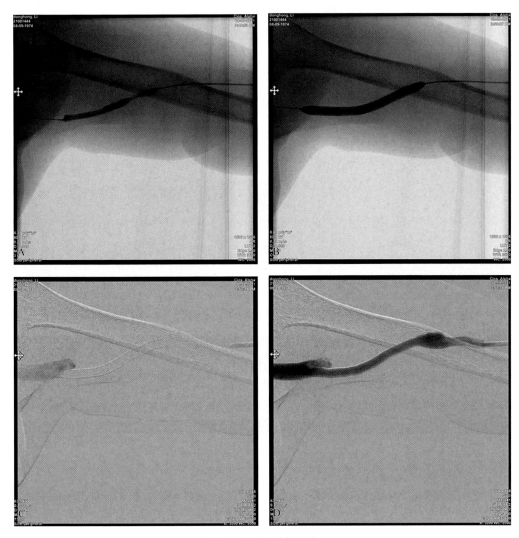

图2-3-31　手术经过

A.顺导丝放入高压球囊扩张狭窄形成处；B.术毕造影显示狭窄明显改善；C.沿导丝置入7mm×10cm覆膜支架，覆盖腋静脉至贵要静脉狭窄段并于病变处释放，支架与腋静脉及人工血管重叠1cm；D.再次复查造影示腋静脉及贵要静脉无明显狭窄，支架形态良好

【Tips】

（1）狭窄性病变扩张后易出现回弹。

（2）多次PTA干预后仍反复狭窄应放置支架。

（3）覆膜支架远期效果优于单纯球囊扩张及裸支架。

9. PTA 治疗上臂头静脉转位后 AVF 流出道狭窄伴血栓形成

【病史简介】 患者，女性，56岁。左上臂 AVF 建立 5 余年，为头静脉-肱动脉吻合。2019年9月（44个月前）因头静脉弓闭锁导致内瘘血栓闭塞，手术给予头静脉取栓后转位至贵要静脉回流，此后未规律随访。入院前一天发现内瘘震颤消失，自述入院前半个月透析静脉压已高达 220mmHg 以上（透析血流量为 250ml/min）。

【体格检查】 瘘口未触及搏动或震颤，上臂全段瘘管呈瘤样扩张状态，局部塌陷，可触及腔内质软血栓（图 2-3-32A）。

【彩色多普勒超声检查】 瘘口近端至转位吻合口之间，瘘管全段血栓形成；瘘管存在多处狭窄，最根本病变为狭窄 4，即转位吻合口狭窄；瘘口及腋静脉近端流出道通畅，腔内尚无血栓（图 2-3-32B）。

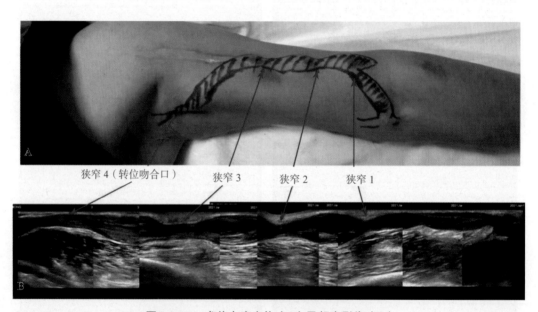

图 2-3-32　术前内瘘查体（A）及超声影像（B）

【治疗方案】 该患者转位静脉吻合口处狭窄是内瘘闭塞的病根，因内瘘闭塞时间短，术前超声检查提示血栓松软，故选择腔内球囊扩张配合溶栓的方案实现内瘘再通。

【手术经过】 患者仰卧位，左上肢外展，上臂加压，碘伏消毒左上肢皮肤，范围从左手到左上臂，铺无菌巾，用 1% 利多卡因局部麻醉，选择在远端副头静脉的盲端入路，向肢体近心端方向置入第一个益心达 6F 鞘管（图 2-3-33A），顺鞘管置入 0.035in（150cm）超滑导丝通过转位吻合口，用导丝首先建立开通流出道的扩张路径，导丝不易通过转位吻合口狭窄，在支撑导管辅助下得以通过该狭窄（图 2-3-33B）；从静脉穿刺点向瘘口方向置入第二个泰尔茂 6F 鞘管（图 2-3-33C），送入另一根 0.035in（150cm）超滑导丝通过吻合口，放置在近端肱动脉，用导丝建立开通瘘口和流入道的扩张路径，导丝也是在支撑导管辅助下穿行于血栓中，通过各狭窄，放置在近端肱动脉，此时，导丝已分别向上游流入道和下游流出道建立扩张路径（图2-3-33D），下一步准备腔内球囊碎栓操作；经两个鞘管分别向腔内推注含尿激酶10万U的稀释液，尿激酶与腔内血栓充分预混，为球囊碎栓做准备；按照顺血流方向开始碎栓操作，选择Mustang（7mm×60mm×75cm）高压球囊首先跨瘘口扩张，碎化瘘口区域血栓，并同时扩张瘘口近端静脉狭窄，利用球囊阻断瘘口期间，体外挤压瘘管辅助碎化腔内血栓（图2-3-33E），此时，上有球囊封堵瘘口，下有狭窄限制出口，瘘管内血栓无所遁藏，可以尽可能被挤压碎化，更不用担心血栓被挤入动脉内；撤出封堵在瘘口的球囊后，随即可见扩张瘘管的搏动，体外亦能触及瘘管的明显搏动，此时流入道已开通，流出道尚未通畅（处于尚未开闸放血状态），超声下管腔内虽存在尚未完全碎化的血栓，但血栓已是非常松软状态，继续扩张下游狭窄，腔内球囊挤压结合体外按压碎栓，顺血流方向逐段扩张瘘管狭窄，最后开通转位吻合口狭窄，内瘘恢复血流，但尚未达到通畅程度；彩超详细评估内瘘血流情况，进一步处理残余狭窄及附壁血栓，直至内瘘恢复通畅状态，肱动脉测血流量已达1751ml/min（图2-3-34），荷包缝合置鞘点，按压止血。

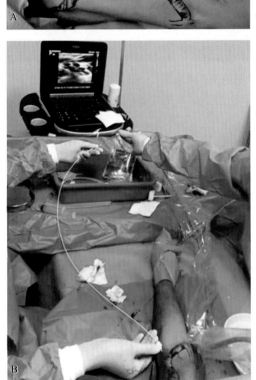
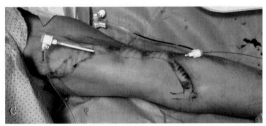
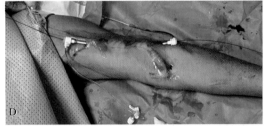
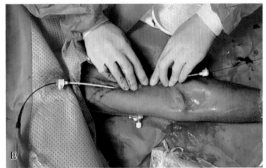

图2-3-33 手术经过

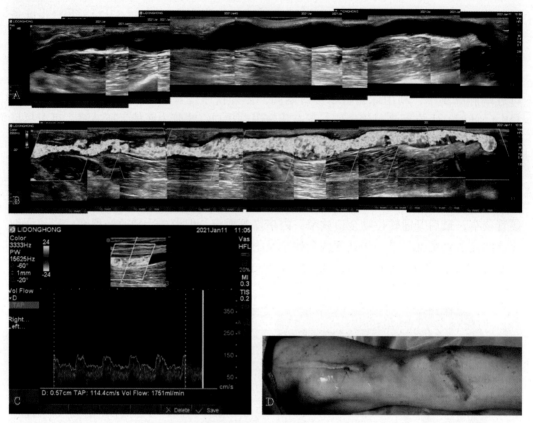

图2-3-34　术后多普勒超声及内瘘外观

【Tips】

（1）对于AVF血栓闭塞的介入处置，常规选择在未形成血栓的血管入路，以顺血流方向逐段碎栓开通内瘘，一般置入一个鞘管即可完成所有手术操作。

（2）若在内瘘长段或全段血栓形成的情况下，又或者术前评估，流出道下游存在严重狭窄病变，可能存在导丝通过困难时，则导丝必须先行向瘘口和流出道下游方向分别建立好扩张路径后，再开始腔内碎栓治疗。

（3）病变存在以上两种情况时，置入双鞘处置会更加稳妥，碎栓操作同样是从瘘口开始，以顺血流方向进行。

10. 前臂内瘘闭塞伴动脉血栓形成的腔内治疗

【病史简介】 患者，男性，67岁。既往合并2型糖尿病、高血压10余年。3年前建立右前臂Brescia-Cimino内瘘，同时建立右侧颈内静脉临时导管开始透析治疗。2年前因透析后内瘘闭塞重建，6个月后再次因流量欠佳行腔内治疗（具体方案不详）。昨日透析时发现内瘘杂音消失。

【体格检查】 右前臂可见两处陈旧性手术瘢痕，吻合口静脉流出道起始部位可见长约1.5cm的瘤样扩张，未触及震颤和杂音，上臂头静脉、贵要静脉双流出道，上臂扎止血带后可触及肘正中静脉、上臂头静脉（图2-3-35A）。

【彩色多普勒超声检查】 右前臂自体动静脉内瘘闭塞（端端吻合），未见明显血流信号。吻合口直径约5mm，内瘘吻合口动脉端可见血栓形成，静脉流出道起始部有节段性狭窄，静脉流出道瘤样扩张内可见絮状血栓形成。回流以贵要静脉为主。上臂头静脉流出道存在两处狭窄，最小处直径为2mm（图2-3-35B）。

【手术方案】 右前臂Brescia-Cimino内瘘端端吻合，上臂头静脉流出道有狭窄病变，但贵要静脉流出道通畅，因此，既往透析中无静脉压升高、流量欠佳等异常情况。因新鲜血栓形成闭塞，故拟行超声引导下经皮腔内血管成形术，通过高压球囊碎栓，同时开通上臂头静脉狭窄处，建立多条流出道。

【手术经过】 于原静脉穿刺点逆向置入5F导管鞘（图2-3-36A），沿导管鞘在超声引导下置入0.035in（150cm）导丝，调整导丝通过血栓狭窄处、内瘘吻合口，放置于上游动脉流入道；沿导丝置入高压球囊（5mm×60mm×40cm），依次从吻合口动脉端起始部逐步扩张碎栓（20atm 30秒）；更换高压球囊（7mm×60mm×40cm）于吻合口静脉起始部逐段扩张碎栓，可见球囊完全打开，无切迹形成，此时吻合口及静脉流出道可见血流信号，可触及震颤；超声下可见原瘤样扩张处血管壁有残留血栓（图2-3-36B），两次扩张残留血栓处（20atm 2分钟，20atm 1分钟）。原内瘘动脉穿刺点可触及搏动，超声提示上臂头静脉狭窄处可见脱落血栓（图2-3-36C）。退出球囊及导丝，导丝顺血流方

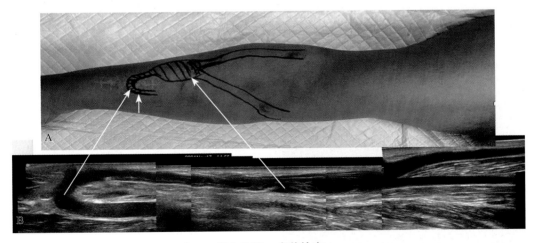

图2-3-35　术前检查

向通过前臂头静脉，放置于上臂头静脉，沿导丝置入高压球囊（7mm×60mm×40cm），
两次扩张流出道狭窄处（20atm 30秒，20atm 1分钟）（图2-3-36D），未见狭窄切迹。术
后血流恢复（图2-3-37A），即刻血流量为1212ml/min（图2-3-37B）。术中及术后患者未

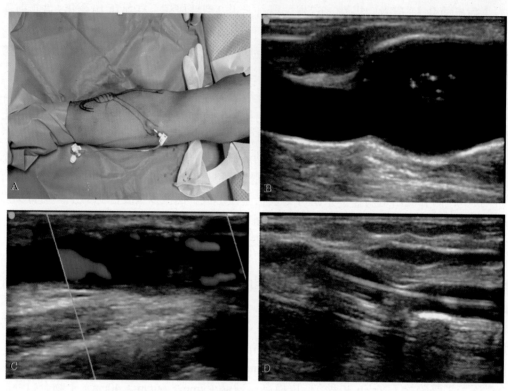

图2-3-36　手术经过

A.5F导管鞘逆向置鞘；B.附壁血栓形成；C.脱落血栓卡压于静脉流出道狭窄处；D.上臂头静脉流出道狭窄处

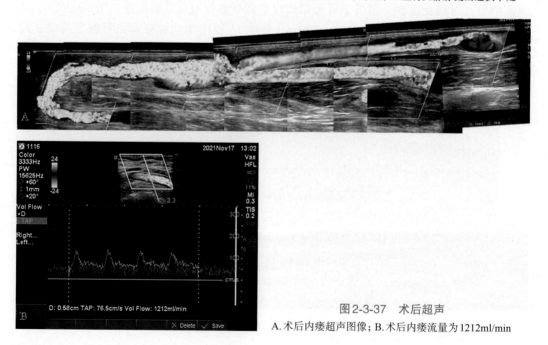

图2-3-37　术后超声

A.术后内瘘超声图像；B.术后内瘘流量为1212ml/min

述不适，撤出导丝及导管鞘，点压止血，患者安返病房。术后观察3小时，患者无特殊不适，于当日出院。

【Tips】

（1）患者前臂内瘘端端吻合，吻合口血栓形成合并静脉流出道狭窄，端端吻合后由于远心端无血流，一旦吻合口静脉流出道有血栓形成则会延伸至吻合口动脉端。

（2）对于内瘘合并血栓病例，如果血栓容积较小且新鲜，可考虑腔内开通，必要时联合局部尿激酶溶栓，创面较小，术后即刻使用；如果是陈旧性较大容积血栓，可考虑切开取栓联合腔内开通。腔内开通时需超声全程扫查通路尤其是流出道，防止血栓卡压于流出道狭窄病变处。

（3）合并多个流出道的血管通路，需要尽量保持其通畅，以缓解单通道导致的头静脉弓狭窄（头静脉单通道）、穿刺区域局限（贵要静脉流出道）等通路并发症，保证"好用"。

（4）本病例的另一特点为单鞘处理远心端和近心端病变，于正常贵要正中静脉处远心置鞘后逆向调整导丝进入上臂头静脉，这种操作需要术者有一定的腔内操作经验，必要时可考虑置双鞘开通近心端上臂头静脉流出道病变。

11. AVF 吻合口钙化伴血栓的处置

【病史简介】　患者，男性，45岁。6年前外院诊断为"尿毒症"，建立左前臂AVF后开始规律血液透析治疗，昨日透析前发现内瘘震颤消失。

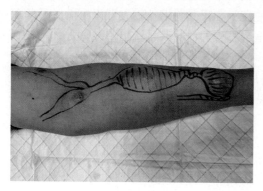

图2-3-38　术前血管描记

【体格检查】　左前臂自体动静脉内瘘，瘘口及动脉穿刺点区域管腔瘤样扩张，瘘口处局部皮温稍高、触痛（图2-3-38）。

【彩色多普勒超声检查】　左前臂桡动脉-头静脉内瘘（端端吻合），吻合口管腔钙化，吻合口后方头静脉纡曲狭窄，自近吻合口桡动脉至动脉穿刺点区域布满血栓（图2-3-39）。

【治疗方案】　该患者吻合口钙化伴头静脉纡曲狭窄，这种钙化狭窄的患者往往单纯的腔内治疗效果不佳，维持时间较短，故选择狭窄处后方重建内瘘。

【手术经过】　在吻合口近心端2cm处局部麻醉后做长约4cm的横切口，充分游离吻合口瘤样膨大及桡动脉（图2-3-40），血管夹阻断近心端桡动脉血流，用3-0丝线结扎瘤体近心端并离断头静脉，瘤体内剖面见大量钙化灶（图2-3-41），挤压出穿刺段管腔内血

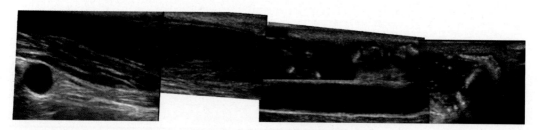

图2-3-39　术前内瘘超声

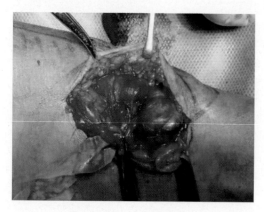

图2-3-40　手术经过（1）

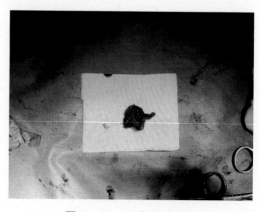

图2-3-41　手术经过（2）

栓，同样的方式理处桡动脉血管，修剪头静脉增厚内膜，因原头静脉管腔瘤样扩张明显，用7-0普林线缩窄部分静脉管腔（图2-3-42），端端吻合头静脉及桡动脉；依次释放头静脉及桡动脉血管夹，内瘘震颤良好（图2-3-43），查看皮下无明显渗血，用3-0丝线褥式缝合皮肤切口。术后多普勒测肘部肱动脉血流量为1159ml/min（图2-3-44）。

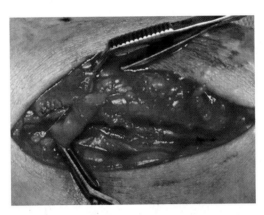

图2-3-42　手术经过（3）

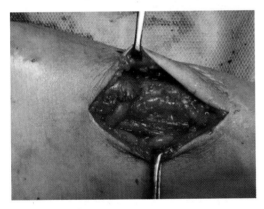

图2-3-43　手术经过（4）

端端吻合头静脉及桡动脉

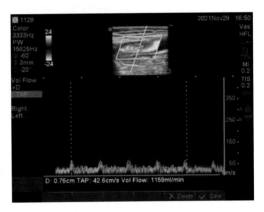

图2-3-44　术后肱动脉流量

【Tips】

（1）瘘口处的瘤样钙化往往跟患者本身钙磷代谢及瘘后管腔狭窄有关，钙化血管坚硬异常，往往腔内治疗效果较差，短期复发率高。

（2）游离膨大钙化吻合口时，需注意对桡神经的保护。

（3）动、静脉管腔内径相差较大时，吻合前可通过缝合部分管腔的方式，特别是动脉管腔粗大的患者，尽量避免术后高流量的问题。

12. 经皮腔内血管成形术治疗前臂 AVF 吻合口钙化及近端桡动脉闭塞

【病史简介】 患者，男性，66岁。既往有"高血压、糖尿病"病史20余年，7年前诊断为"尿毒症"，行左前臂AVF后规律血液透析治疗，近1周出现透析后期流量不足（＜200ml/min），来院就诊。

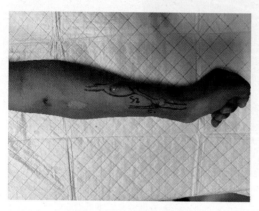

图 2-3-45　术前内瘘查体

【体格检查】 左前臂桡动脉-头静脉端侧吻合口内瘘，动脉穿刺点处管腔瘤样膨大，瘘口处触及搏动，S2处强震颤（图2-3-45）。

【彩色多普勒超声检查】 血流信号淤滞，S1段管腔内未见明显血流信号，吻合口远端桡动脉及吻合口上方头静脉呈高流速血流信号（图2-3-46A），术前测肘部肱动脉血流量为669ml/min（图2-3-46B）。

【治疗方案】 该患者左前臂自体动静脉内瘘，吻合口近心端因狭窄钙化闭塞，内瘘靠远端桡动脉供血，吻合口近心端头静脉长段管腔狭窄，故选择腔内球囊扩张开通吻合口近心端桡动脉闭塞点同时扩张头静脉狭窄段的手术方式。

【手术经过】 患者仰卧位，左上肢外展，碘伏消毒左上肢皮肤，范围从左手到左上臂，铺无菌巾，用1%利多卡因局部麻醉穿刺置鞘点皮肤，选择泰尔茂5F穿刺针，从原内瘘静脉穿刺点处向肢体远心端穿刺置入5F鞘管，含15mg肝素钠的盐水顺鞘管注入，超声引导下穿刺肘部肱动脉，留置套管针的套管，顺套管置入0.035in（150cm）超滑导丝，超声实时引导下通过桡动脉闭塞段，导丝尖端经头静脉鞘管引出，建立牵张导丝（图2-3-47A），选择4mm×40mm×75cm高压球囊，顺鞘管端导丝引入，球囊完整覆盖桡动脉闭塞点后，缓慢加压至球囊完全打开（图2-3-47B），维持压力3分钟后缓慢撤压，瘘口触诊搏动感增强，更换6mm×60mm×40cm高压球囊；以同样的方式处置头静脉狭窄段，释放球囊压力后，内瘘触诊震颤明显，超声下见手术区域血管无明显残余狭窄及血肿后，撤出球囊及导丝，拔鞘按压。术后超声多普勒模式见吻合口近心端桡动脉血流恢复（图2-3-48A），肘部肱动脉即时血流量1502ml/min（图2-3-48B）。

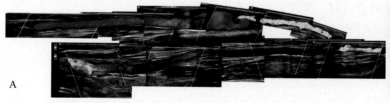

图 2-3-46　术前内瘘超声
A.术前内瘘多普勒图像；B.术前肱动脉流量

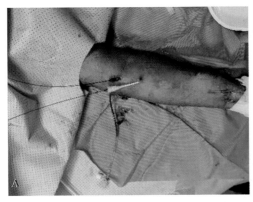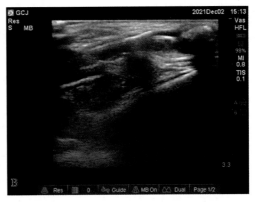

图2-3-47 手术经过

A.建立牵张导丝扩张路径；B.球囊扩张闭塞段桡动脉

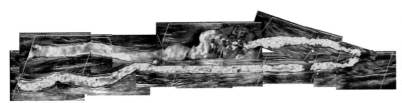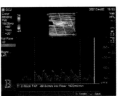

图2-3-48 术后内瘘超声

A.术后内瘘多普勒影像；B.术后肱动脉流量

【Tips】

（1）闭塞血管开通的前提是闭塞段血管的两端，超声必须要能看到正常血管的管腔。

（2）临床上自体动静脉内瘘流入道动脉闭塞的部位，多在靠近吻合口的"足跟"部位，跟内瘘建立时的角度、缝合，以及患者本身钙磷代谢的异常都有一定关系。

（3）对于内瘘"足跟"部位闭塞的置鞘，常可分3种，即流出道宽大处、远端桡动脉（切开或直穿）、肘部肱动脉（切开或直穿）。理论上建立牵张导丝的方式，会更好的增加导丝的支撑性，但需注意置鞘点与病变处之间动脉的一般情况，是否有明显的扭曲狭窄，甚至斑块的存在。

13. 经皮腔内血管成形术治疗前臂 AVF 血栓

【病史简介】 患者，男性，60岁。既往有"高血压"病史20余年，8年前诊断为"尿毒症"，行左前臂AVF后开始规律血液透析治疗，昨日透析前发现内瘘震颤消失，来院就诊。

【体格检查】 左前臂端端吻合口内瘘，动脉穿刺点处瘤样膨大，触痛明显，未触及明显搏动与震颤。

【彩色多普勒超声检查】 吻合口至穿刺点血栓附着，S1、S2、S3存在明显管腔狭窄，吻合口处见明显钙化斑块，桡动脉中段血流淤滞（图2-3-49）。

【治疗方案】 患者为左前臂端端吻合自体动静脉内瘘，血栓形成时间不长，内瘘动脉穿刺点后方存在明显管腔狭窄，拟尿激酶溶栓联合腔内球囊扩张方式实现内瘘再通。

【手术经过】 患者仰卧位，左上肢外展，上臂加压，碘伏消毒左上肢皮肤，范围从左手到左上臂，铺无菌巾，超声引导下在肘横纹贵要静脉处向肢体远端方向穿刺置入6F鞘管（图2-3-50A），含15mg肝素钠的盐水顺鞘管推入，0.035in（150cm）超滑导丝顺鞘管置入，超声实时引导下将导丝调整至桡动脉中段（本病例因桡动脉中段钙化纤曲，避免导丝牵张损伤动脉），顺导丝置入高压球囊Mustang（7mm×60mm×40cm），球囊头端跨过吻合口置入桡动脉内，撤出导丝，10万U尿激酶顺球囊缓慢注入（图2-3-50B）；重新置入导丝，扩张吻合口起始部（8atm维持压力1分钟，图2-3-50C），S2部位见明显的球囊切迹（图2-3-50D），释放球囊压力后，后撤球囊，完整覆盖S2及S3病变（图2-3-50E，20atm维持2分钟），配合体外挤压瘤体，充分碎化血栓。缓慢释放球囊压力后，内瘘血流

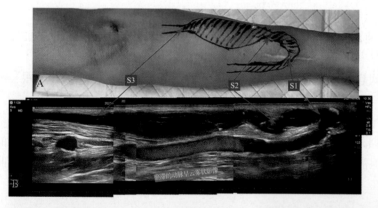

图2-3-49　术前检查

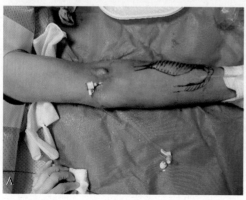

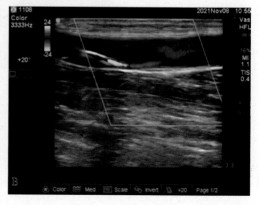

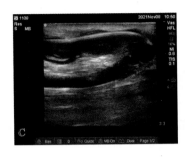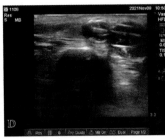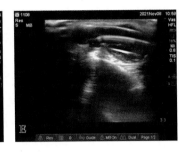

图2-3-50　手术经过

A.肘横纹贵要静脉处入路；B.顺球囊推入尿激酶；C.扩张S1病变；D、E.扩张S2、S3病变

恢复，内瘘触诊震颤明显。术后超声提示管腔完整，未见残余血栓及血管撕裂，多普勒模式下血流信号丰富（图2-3-51），术后肱动脉即时血流量为1216ml/min（图2-3-52）。

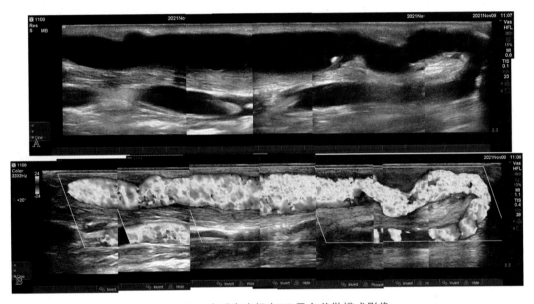

图2-3-51　术后内瘘超声2D及多普勒模式影像

【Tips】

（1）判断腔内血栓能否碎化要看以下几个方面。①内瘘闭塞的时候，时间越短成功率越高；②触诊及超声探头按压感，新鲜血栓往往会有松动感，甚至可以随探头挤压左右波动；③流入道动脉的强度及血栓后方流出道的通畅情况。

（2）流入道动脉扭曲严重的话，导丝强行通过往往会牵张动脉造成不必要的内膜损伤。

（3）本病例S3处狭窄是血栓的最后一道闸门，在保证瘤体血栓充分碎化后最后打开。

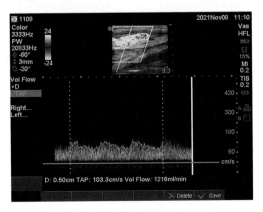

图2-3-52　术后肘部肱动脉流量

14. 经皮腔内血管成形术治疗前臂 AVF 闭塞

【病史简介】　患者，男性，75岁。8年前因"糖尿病肾病"进展至尿毒症，外院行左前臂AVF，2天前透析后发现内瘘震颤消失。

【体格检查】　左前臂AVF，动脉穿刺点位于吻合口近端5cm处；静脉穿刺点位于肘部贵要正中静脉，静脉穿刺点呈瘤样膨大，可触及膨大内质软血栓（图2-3-53）。

【彩色多普勒超声检查】　前臂桡动脉-头静脉端侧吻合AVF，远端桡动脉已经闭塞，因此，动脉和静脉内长段血栓形成（端侧吻合的内瘘如果闭塞，动脉血流仍然是通畅的，动脉内一般不至于形成血栓），动脉穿刺点前方见内膜增厚伴管腔狭窄（图2-3-54）。

【治疗方案】　内瘘闭塞的原因主要与3处狭窄有关，分别为桡动脉中段、近吻合口桡动脉和近吻合口静脉（下图红色标注），血栓的范围即在桡动脉中段狭窄和静脉狭窄之间的长段血管。拟流出道置鞘、腔内碎栓治疗。

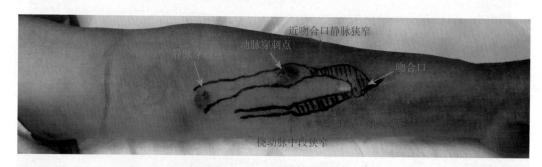

图2-3-53　术前血管描记

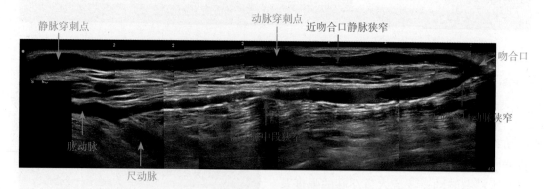

图2-3-54　术前内瘘超声

【手术经过】　患者仰卧位，左上肢外展，碘伏消毒左上肢皮肤，范围从左手到左上臂，用1%利多卡因局部麻醉后，从原静脉穿刺点处向肢体远端方向穿刺置入益心达5F鞘管（图2-3-55），顺鞘管推入肝素钠（15mg）盐水，0.035in（150cm）超滑导丝顺鞘管置入，超声实时引导下将导丝尖端通过吻合口置入近心端桡动脉内，选择Mustang

（6mm×60mm×40cm）高压球囊自桡动脉中段病变位置开始顺血流方向逐段扩张血栓病变，释放球囊压力后，内瘘可触摸明显震颤，超声下见血流信号恢复（图2-3-56）。撤出球囊导丝后，荷包缝合置鞘点，加压包扎。术闭内瘘血流恢复，桡动脉内测血流量达1402ml/min（图2-3-57）。

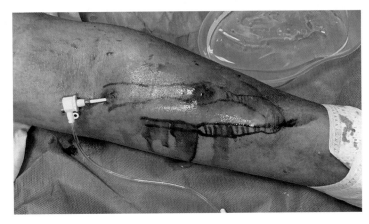

图2-3-55　经静脉穿刺点入路

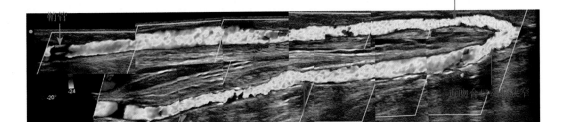

图2-3-56　术后内瘘多普勒超声图像

【Tips】

（1）一般来说只要内瘘流出道存在，内瘘血栓闭塞性病变都是可以单纯PTA或者联合开放手术开通的。

（2）无论AVF亦或AVG，血栓闭塞后，PTA顺利开通需满足以下3点。①流出道必须非常通畅；②血栓要充分碎裂；③流入道能提供充足的血流（供血动脉和吻合口如存在狭窄，要首先处理）。

（3）术前血管评估。首先，超声判断流出道是否通畅（狭窄不担心，就怕流出道没了）；其次，判断吻合口及供血动脉

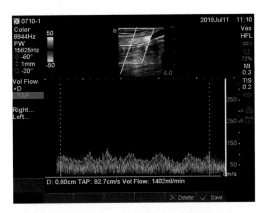

图2-3-57　术后肱动脉流量

的状况（可以通过触诊或者超声探查供血动脉是否有明显的搏动，搏动越强提示动脉供血越好）；最后，触诊结合超声判断血栓的新旧程度，陈旧的血栓质地坚硬，并与血管壁粘连，很难通过腔内治疗处理。

15. 经皮腔内血管成形术治疗 AVF 长段流出道闭塞

【病史简介】 患者，女性，48岁。6个月前建立左前臂AVF，近1周出现透析中流量不佳。

【体格检查】 内瘘尚未闭塞，瘘口处仍可触及明显搏动与震颤；前臂动脉穿刺点处可触及皮下肿块，质硬，可能与皮下血肿有关；动脉穿刺点近心端外侧可触及细微震颤，静脉穿刺点位于肘正中静脉（图2-3-58）。

【彩色多普勒超声检查】 左前臂AVF端侧吻合；前臂头静脉动脉穿刺点下方血肿，后方流出道主干闭塞，闭塞段长约4cm，血流从副头静脉代偿回流，副头静脉内径纤细，流出道上游血流淤滞；流出道下游头静脉通畅无狭窄（图2-3-59A，图2-3-59B）；吻合口近端桡动脉测血流量为185ml/min（图2-3-59C）。

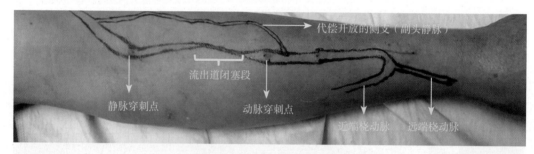

图2-3-58 术前内瘘查体

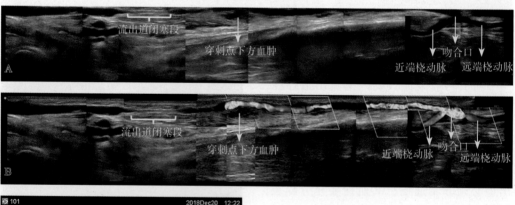

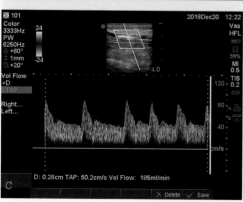

图2-3-59 术前内瘘超声

A、B.术前超声2D及多普勒影像图；C.吻合口近端桡动脉测血流量为185ml/min

【治疗方案】 拟静脉穿刺点逆血流置鞘，开通头静脉-正中静脉闭塞管腔。

【手术经过】 患者仰卧位，左上肢外展，上臂加压，碘伏消毒左上肢皮肤，范围从左手到左上臂，铺无菌巾，上臂加压，超声引导下在肘横纹贵要静脉处向肢体远端方向穿刺置入泰尔茂6F鞘管（图2-3-60A），15mg肝素钠全身化抗凝，0.035in（150cm）超滑导丝顺鞘管置入，超声实时引导下将导丝尖端通过头静脉闭塞段置入吻合口远端桡动脉内（图2-3-60B），顺导丝置入Mustang（6mm×80mm×75cm）高压球囊，完整覆盖闭塞段管腔，缓慢加压至球囊完全打开，维持2分钟后缓慢撤压，超声实时观察病变管腔无明显撕裂、血肿后，撤出球囊及导丝，拔鞘并按压止血。闭塞段开通前后彩色多普勒超声影像对比见图2-3-61，分别测量吻合口远、近端桡动脉血流量（图2-3-62）。

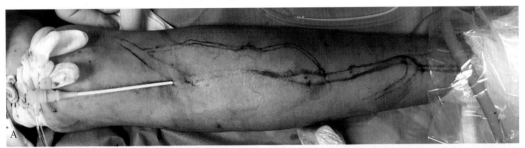

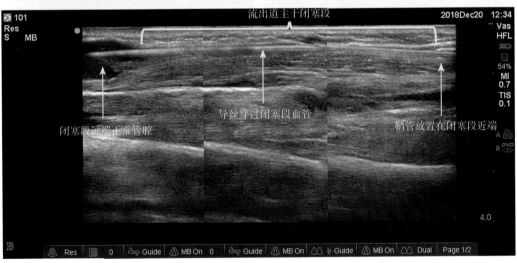

图2-3-60　术中超声引导下置入鞘管及导丝

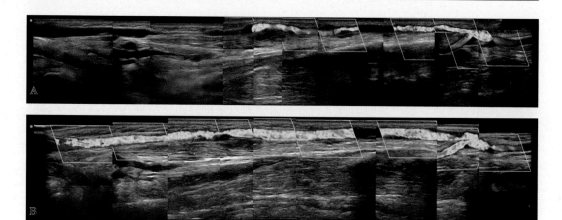

图 2-3-61　闭塞段静脉治疗前、后超声

A.治疗前；B.治疗后

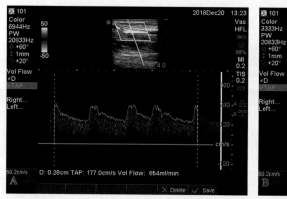 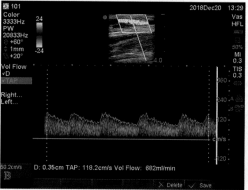

图 2-3-62　术后桡动脉流量

A.吻合口远端桡动脉流量；B.吻合口近端桡动脉流量

【Tips】

（1）闭塞血管开通的前提是闭塞段血管的两端，超声必须要能看到正常血管的管腔。

（2）对于一些闭塞时间不长的血管，尤其长段闭塞，其血管腔隙尚在，可以尝试泥鳅导丝开通，或者软头导丝开通，泥鳅导丝适合钻入无阻隔的细小腔隙，由于泥鳅导丝前端质软，后方给予鞘管支撑会更好。

（3）对于一些隔膜阻隔的闭塞，可以尝试软头导丝开通，或者鞘管芯开通，再或者尝试导丝硬头开通；对于坚韧的隔膜闭塞，必要时需要钢针锐性开通（任何锐性开通，管腔内的钢丝或者钢针一定要与闭塞血管管腔平行）。

（4）虽然超声是二维的，而锐性穿刺进针方向是四维的，但是可以通过对针柄上下前后的调控，使得穿刺针在超声探头下（必须平面内穿刺）始终保持显影，以确保进针的正确方向。

16. 经皮腔内血管成形术治疗内瘘吻合口重建后合并血栓形成

【病史简介】 患者，男性，67岁。2年前建立左前臂AVF，开始规律透析治疗。2个月前因内瘘血栓闭塞，外院就诊给予开放取栓，并在原瘘口近端重建吻合口恢复内瘘血流，继续维持原穿刺点透析治疗，但术后透析流量一直欠佳，勉强维持透析流量200ml/min。

【体格查体】 透析动、静脉穿刺点分别位于前臂瘘口近端头静脉和上臂头静脉，触诊瘘口以搏动为主，其近端动脉穿刺点区域震颤增强，肘部头静脉可以触及细微震颤，加压后上臂头静脉触诊仍充盈不良（图2-3-63A）。

【彩色多普勒超声检查】 左前臂端侧吻合瘘口，其远端仍可见废弃瘘口及结扎后的头静脉残端；内瘘主要存在3处病变，分别为瘘口近端静脉短段狭窄，即动脉穿刺点狭窄（狭窄S1）；肘部头静脉狭窄，即静脉穿刺点远端狭窄（狭窄S2）；贵要正中静脉长段闭锁（图2-3-63B，图2-3-63C）。肱动脉血流量测量见图2-3-64。

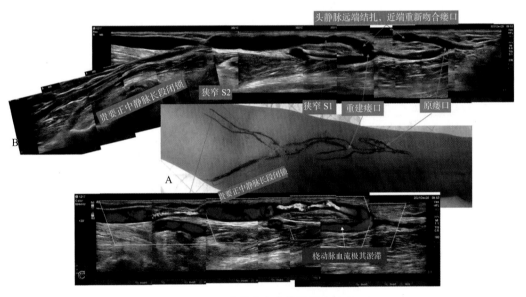

图2-3-63　术前内瘘查体及超声检查

【治疗方案】 患者内瘘流量不佳与穿刺点内膜增厚、管腔狭窄有关，选择原废弃内瘘吻合口入路，通过腔内球囊扩张的方式改善头静脉两处狭窄病变，最后处理闭塞段血管。

【手术经过】

（1）因为内瘘远端尚存在废弃的原瘘口和桡动脉，当然首选通路以外入路，用1%利多卡因局部麻醉后，超声引导下从远端残存的瘘口向肢体近心端方向穿刺置入泰尔茂5F套管，发挥原瘘口"余热"（图2-3-65）；0.035in（150cm）超滑导丝通过吻合口及头静脉两处狭窄，导丝尖端放置在下游流出道；选择Mustang内径为6mm×40mm×75cm高压球囊，以逆血流顺序先后扩张头静脉两处狭窄，球囊扩张头静脉两处狭窄时的腰线

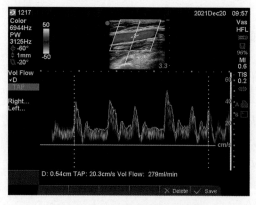

图 2-3-64　术前肱动脉血流量

见图 2-3-66，球囊压力释放后，瘘口即恢复增强血流信号；内瘘已经恢复通畅，但要获得更持久的使用还需开通贵要正中静脉，对于闭锁血管的开通，首先应以"由易到难"的原则进行，即从当前鞘管推送导丝，尝试顺向钻过闭锁段，但是连闭锁的腔隙都无法钻入，只能再尝试导丝逆向开通；超声引导下经肘上贵要静脉向肢体远心端穿刺套管针，尝试从贵要静脉推送导丝逆向钻入闭锁段病变；在鞘芯的支撑下，导丝已深入闭锁腔隙内，但最后还差 1cm 的距离，导丝始终无法突破最后的闭锁点，反复钻至夹层中，无法贯穿至右侧的正常管腔（图 2-3-67）。对于闭锁血管的开通，其次应以"先柔后刚"的原则进行，既然泥鳅导丝始终无法突破，只能以锐性穿刺钢针贯穿闭锁（图 2-3-68，红色箭头为穿刺针拟进针方向，贯穿两端正常的管腔），超声引导套管针穿刺，贯穿闭锁段病变，并经套管送入 0.035in（150cm）导丝从鞘管逆向引出体外（图 2-3-69），再经导丝从鞘管向腔内送入球囊，球囊尖端通过锐性穿刺段病变后，撤出导丝，重新经球囊导管向腔内送入导丝，并调整导丝至贵要静脉下游，即采取"穿针引线，球囊摆渡"的策略，辅助导丝通过，建立扩张路径，经球囊扩张顺利开通闭锁段病变，恢复贵要静脉血流。

（2）术后内瘘恢复通畅，内瘘分别向头静脉和贵要静脉方向回流（图 2-3-70），仍可维持原穿刺点透析，并且必要时贵要正中静脉亦可穿刺，肱动脉测血流量为 1422ml/min，呈明显低阻波形（图 2-3-71）。

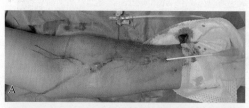

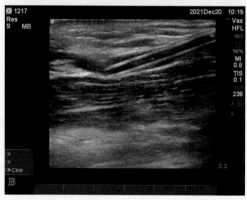

图 2-3-65　手术经过（1）

选择从远端废弃瘘口穿刺置鞘

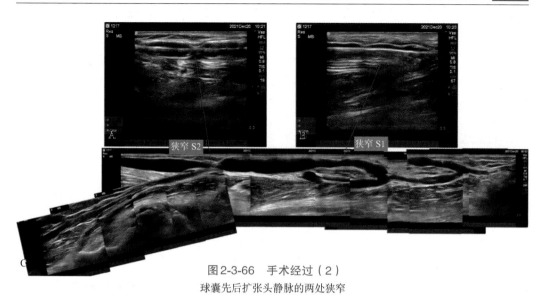

图2-3-66　手术经过（2）

球囊先后扩张头静脉的两处狭窄

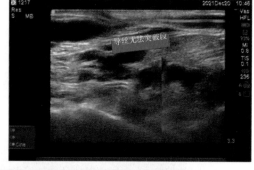

图2-3-67　手术经过（3）

导丝反复钻至上方的夹层中，无法突破至右侧正常
管腔内

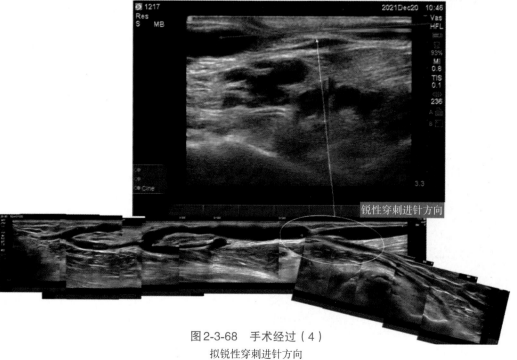

图2-3-68　手术经过（4）

拟锐性穿刺进针方向

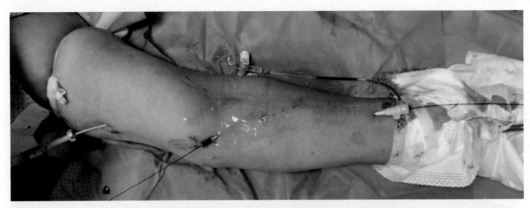

图2-3-69　手术经过（5）

先后从3个部位尝试导丝柔性通过或套管针刚性穿刺开通闭锁病变

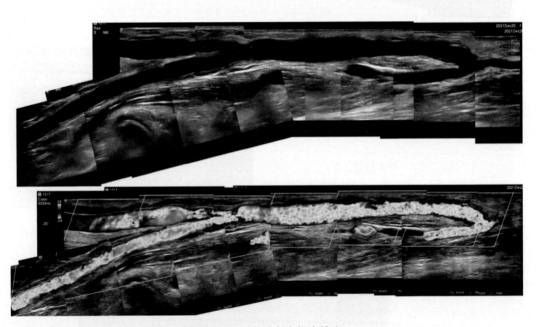

图2-3-70　术后内瘘超声检查

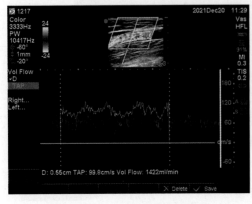

图2-3-71　术后肱动脉测血流量

【Tips】

（1）对于前臂AVF血栓形成，可以采取开放术式取栓、重建吻合口、修复内瘘，但在更多的情况下血栓形成是由于有血管狭窄的存在，因此需要解除狭窄病变，恢复内瘘通畅。

（2）狭窄病变的解除可以采用PTA或外科手术切除狭窄段血管，但后者会损失一段瘘管；对于血管资源有限的病例，PTA的方式更合适。

17. 经皮腔内血管成形术治疗 AVG 静脉端吻合口狭窄

【**病史简介**】　患者，男性，79岁。1年多前慢性肾功能不全进展至尿毒症期，当时无合适的自体静脉建立AVF，遂建立左前臂AVG维持性血液透析至今，无手术干预AVG病史。1周前患者透析静脉压升高，今日仍无明显改善，来我院就诊。

【**体格检查**】　左前臂AVG触诊提示AVG全段震颤较弱，吻合口处可触及强震颤。

【**彩色多普勒超声检查**】　提示动静脉内瘘通畅，血流量约700ml/min。吻合口处可见一处约2cm狭窄，狭窄程度＞50%，静脉穿刺点轻度病变。

【**治疗方案**】　多普勒彩超提示穿刺点及吻合口处病变，但无法探及锁骨下静脉、头臂静脉，以及上腔静脉是否存在病变，遂拟于DSA下行PTA术。

【**手术经过**】　患者仰卧位，左上肢外展，常规消毒左上肢皮肤，铺无菌巾，局部麻醉，从人工血管动脉穿刺点处向静脉侧近心端方向置入穿刺针，置入6F导管鞘（图2-3-72A），拔除导管鞘针芯，行DSA下血管造影，提示人工血管内显影清晰，穿刺点及静脉吻合口存在中度狭窄（图2-3-72B），腋静脉、上腔静脉管腔未见异常；沿导管鞘置入0.035in（150cm）导丝（图2-3-72C），路图模式下将导丝尖端调至上腔静脉；顺导丝放入高压球囊（6mm×60mm×75cm）图2-3-72D，接通高压泵（图2-3-72E），两次扩张静脉吻合口狭窄形成处（24atm 2分钟，20atm 1分钟），球囊完全打开，再次造影，静脉吻合口狭窄打开（图2-3-73A，图2-3-73B），调整球囊两次扩张穿刺点狭窄处（24atm 1分钟），球囊完全打开，造影下见狭窄段内径明显增加（图2-3-73C），以稀肝素盐水冲洗静脉，术毕人工血管震颤明显加强，术中及术后患者未述不适，撤出导丝及导管鞘，用4-0线荷包缝合穿刺点，并压迫止血，患者安返病房。术后观察3小时，患者无特殊不适，于当日出院。

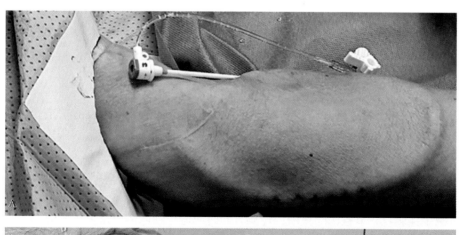

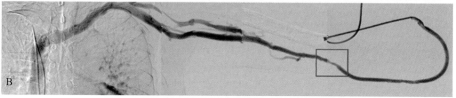

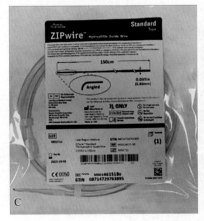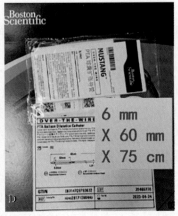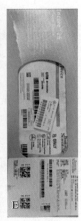

图2-3-72 手术经过（1）

A.从人工血管动脉穿刺点处向静脉侧近心端方向置入穿刺针，置入6F导管鞘；B.行DSA下血管造影提示人工血管内显影清晰，穿刺点及静脉吻合口存在中度狭窄；C.0.035in（150cm）亲水导丝；D.6mm×60mm×75cm规格球囊；E.压力泵

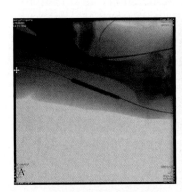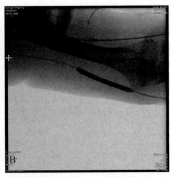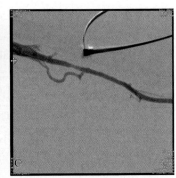

图2-3-73 手术经过（2）

A、B.顺导丝放入高压球囊，扩张静脉吻合口狭窄形成处，再次造影，吻合口处狭窄打开；C.造影下见狭窄段内径明显增加

【Tips】

（1）AVG出现静脉压升高，拔针止血时间延长，听诊呈单相收缩期杂音，全段震颤较弱而流出道某一处存在强震颤，应高度怀疑此处存在狭窄病变，该强震颤是由于狭窄病变处血液流速快所致。

（2）本病例动脉穿刺点无明显病变，故未反转鞘管处理动脉穿刺点；若需处理动脉穿刺点病变，则可于人工血管U形袢处置鞘，通过反转鞘管分别对动脉端和静脉端进行治疗可减少穿刺点，节省医疗费用；转换方向时应避免动脉鞘脱出人工血管。

18. 覆膜支架治疗 AVG 静脉端流出道狭窄

【病史简介】　患者，女性，58岁。16年前患者诊断为尿毒症后建立左前臂AVF维持性血液透析，1年后行肾移植术关闭前臂AVF，3年后移植肾失功，然后建立左肘部高位AVF，使用其维持性血液透析；5年前因其闭塞于右侧颈内置入长期导管进行透析，曾有导管感染病史。2年前于我院建立左上臂AVG维持性血液透析至今，近1年患者反复出现透析静脉压升高，于我院行腔内血管成形术干预，狭窄部位在吻合口上方，干预后静脉压下降。近期患者再次出现透析静脉压升高来我院就诊，距上次干预时间小于3个月。

【体格检查】　左上臂U形人工血管，触诊人工血管全段震颤较弱（图2-3-74A），吻合口上方可触及震颤。

【彩色多普勒超声检查】　提示人工血管管腔无明显狭窄，穿刺点轻度病变，动脉吻合口未见异常；静脉吻合口及上方贵要静脉一处明显狭窄，管腔内膜增厚，几近闭塞（图2-3-74B至图2-3-74E）。

【DSA检查】　提示人工血管静脉吻合口上方贵要静脉有一处明显狭窄，狭窄程度约80%（图2-3-74F）。

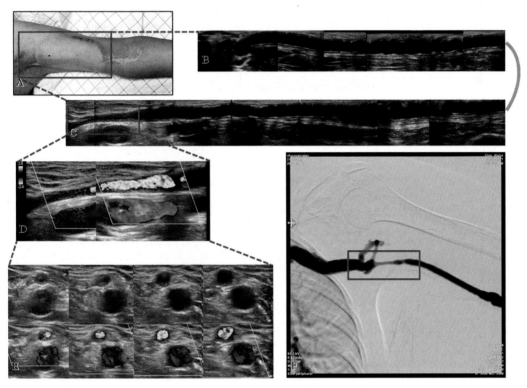

图2-3-74　术前内瘘查体及超声、DSA检查

A.左上臂U形人工血管，触诊人工血管全段震颤较弱；B～E.彩色多普勒超声示人工血管管腔无明显狭窄，穿刺点轻度病变，动脉吻合口未见异常，静脉吻合口及上方贵要静脉一处明显狭窄，管腔内膜增厚，几近闭塞；F.DSA造影检查提示人工血管静脉吻合口上方贵要静脉有一处明显狭窄，狭窄程度约80%

【治疗方案】 患者该病变部位曾多次行PTA术，此次入院拟于DSA下球囊扩张静脉流出道狭窄，并置入覆膜支架以改善远期通畅率。

【手术经过】 患者仰卧位，左上肢外展，常规消毒左上肢皮肤，铺无菌巾，局部麻醉；从人工血管U形祥向近心端方向置入穿刺针，置入7F导管鞘（图2-3-75A），拔除导管鞘针芯，DSA下见人工血管静脉吻合口及上方贵要静脉有一处明显狭窄，狭窄程度约80%，头臂静脉、上腔静脉血流通畅。全身肝素化后沿导管鞘置入0.035in（150cm）亲水导丝，路图模式下将导丝尖端调至上腔静脉，用7mm×60mm×75cm球囊导管两次扩张人工血管静脉吻合口及上方贵要静脉狭窄处，压力20atm，持续约2分钟（图2-3-75B，图2-3-75C），撤出球囊后鞘管内提示狭窄段血管回缩明显，经导丝引入7mm×50mm覆膜支架，覆盖人工血管静脉吻合口及上方狭窄处并释放（图2-3-75D），再次复查造影见人工血管及静脉吻合口血流通畅，支架形态良好（图2-3-75E）。术中及术后患者未述不适，撤出导丝及导管鞘，用4-0线荷包缝合穿刺点，并压迫止血，患者安返病房。术后观察3小时，患者无特殊不适，当日出院。

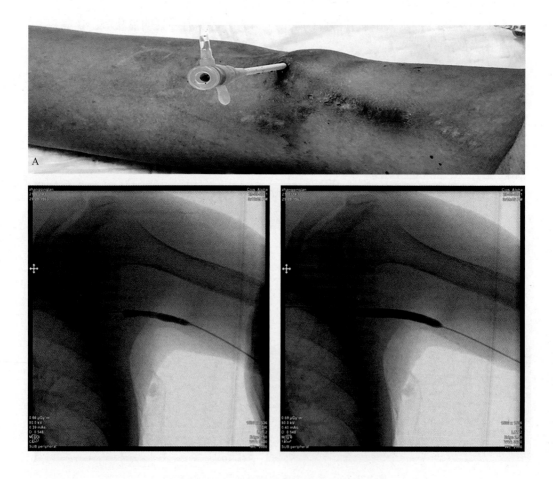

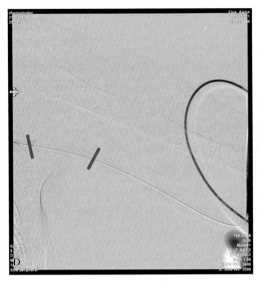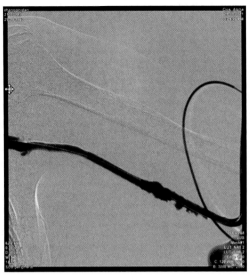

图2-3-75　手术经过

A.从人工血管U形襻向近心端方向置入穿刺针，置入7F导管鞘；B、C.球囊导管2次扩张人工血管静脉吻合口及上方贵要静脉狭窄处，压力20atm，持续约2分钟；D.经导丝引入7mm×50mm覆膜支架，覆盖人工血管静脉吻合口及上方狭窄处并释放；E：再次复查造影见人工血管及静脉吻合口血流通畅，支架形态良好

【Tips】

（1）狭窄性病变扩张后易出现回弹。

（2）多次PTA干预后仍反复狭窄应放置支架。

（3）AVG静脉端吻合口覆膜支架远期效果优于单纯球囊扩张及裸支架。

19. 覆膜支架治疗 AVG 假性动脉瘤

【病史简介】 患者，女性，49岁。维持性血液透析6年余，6年前曾行右侧颈内长期导管维持性透析5年，因导管流量不佳1年前于我院建立左前臂肱动脉-贵要静脉AVG。此次因AVG动脉穿刺点隆起就诊。

【体格检查】 左前臂U形AVG，可触及明显震颤；动脉穿刺点部位可见皮肤隆起，可触及搏动；左臂无明显水肿，无压痛；手指皮肤运动及感觉正常。

【彩色多普勒超声检查】 提示左前臂AVG动脉穿刺点部位表面可见约3cm×3cm搏动性无回声区（图2-3-76A）；CDFI显示无回声区内有血流信号，并与人工血管前壁相通（图2-3-76B）；人工血管破裂口直径约0.2cm，考虑为假性动脉瘤。AVG管腔通畅。

【治疗方案】 患者AVG假性动脉瘤诊断明确，为防止假性动脉瘤破溃导致出血、感染、AVG废弃等并发症，应及时处理。拟于DSA下放置覆膜支架。

【手术经过】 患者仰卧位，左上肢外展，常规消毒左上肢皮肤，铺无菌巾，局部麻醉。从人工血管静脉吻合口下方向肢体远端方向置入穿刺针，置入7F导管鞘，拔除导管鞘针芯，沿鞘管置入0.035in（150cm）亲水导丝及H1导管，H1导管位置位于动脉吻合口处，经H1导管造影显示人工血管动脉穿刺点处瘤样膨大（图2-3-76C）。沿H1导管置入0.035in（150cm）导丝，撤出H1导管，全身肝素化，经导丝引入6mm×50mm覆膜支架，覆盖人工血管破口处并释放，再次复查造影见假性动脉瘤破口处完全封闭，管腔连续性好（图2-3-77A）；彩色多普勒超声提示原无回声区内无血流信号（图2-3-77B，

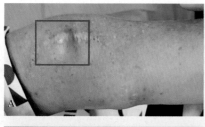
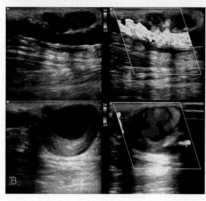
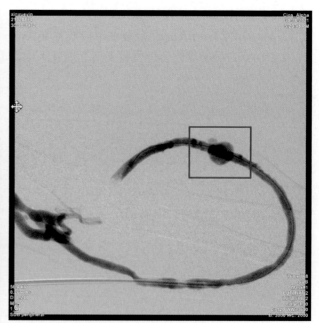

图2-3-76 术前AVG超声及术中造影

A.彩色多普勒超声检查提示左前臂AVG动脉穿刺点部位表面可见约3cm×3cm搏动性无回声区；B.CDFI显示无回声区内有血流信号并与人工血管前壁相通；C.经H1导管造影显示人工血管动脉穿刺点处瘤样膨大

图2-3-77C）；经鞘管造影显示人工血管流出道及中心静脉无明显狭窄，用4-0线荷包缝合穿刺点，并压迫止血，患者安返病房。术后观察3小时，患者无特殊不适，于当日出院。出院后门诊透析更换动脉穿刺点，动静脉端压力正常，透析过程顺利（图2-3-77D，图2-3-77E）。

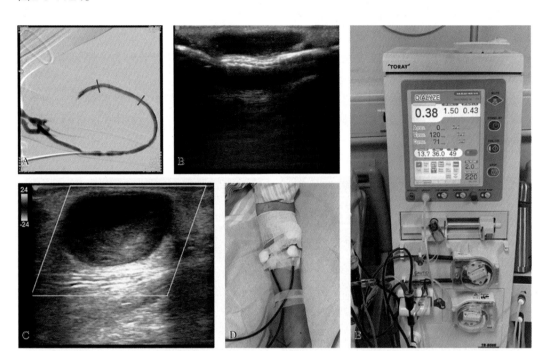

图2-3-77　手术经过

A.经导丝引入6mm×50mm覆膜支架，覆盖人工血管破口处并释放，再次复查造影见假性动脉瘤破口处完全封闭，管腔连续性好；B、C.彩色多普勒超声提示原无回声区内无血流信号；D、E.透析更换动脉穿刺点，动静脉端压力正常，透析过程顺利

【Tips】

（1）覆膜支架为AVG假性动脉瘤治疗方法之一。

（2）人工血管下壁破裂假性动脉瘤可位于深筋膜层，易导致骨筋膜室综合征，同样可以用覆膜支架处理AVG下壁破裂病变。

（3）覆膜支架放置后，穿刺时间以及是否可以经支架穿刺维持性血液透析尚无共识，长期穿刺可能会造成支架解体，应尽量避免支架反复穿刺。

20. 切割球囊治疗 AVG 流出道瓣膜病变

【病史简介】 患者，女性，63岁。既往有"高血压、糖尿病"病史20余年，8年前行左前臂AVF术后开始规律血液透析治疗，2年前AVF失功后建立左前臂袢式AVG，因"透析中静脉压升高半月余（160～180mmHg）"入院。

【体格检查】 左前臂袢式人工血管内瘘，触诊人工血管以搏动为主，静脉吻合口处强震颤。

【彩色多普勒超声检查】 超声下可见静脉吻合口处瓣膜增厚伴管腔狭窄（图2-3-78A）；多普勒模式下血流信号杂乱（图2-3-78B），瓣膜近心端贵要静脉自然内径为0.85mm（图2-3-78C）。

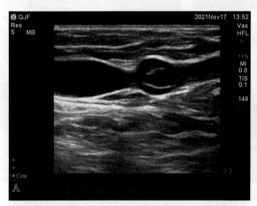
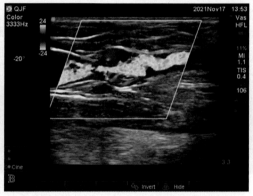
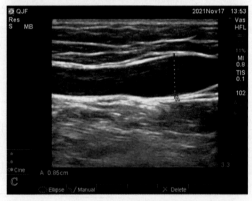

图2-3-78　术前内瘘超声
A.超声2D模式下瓣膜影像；B.多普勒模式下瓣膜处血流信号；C.瓣膜近心端贵要静脉内径

【治疗方案】 患者左前臂人工血管动静脉内瘘，反复透析中静脉压升高，考虑与流出道瓣膜狭窄相关，拟以切割球囊腔内撕裂瓣膜的方式处理该处病变。

【手术经过】 患者仰卧位，左上肢外展，碘伏消毒左上肢皮肤，范围从左手到左上臂，铺无菌巾，超声引导下在人工血管静脉侧U形袢处局部麻醉，向肢体近心端穿刺置入7F鞘管，超声实时引导下0.018in（50cm）导丝钻过瓣膜病变，置入8mm×20mm×50cm切割球囊，完整覆盖病变部位，缓慢加压，球囊打开过程中见明显球囊切迹（图2-3-79），9atm时才完全打开病变（图2-3-80）。维持1分钟后缓慢撤压，血管内径较前明显改善（图2-3-81），多普勒模式下血流信号改善（图2-3-82），术后肘部肱动脉即时流量为1292ml/min（图2-3-83）。

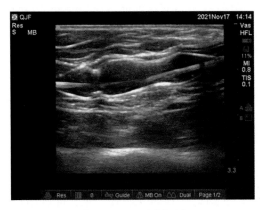

图2-3-79　手术经过

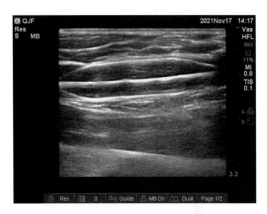

图2-3-80　球囊完全打开

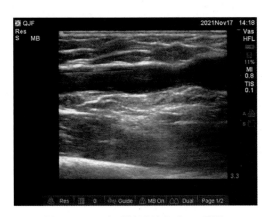

图2-3-81　术后瓣膜处超声2D影像

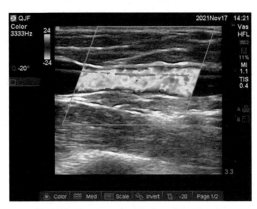

图2-3-82　术后超声多普勒影像

【Tips】

（1）瓣膜增生导致通路狭窄并非少见，静脉属支附近常有瓣膜存在，由瓣膜粘连引起的早期狭窄组织增生肥厚造影检查较为困难，超声常能较好评估。

（2）流出道瓣膜病变介入治疗原则上应将瓣膜完全撕裂达到治疗目的，对于腔内治疗回缩明显，或者短期复发狭窄的患者，建议外科手术翻修，切除瓣膜，同时可选邻近静脉取静脉补片以扩大管腔。

（3）切割球囊使用中应注意缓慢加压及释放压力。

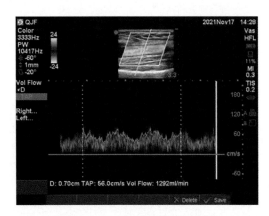

图2-3-83　术后肱动脉血流量

21. 切割球囊治疗 AVG 静脉端吻合口狭窄

【病史简介】 患者，女性，77岁。1年多前慢性肾功能不全进展至尿毒症期，当时无合适的自体静脉建立AVF，遂建立左前臂AVG维持性血液透析至今。2个月前曾行PTA术干预AVG吻合口上方狭窄病变，1周前患者透析静脉压升高，今日仍无明显改善，来我院就诊。

【体格检查】 左前臂AVG触诊提示AVG全段震颤较弱，吻合口上方流出道部分区域可触及强震颤。

【彩色多普勒超声检查】 提示动静脉内瘘通畅，血流量约650ml/min。吻合口上方可见多处狭窄，最严重病变狭窄程度＞90%，动静脉穿刺点无明显病变。

【治疗方案】 多普勒彩超提示吻合口上方多段病变，且部分病变狭窄程度＞90%，部分狭窄为点状狭窄，长度短，结合患者既往PTA病史，其病变回弹严重。此次治疗为进一步明确锁骨下静脉、头臂静脉，以及上腔静脉是否存在病变，遂拟于DSA下行PTA术，球囊选择切割球囊＋高压球囊，以改善远期预后。

【手术经过】 患者为左前臂人工血管（肱动脉-贵要静脉），静脉吻合口、静脉流出道存在严重长段狭窄，给予行DSA下球囊扩张术。患者仰卧位，左上肢外展，常规消毒左上肢皮肤，铺无菌巾，局部麻醉。从人工血管U形袢处向静脉流出道方向置入穿刺针，置入6F导管鞘（图2-3-84A），拔除导管鞘针芯；DSA下可见吻合口上方多段病变，且部分病变狭窄程度＞90%，部分狭窄为点状狭窄，锁骨下静脉、头臂静脉、上腔静脉管腔通畅，未见明显狭窄（图2-3-84B）。沿导管鞘置入0.018in（50cm）导丝尖端，导丝尖端放置贵要静脉近心端处，顺导丝放入切割球囊（6mm×20mm×50cm）（图2-3-84C），接通高压泵，缓慢加压，两次扩张贵要静脉狭窄形成处（8atm 1分钟，

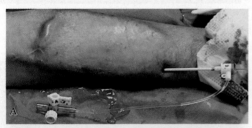
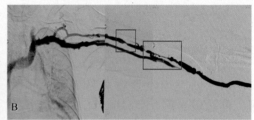
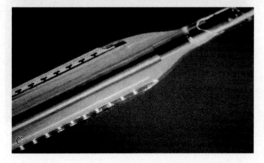

图2-3-84　术中影像及球囊规格
A.从人工血管U形袢处向静脉流出道方向置入穿刺针，置入6F导管鞘；B.DSA下可见吻合口上方多段病变，且部分病变狭窄程度＞90%，部分狭窄为点状狭窄；锁骨下静脉、头臂静脉、上腔静脉管腔通畅，未见明显狭窄；C.6mm×20mm×50cm规格切割球囊

10atm 1分钟），狭窄未能完全打开；旋转球囊后扩张贵要静脉狭窄形成处（12atm 1分钟），狭窄打开80%；两次扩张静脉吻合口狭窄形成处（8atm 1分钟，10atm 1分钟），狭窄完全打开（图2-3-85A 至图2-3-85D）。退出切割球囊，顺导丝放入高压球囊（6mm×60mm×75cm），接通高压泵，两次扩张贵要静脉狭窄形成处（15atm 1分钟，20atm 1分钟）（图2-3-86A 至图2-3-86D）。术后造影可见人工血管及流出道管腔通畅，未见明显狭窄病变（图2-3-87），人工血管全段震颤明显加强，用稀肝素盐水冲洗静脉，术中及术后患者未述不适，撤出导丝及导管鞘，用4-0线荷包缝合穿刺点，并压迫止血，患者安返病房。术后观察3小时，患者无特殊不适，于当日出院。

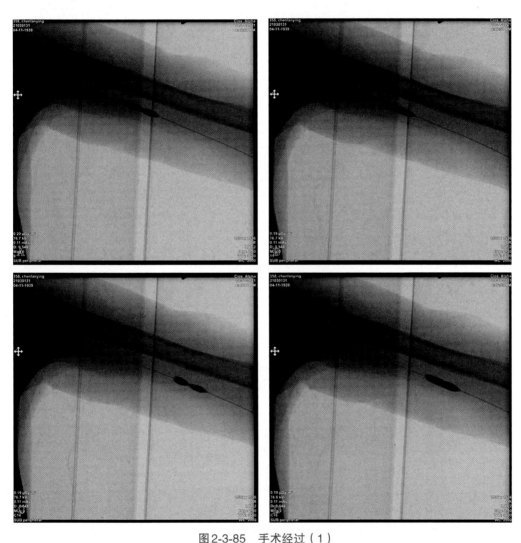

图2-3-85　手术经过（1）

A ～ D.顺导丝放入切割球囊，接通高压泵，扩张贵要静脉狭窄形成处及静脉吻合口狭窄形成处

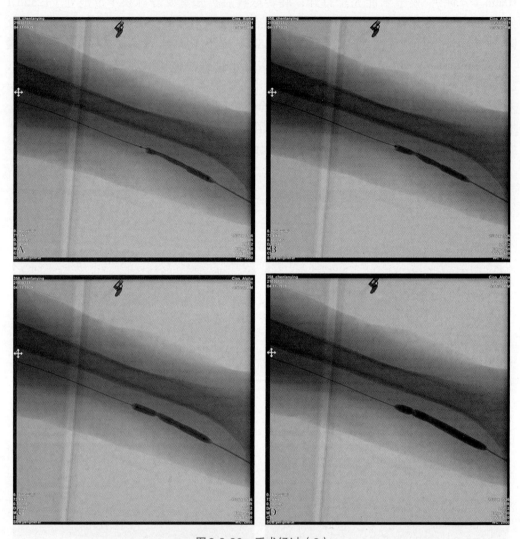

图2-3-86 手术经过（2）

A～D.顺导丝放入高压球囊，接通高压泵，扩张贵要静脉狭窄形成处及吻合口狭窄形成处

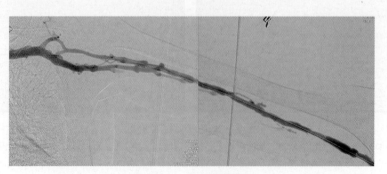

图2-3-87 术后血管造影

术后造影可见人工血管及流出道管腔通畅，未见明显狭窄病变

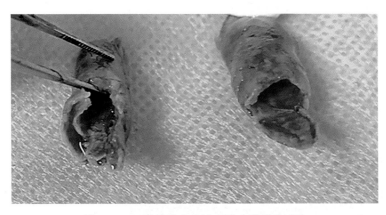

图2-3-88　动静脉内瘘流出道内膜增生病变

【Tips】

（1）切割球囊由3 ～ 4片尖锐金属刀片纵向安装在非顺应球囊表面，球囊扩张的同时可对血管病变部位进行切割。

（2）动静脉内瘘流出道内膜增生性病变常呈类似血管腔样结构（图2-3-88），尤其是反复PTA治疗的病变易出现治疗后回弹而影响预后，普通高压球囊治疗效果欠佳。切割球囊表面安装的四把微刀片可切开增生或钙化明显的内膜，有效扩张坚硬的狭窄病变。

（3）与常规球囊的钝性、无序扩张相比，切割球囊可以较低的压力均衡而充分的扩张，对血管内膜不规则撕裂小，因而对血管损伤小，术中疼痛感轻微，炎性反应相对轻，也可降低内瘘血管再狭窄的概率。

（4）对于常规球囊、高压球囊扩张失败的内瘘狭窄，切割球囊是一种可供选择的方法，切割球囊处理狭窄病变后辅以高压球囊序贯治疗效果更佳。

（5）密切随访患者内瘘功能情况，若内瘘干预时间短于3个月，还可以选择覆膜支架进一步治疗。

22. 高压药物涂层球囊治疗 AVG 动脉流入道狭窄

【病史简介】　患者，女性，65岁。10年前因糖尿病肾病进展至ESRD行规律血液透析治疗，双上肢先后反复修建AVF。3年前因内瘘失功行右侧颈内长期导管置入术，1年前因导管感染在我院建立左前臂AVG（肱动脉-贵要静脉吻合），近3个月左手麻木伴内瘘震颤减弱。

【体格检查】　人工血管动脉吻合口、静脉吻合口震颤减弱，尺动脉、桡动脉搏动也极弱（图2-3-89）。

【彩色多普勒超声检查】　左前臂U形AVG，肱动脉-贵要静脉吻合；肱动脉近端内膜增厚狭窄，并伴有钙化，狭窄呈串珠样（图

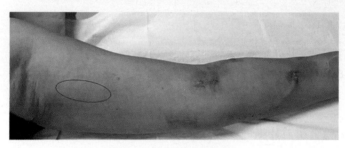

图2-3-89　术前内瘘查体
红圈标记处为肱动脉狭窄部位

2-3-89，红圈标记处为肱动脉狭窄部位）；肱动脉狭窄近端内径为5.5mm，血流淤滞明显，流速仅为54.8cm/s；最狭窄处内径约2.1mm，流速最高达526.5cm/s；狭窄近端肱动脉测血流量为665ml/min（图2-3-90，图2-3-91）。

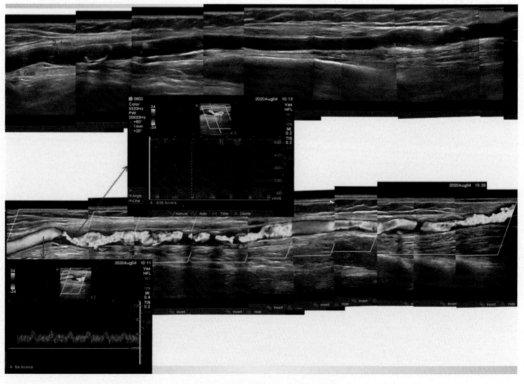

图2-3-90　术前肱动脉超声检查
箭头处为肱动脉狭窄段高流速多普勒超声图像

【治疗方案】　患者内瘘流量不足伴肢体麻木，经超声评估考虑为流入道动脉病变所致，拟以腔内球囊扩张的方式缓解动脉内膜增厚狭窄、管腔狭窄的问题，药物涂层球囊抑制病变处内膜增生。

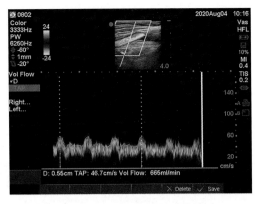

图2-3-91　术前肱动脉血流量

【手术经过】

（1）手术选择在杂交手术室进行，DSA和超声双重引导。用1%利多卡因局部麻醉后，选择人工血管动脉侧入路（图2-3-92），超声实时引导下调整0.035in（150cm）超滑导丝在H1（Cook）单弯导管辅助下逆向进入肱动脉，并通过狭窄病灶，经H1导管从腋动脉行DSA，显示肱动脉近端多段狭窄（图2-3-93）。

（2）选择5mm×60mm×40cm药物涂层球囊，迅速送达最严重病灶，并快速扩张狭窄病变（药物涂层为一次性释放贴合血管内膜），释放药物后的球囊仍可作为高压球囊使用，继续处理其余病变。

（3）术中球囊压力释放后，患者左手麻木感立即消退。术后对比术前相同部位超声数据：狭窄近端肱动脉血流速为173.1cm/s，原狭窄处血流速为216.4cm/s，肱动脉测血流量1783ml/min（图2-3-94，图2-3-95）。

（4）再次DSA造影，进行手术前后对比（图2-3-96）。

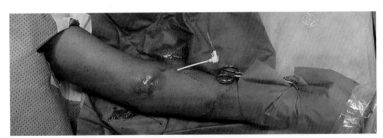

图2-3-92　手术经过

选择人工血管入路，向动脉吻合口方向置入鞘管

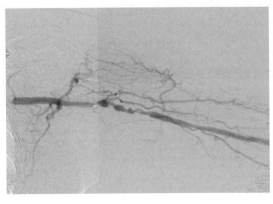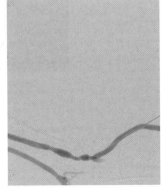

图2-3-93　术中肱动脉DSA

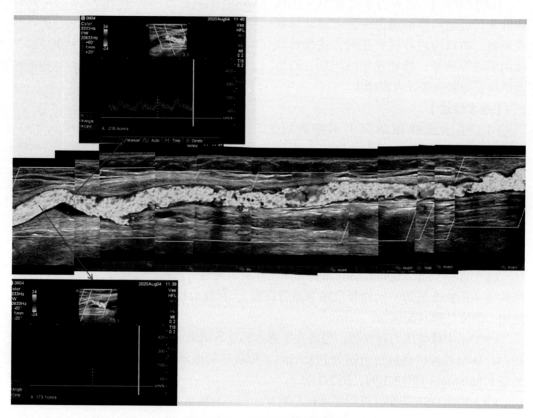

图 2-3-94　术后肱动脉超声检查

箭头处为狭窄段肱动脉与上游肱动脉收缩期峰值流速对比

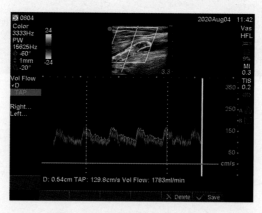

图 2-3-95　术后肱动脉血流量

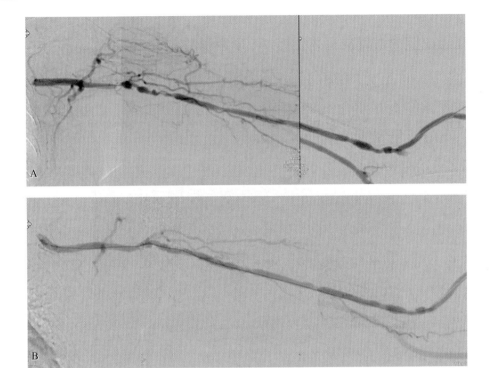

图2-3-96　术前、术后肱动脉DSA比较

A.术前；B.术后

【Tips】

（1）高压药物涂层球囊和普通高压球囊对内瘘狭窄的治疗都可以获得相似的术中即刻治疗效果，但药物涂层球囊主推PTA治疗的预后，对于内瘘血管通路、吻合口区域狭窄（如PTA）疗效不理想，通过近端重建瘘口也可以获得不错的疗效，而对于流出道下游的狭窄，或者供血动脉的狭窄，瘘口重建并不能解除根本问题，应用药物涂层球囊可能更加适合，在解除病变的同时改善预后。

（2）球囊扩张后，涂层药物一次性释放，首先应针对最关键狭窄，球囊初始扩张一定要定位准确，有条件尽可能选择长球囊。对高爆破压的药物涂层球囊（20atm），球囊初始扩张药物释放后，仍可继续作为高压球囊使用，扩张其余狭窄。

23. 经皮腔内血管成形术治疗 AVG 静脉端吻合口狭窄

【病史简介】 患者，男性，65岁。左前臂AVG建立3年，期间曾因静脉吻合口狭窄两次行PTA治疗，入院前一天发现内瘘震颤消失。

【体格检查】 左前臂袢式AVG，震颤未触及。皮下人工血管形态规整，动脉吻合口位于肘部外侧，静脉吻合口位于肘上内侧（图2-3-97）。

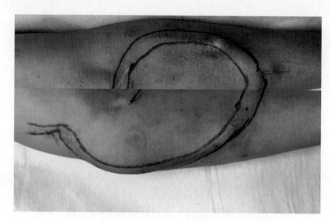

图2-3-97 术前AVG查体

【彩色多普勒超声检查】 人工血管动脉吻合口形态规则（人工血管-肱动脉端侧吻合），动脉通畅无血栓，人工血管内血栓形成；静脉吻合口近端流出道长段狭窄，人工血管内血栓亦延伸至此，其近端流出道通畅无血栓（图2-3-98）。

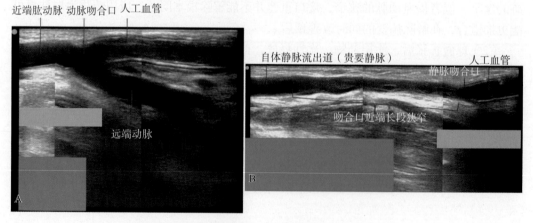

图2-3-98 超声探查AVG动脉吻合口、静脉吻合口
A.AVG动脉合口；B.AVG静脉吻合口

【治疗方案】 该患者流出道狭窄导致AVG闭塞，拟用单置鞘腔内碎栓的方式治疗。

【**手术经过**】　患者仰卧位，左上肢外展，碘伏消毒左上肢皮肤，范围从左手到左上臂，铺无菌单；用1%利多卡因局部麻醉后，选择人工血管中段非穿刺部位入路，穿刺针一定要垂直于人工血管进针，方便术中翻鞘操作（图2-3-99A），向人工血管动脉吻合口方向置入益心达6F鞘管（图2-3-99B）；含15mg肝素钠的盐水经鞘管推入，充分肝素化，并向动脉侧人工血管腔内均匀推注含尿激酶10万U的盐水溶液；顺鞘管置入0.035in（150cm）超滑导丝，导丝尖端通过动脉吻合口置入上臂动脉内，经导丝置入高压球囊Mustang（7mm×60mm×40cm），进行动脉侧人工血管腔内球囊碎栓治疗（球囊一定要跨过动脉吻合口，从动脉吻合口向置鞘部位逐段球囊碎栓处理）。动脉侧人工血管碎栓处理后，在超声引导下翻转鞘管至静脉吻合口方向，继续处理静脉侧人工血管血栓；经鞘管向静脉侧人工血管腔内继续均匀推注含尿激酶10万U的盐水溶液，从置鞘部位向静脉吻合口逐段球囊碎栓；球囊最后扩张静脉吻合口区域狭窄，压力释放后，多普勒超声下即出现血流信号，提示AVG再通。但是多数情况下人工血管和静脉吻合口区域仍会有一些附壁血栓，或者残余狭窄，血流尚未达到通畅程度；对于附壁血栓可以再次进行球囊挤压，多数血栓可以即刻被清除，或者利用腔内活检钳夹取出体外，夹取出的附壁血栓和撕裂内膜见图2-3-100，最终内瘘血流恢复通畅。

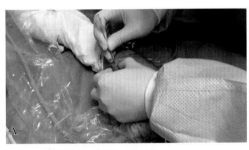

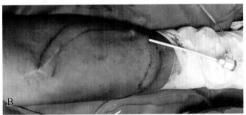

图2-3-99　手术经过

选择人工血管中段非穿刺部位入路（A），向动脉吻合口方向置入6F鞘管（B）

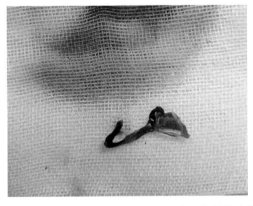
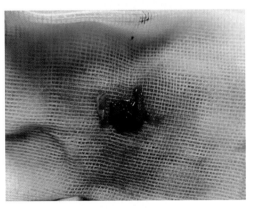

图2-3-100　术中活检钳从腔内夹取出的撕裂内膜和附壁血栓

【Tips】

本中心对于AVF和AVG血栓闭塞均常规采取置单鞘（详细操作流程参考图2-3-101）和在超声引导下介入碎栓的方式治疗。血栓并不清除于体外，而是通过腔内球囊充分挤压碎化并溶入体循环的方式开通内瘘，手术仅置入一副鞘管即完成所有治疗（图2-3-99），简化了操作流程，缩短了手术时间，更不用暴露血管，尤其对于人工血管，减少了感染的潜在风险，术后即可维持原穿刺点透析，避免了中心静脉留置导管，减少中心静脉病变的风险，此外，更方便同期处理导致血栓的狭窄病变，彻底通畅流出道。

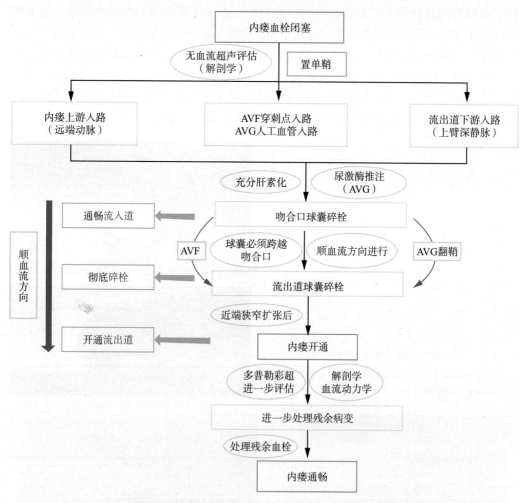

图2-3-101　AVF和AVG血栓闭塞性病变的手术流程

24. 单置鞘开通闭塞人工血管

【病史简介】　患者，女性，63岁。"糖尿病"病史10余年，2年前因"糖尿病肾病"进展至尿毒症，建立左前臂AVG后规律血液透析治疗，昨日透析前发现AVG震颤消失，于是入院治疗。

【体格检查】　左前臂肱动脉-贵要静脉人工血管内瘘，静脉穿刺点侧见小片状皮肤淤青（图2-3-102），触诊动脉吻合口搏动明显，人工血管全段无明显震颤及搏动。

【彩色多普勒超声检查】　超声下见动脉吻合口、全段人工血管、静脉吻合口血栓形成，穿刺点段人工血管内膜不光整（图2-3-103），多普勒模式下见动脉吻合口淤滞血流信号（图2-3-104）

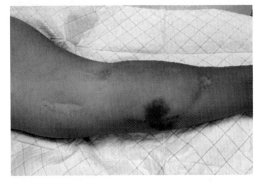

图2-3-102　术前查体

【治疗方案】　患者人工血管动静脉内瘘术后2年，闭塞往往与穿刺点内膜增厚及静脉吻合口狭窄有关，在U形袢处置鞘溶栓后，可通过腔内球囊碎栓的方式实现人工血管再通。

【手术经过】　选择超声引导下在人工血管U形袢穿刺置入6F鞘，0.035in（150cm）超滑导丝在超声实时引导下通过动脉吻合口置入肱动脉内，顺导丝置入高压球囊（6mm×60mm×75cm），球囊尖端跨过动脉吻合口（约1cm左右），撤出导丝；15mg肝素钠顺球囊缓慢推入，尿激酶（10万U）溶液10ml顺球囊推入，超声直视下缓慢后撤球囊，尿激酶推入量与球囊后撤尽量同步，保证尿激酶充分与人工血管动脉侧血栓融合；重新置入导丝，高压球囊从动脉吻合口逐步向置鞘点逐段扩张，充分碎化动脉侧血栓（图2-3-105），撤出球囊导丝后动脉侧可触及搏动，超声引导下翻转鞘管至静脉侧，尿激酶（10万U）溶液10ml顺鞘管缓慢推入；重新置入超滑导丝，导丝尖端通过静脉

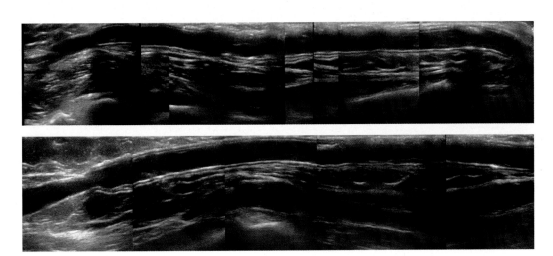

图2-3-103　术前超声检查

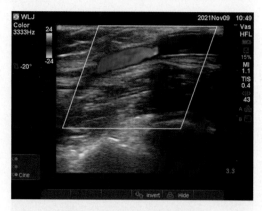

图2-3-104　术前超声检查

多普勒模式下见肱动脉血流淤滞

吻合口置入流出道宽大静脉内，顺导丝置入球囊，逐段充分扩张人工血管内血栓，最后扩张吻合口血栓，释放球囊压力后，碎化的血栓会顺血流进入体循环，实现人工血管再通。在多普勒模式下观察人工血管开通后是否有残余血栓或残余狭窄，可再次扩张。术后测肘上肱动脉血流量为1233ml/min（图2-3-106），经鞘管造影提示人工血管穿刺点处残余少量内膜，流出道显影未见异常（图2-3-107）。

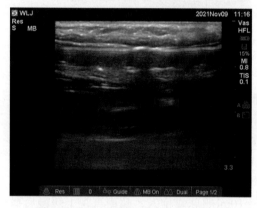

图2-3-105　球囊扩张穿刺点的影响

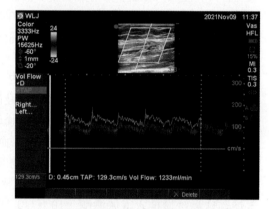

图2-3-106　术后肱动脉血流量

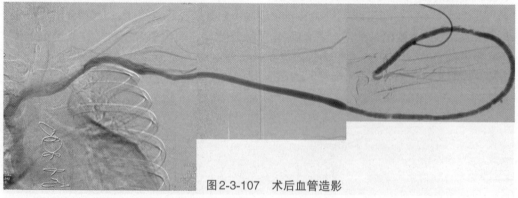

图2-3-107　术后血管造影

【Tips】

（1）单置鞘开通人工血管，穿刺置鞘时尽量选择未穿刺段人工血管，如U形袢处，保证尽量垂直穿刺人工血管，方便后期翻鞘处理。

（2）在导丝及球囊通过动脉吻合口时，保证超声实时引导，动作轻柔，避免将动脉吻合口处血栓带入肱动脉，造成远端动脉栓塞，甚至缺血坏死。

（3）顺血流开通人工血管时，尽量保证充分碎化溶解人工血管内血栓，最后打开吻合口甚至流出道狭窄，避免血栓未碎化完全造成肺栓等意外的发生。

25. 经皮腔内血管成形术治疗 AVG 静脉端吻合口近心端闭塞

【病史简介】　患者，女性，69岁。维持性血液透析5年，左上臂U形人工血管建立27个月，临床表现为左前臂透析后肿胀加重，透析前减轻，透析中静脉压维持在150～160mmHg（透析血流量为240ml/min）。

【体格检查】　左前臂AVG，人工血管穿刺区域未见明显异常，触及震颤，动脉吻合口周围以搏动为主。

【彩色多普勒超声检查】　人工血管-贵要静脉端侧吻合，吻合口近心端贵要静脉闭塞（闭塞段长约2cm），远心端贵要静脉通畅，内瘘血流向远端逆行回流，故透析后左前臂肿胀加重（图2-3-108）。

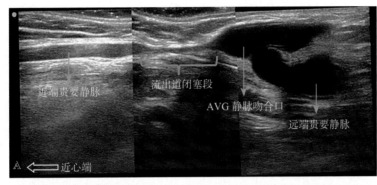

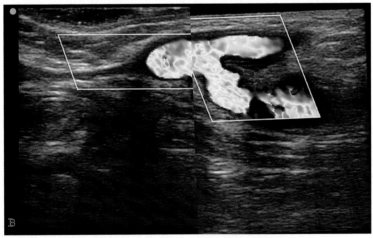

图2-3-108　术前超声检查

【治疗方案】　鉴于贵要静脉短段闭塞，闭塞段血管两端均可见血管管腔，故拟PTA开通闭塞段血管，恢复内瘘向心回流。

【手术经过】　患者仰卧位，左上肢外展，碘伏消毒左上肢皮肤，范围从左手到左上臂，铺无菌巾；用1%利多卡因局部麻醉后，超声引导下在人工血管静脉侧向肢体近心端穿刺置入泰尔茂6F鞘管鞘，0.035in（150cm）超滑导丝经超声导引通过狭窄闭塞段（图2-3-109），

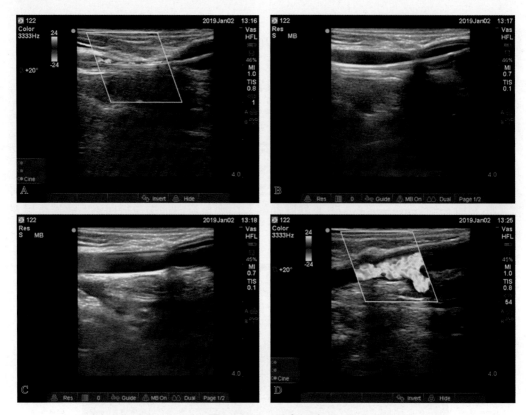

图2-3-109　手术经过

A～C.球囊扩张闭塞病变的超声影像;D.术后病变区域多普勒超声影像

选择Mustang高压球囊(6mm×40mm×40cm)完整覆盖闭塞病变,24atm维持2分钟后缓慢撤压,通过超声实时观察病变段血管,无撕裂血肿后缓慢撤出球囊,彩色多普勒超声显示AVG向心回流通畅,贵要静脉远端逆行回流减少(图2-3-110)。

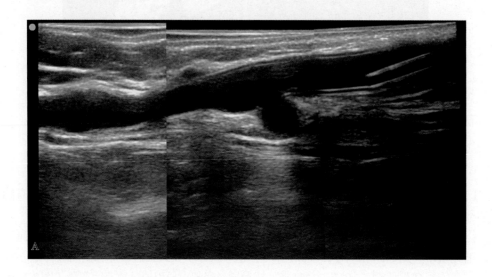

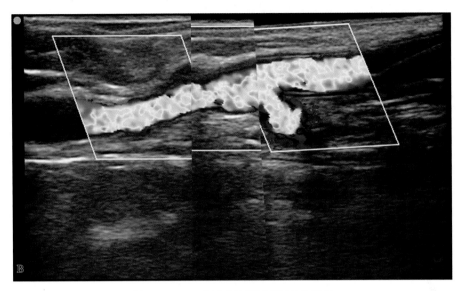

图2-3-110　术后病变区域超声2D影像

【Tips】

（1）人工血管静脉吻合口近心端闭塞，往往都是由狭窄逐渐进展而来，由于静脉吻合口多为端侧吻合，在近端流出道出现狭窄时，内瘘向远端静脉分流增多，可出现透析后肢体远端肿胀，但AVG仍然能够维持通畅。

（2）AVG建立后必须要规律超声随访，尤其在AVG出现静脉压升高、拔针后止血时间延长、听诊呈单相收缩期杂音时，应高度怀疑静脉端流出道狭窄。

第4章

头静脉弓、中心静脉狭窄及闭塞的治疗

1. 超声联合 DSA 引导处置 AVF 头静脉弓长段狭窄

【病史简介】 患者，女性，56岁。左侧高位AVF建立3年，现透析血流量为200ml/min时，静脉压高达400mmHg，调整透析机报警参数勉强透析。

【体格检查】 左上臂AVF头静脉－肱动脉吻合，动、静脉穿刺点均位于上臂头静脉的远、近端，瘘口和穿刺点触及强烈搏动，头静脉弓处可触及细微震颤（图2-4-1A）。

【彩色多普勒超声检查】 内瘘尚未闭塞，除外动、静脉两个穿刺点呈膨大样改变，其余流出道均存在不同程度的狭窄，尤其吻合口近端静脉，以及两个穿刺点之间，静脉穿刺点近端多段、长段狭窄，头静脉弓长段狭窄（图2-4-1B，图2-4-1C）。

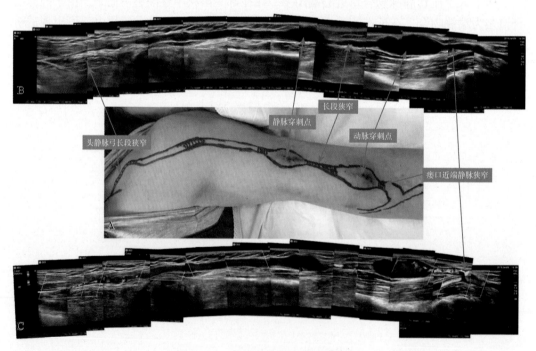

图2-4-1　术前内瘘查体及超声检查

【DSA检查】 上臂瘘管多段、长段严重狭窄，对比剂反流至肱动脉，中心静脉通畅（图2-4-2）。

【治疗方案】 患者头静脉单通道内瘘，血流量不足考虑与吻合口上方狭窄、穿刺区

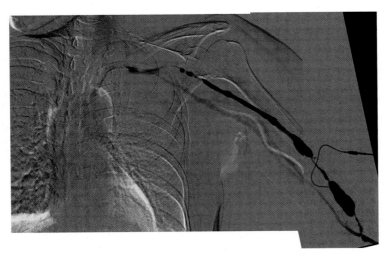

图2-4-2　术前DSA检查

域狭窄、头静脉弓狭窄有关，拟腔内球囊扩张的方式治疗。

【手术经过】

（1）患者仰卧位，左上肢外展，上臂加压，碘伏消毒左上肢皮肤，范围从左手到左上臂，铺无菌巾，超声引导下在原静脉穿刺点处向肢体近端方向穿刺置入益心达6F鞘管，15mg肝素钠全身化抗凝，0.035in（150cm）超滑导丝顺鞘管置入（图2-4-3），Road模式下调整导丝通过头静脉弓狭窄放置在上腔静脉，选择Musatng7mm×80mm×75cm高压球囊拟从头静脉弓狭窄开始，逐段向瘘口方向进行扩张。

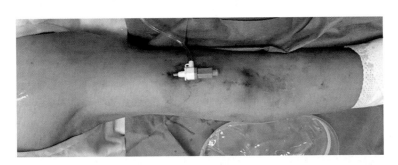

图2-4-3　手术经过（1）

（2）球囊首先扩张头静脉弓长段狭窄（图2-4-4）。

（3）球囊扩张头静脉弓远端狭窄（图2-4-5）。

（4）翻转鞘管继续扩张上臂头静脉远端狭窄（图2-4-6）。

（5）最后扩张吻合口近端静脉狭窄（图2-4-7A，图2-4-7B），狭窄刻意未完全扩张开，以控制内瘘血流量（图2-4-7C，该部位狭窄扩张后的多普勒超声影像）。

（6）术毕内瘘流出道搏动明显减弱，震颤增强，治疗前后多普勒彩超影像见图2-4-8。术后肱动脉测血流量为1627ml/min，即可维持原穿刺点透析。

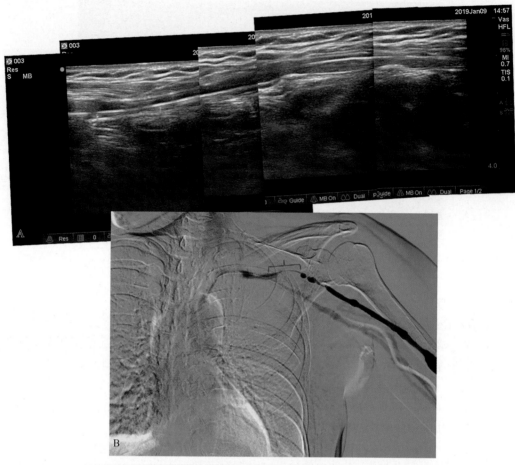

图2-4-4 手术经过（2）

A.超声引导球囊扩张头静脉弓长段狭窄；B.扩张部位对应于DSA影像的标记处

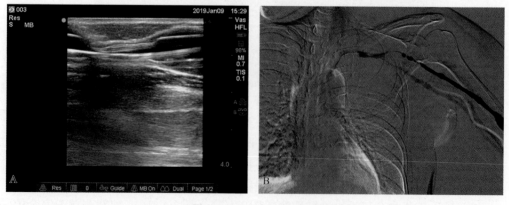

图2-4-5 手术经过（3）

A.超声引导球囊扩张头静脉弓时球囊切迹；B.扩张过程中可见明显的腰线，病变对应于DSA影像标记处

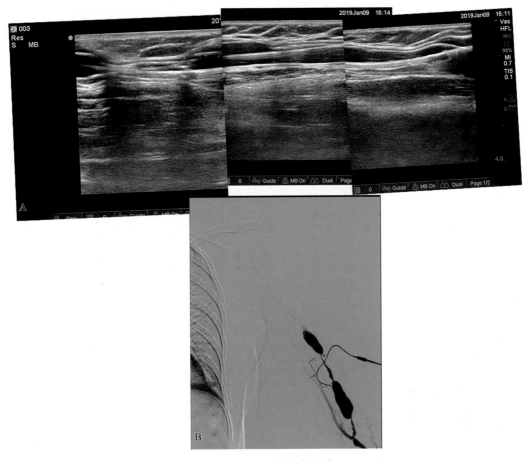

图 2-4-6　手术经过（4）

A.超声引导球囊扩张两个穿刺点之间的长段狭窄；B.病变对应于DSA影像标记处

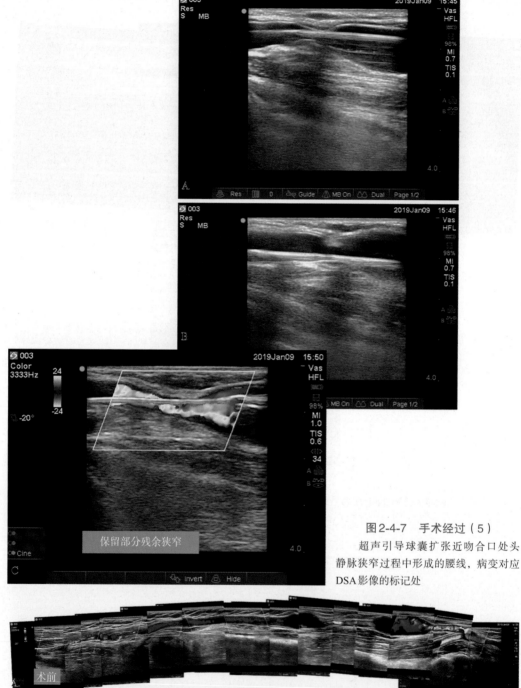

图2-4-7　手术经过（5）
超声引导球囊扩张近吻合口处头
静脉狭窄过程中形成的腰线，病变对应
DSA影像的标记处

图2-4-8　术前（A）、术后（B）彩色多普勒超声

【Tips】

（1）头静脉弓狭窄球囊扩张后，弹性回缩明显，因此，一般选择较大内径的球囊，如7mm，甚至8mm内径的高压球囊，以期尽可能撕裂增厚的内膜，减少弹性回缩。

（2）扩张后常出现局部血肿，压迫管腔，所以在头静脉弓扩张时，切忌立即撤压退出球囊，应在超声监测下，球囊缓慢减压，观察局部血肿的情况。

（3）高压球囊在爆破压状态下无法完全扩张开狭窄的情况亦不少见，此时可以辅助应用切割球囊，或者初始即首选切割球囊扩张，腔内切开增厚内膜后再更换高压球囊塑形管腔。

2. 经皮腔内血管成形术治疗上臂 AVF 闭塞

【病史简介】 患者，男性，68岁。3年前建立左上臂AVF，分别于1年前和2个月前因内瘘血栓形成在外院给予开放取栓治疗（图2-4-9A及图2-4-9B，两处切口瘢痕仍清晰可见，给随后的治疗带来了一些麻烦）。目前透析动脉穿刺点位于吻合口近端的膨大部位，静脉回路为其他部位的外周血管，入院前一天发现内瘘震颤消失，来我院就诊。

【体格检查】 瘘口及其近端瘘管仍可触及明显搏动，无震颤；动脉穿刺点的两处瘤样膨大及其后方流出道均不能触及搏动和震颤，触诊质地略硬（图2-4-9C）。

【彩色多普勒超声检查】 左上臂头静脉-肱动脉端侧吻合AVF，上臂头静脉为单一流出道；吻合口及其近端尚未形成血栓，血栓范围位于动脉穿刺点至头静脉弓之间的长段头静脉；上臂头静脉近端狭窄，考虑是导致血栓形成的根本病变；动脉穿刺点为两处瘤样膨大（图2-4-9D）。

【治疗方案】 患者上臂单一流出道内瘘，内瘘闭塞时间短，血栓相对较松动，选择腔内球囊扩张配合体外碎栓的方式，实现内瘘再通。

【手术经过】

（1）用1%利多卡因局部麻醉后，选择吻合口近端尚未形成血栓的瘘管，向肢体近心端方向穿刺置入泰尔茂6F鞘管（图2-4-10）；考虑到整体血栓量不少，尤其存在两个瘤腔内血栓，故经鞘管向瘤腔内推注尿激酶10万U和稀肝素钠盐水溶液15mg，软化血栓，方便下一步的碎栓治疗；选择Mustang 7mm×80mm×75cm高压球囊，顺血流方向逐段碎栓治疗，球囊碎栓的同时也扩张狭窄病变，开放流出道，球囊最后扩张近端头静脉狭窄，压力释放后，多普勒彩超即可见血流信号，提示内瘘再通，但尚未达到通畅程

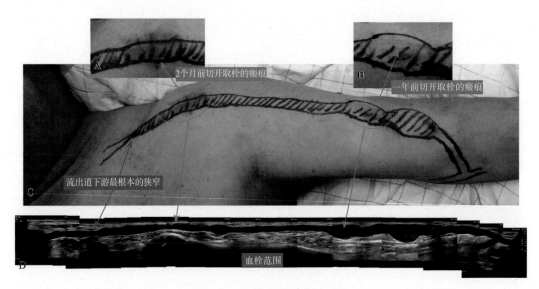

图2-4-9　术前内瘘查体及超声

度，还需要进一步处理残余血栓及狭窄病变等；由于瘤腔体积较大，单纯球囊扩张完全不能挤压到瘤腔内的血栓（图2-4-11A），需要辅助体外挤压瘤体的方式，把瘤腔内血栓压碎（图2-4-11B），瘤腔内的血栓通过内外联合挤压充分碎化得以清除，底部残留的一点血栓完全不影响血流通畅和穿刺（图2-4-11C）。

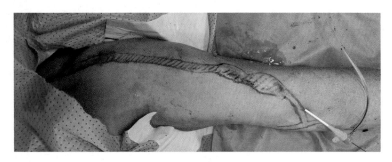

图2-4-10　手术经过（1）
选择瘘口近端尚未形成血栓的静脉入路，向心方向置入6F鞘管

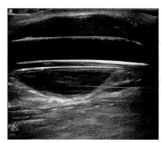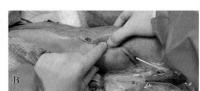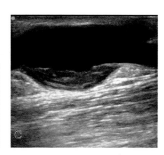

图2-4-11　手术经过（2）
A.球囊扩张腔体内血栓；B.体外手法碎栓；C.腔体内残余附壁血栓

（2）在球囊逐段扩张过程中，2个切开取栓部位的血管出现撕裂血肿，并压迫管腔，立即给予球囊腔内压迫止血，3分钟后撤回球囊，虽然血肿仍存在，但是已经明显减轻，管腔通畅，已完全不受压（图2-4-12，撕裂血肿的部位，球囊腔内压迫止血前后的管腔）。由于之前切开取栓并缝合的血管管壁毛糙不再光滑，挤压碎化后脱落的一些碎栓附着在这些毛糙的血管壁上（图2-4-13）。

（3）对于这些附壁的血栓，在体外揉压、腔内球囊挤压仍无法清除的情况下，小块的血栓可以用腔内活检钳钳夹的方式取出；对于一些呈丝带样长条血栓，也可以用活检钳夹取，可能并不能夹出体外，但是可以把血栓松解后溶入体循环；对于这些附壁血栓，另外的办法是把球囊低压撑起，利用球囊或Fogarty导管，在血栓附着部位反复来回蹭擦，血栓有时也可以被松解掉。经过上述一系列操作后，内瘘得以恢复通畅，术后可以维持原穿刺点即时透析（图2-4-14），其实吻合口近端静脉还是有一点狭窄，但是考虑到高位AVF为单一头静脉流出道，为避免流量太大，出现静脉高压，保留该处狭窄作为自然限流，术后肱动脉测血流量为1687ml/min。

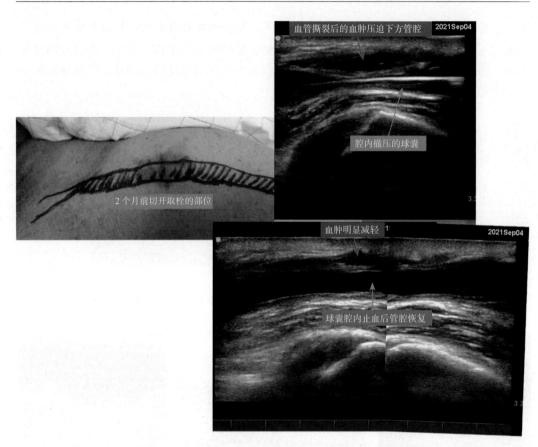

图 2-4-12　手术经过（3）

管壁撕裂形成的血肿及球囊腔内压迫止血后管腔恢复的超声

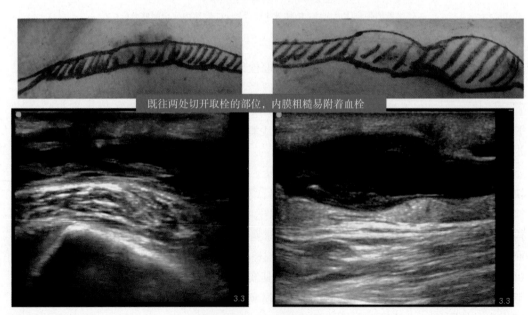

图 2-4-13　手术经过（4）

血管壁毛糙附着的血栓

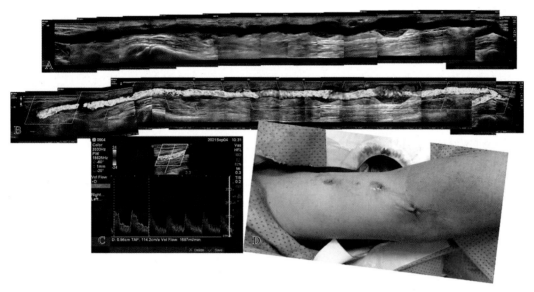

图2-4-14　术后拔除鞘管荷包缝合止血，内瘘超声检查

A.术后内瘘超声2D图像；B.术后内瘘多普勒超声图像；C.术后肘上肱动脉流量；D.术后内瘘外观

【Tips】

（1）对于内瘘血栓闭塞的病例，血栓的新旧程度和血栓的量，这两个因素决定了手术方案是采取腔内碎栓治疗，还是结合开放取栓治疗。

（2）血栓新旧程度的评估可以依据以下几个方面综合参考。首先是病史，如患者主诉内瘘闭塞的时间，对于规律透析的患者，在内瘘堵塞第一时间就会寻求诊治，除非是出现类似于疫情期间无法及时就诊的特殊情况，因此，血栓形成时间一般都不长；其次是查体触诊，在内瘘血栓新鲜形成的一段时间内，血栓部位往往会出现血栓性静脉炎，表现为局部的红、肿、痛，如果没有继发感染，症状一般持续3天左右可自行缓解。

（3）超声下血栓的形态。血栓的形成顺序一般是从瘘管狭窄部位开始（狭窄近端血管多无血栓），向瘘口方向延伸，因此，在血栓尚未延伸至瘘口部位时，又或者血栓与管壁尚未机化粘连，超声下仍可见血栓伴随动脉而搏动的影像，这些都提示血栓可能还比较新鲜，可以采取腔内碎栓的方式处置。

3. 头静脉弓狭窄致上臂头静脉瘤样扩张并血栓闭塞的处置（双置鞘腔内治疗上臂 AVF 闭塞）

【病史简介】 患者，男性，55岁。左前臂高位 AVF（头静脉单一流出道）建立3年，内瘘震颤消失3天。

【体格检查】 瘘口及全段瘘管已无法触及震颤或搏动，上臂瘘管呈瘤样扩张状态，可触及腔内血栓（图2-4-15A）。

【彩色多普勒超声检查】 左上臂头静脉瘤样扩张并血栓形成，血栓范围位于瘘口至肩部 S1 狭窄之间；S1 狭窄为导致内瘘血栓堵塞的主要原因，同时亦存在头静脉弓 S2 严重狭窄（图2-4-15B）。

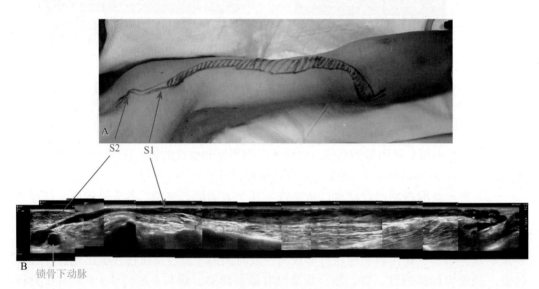

图 2-4-15　术前内瘘查体及超声检查

【治疗方案】 患者上臂头静脉单通道内瘘，内瘘闭塞考虑因头静脉弓病变引起，拟切开取栓联合腔内球囊扩张的方式实现内瘘再通。

【手术经过】 用1%利多卡因局部麻醉后，首先在动、静脉穿刺点区域分别对向置入益心达5F鞘管，并从两个鞘管分别送入0.035in（150cm）超滑导丝，一根导丝通过头静脉弓（内瘘能够开通的前提下），另一根导丝穿过吻合口，放置在动脉（远端动脉和近段动脉都可以），待球囊腔内开通流入道和封堵瘘口控制血流用（图2-4-16）。从远端鞘管向流出道下游方向送入高压球囊Mustang（7mm×60mm×40cm），先后扩张S2、S1狭窄；再从近段鞘管向瘘口方向送入上述球囊，球囊跨吻合口扩张，压力打至5atm，阻断瘘口血流；此时，在两个鞘管之间，也就是动、静脉穿刺点之间做小切口开放取栓，通过体外挤压的方式，把切口两侧瘘管内的血栓充分取出体外（必要时流出道下游的血栓可以用Fogarty导管，从切口处拖拽出来；上游的血栓可以短暂释放瘘口球囊的压力，利用血流把血栓从切口处冲出来），开放取栓后再缝合血管切口（图2-4-17），释放瘘口球囊压力，内瘘即恢复再通；瘘管内还会存在一些附壁血栓和残余狭窄，继续腔内球囊扩张碎栓，直至内瘘恢复通畅（图2-4-18）。

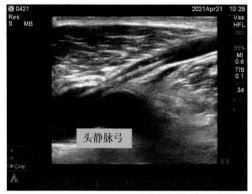
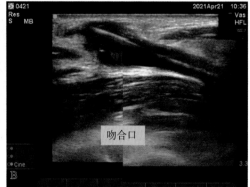
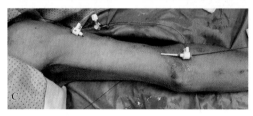

图2-4-16　头静脉入路，对向置入双鞘，导丝分别向流入道、流出道建立扩张路径

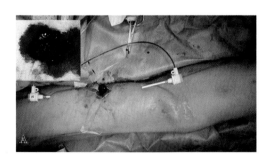
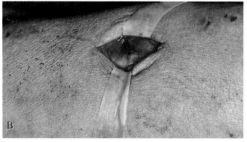

图2-4-17　开放取栓后缝合血管切口

A.在动静脉穿刺区域之间切开取栓；B.缝合血管切口

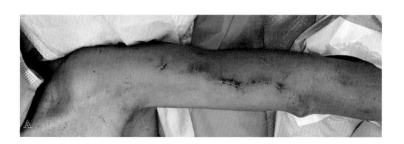

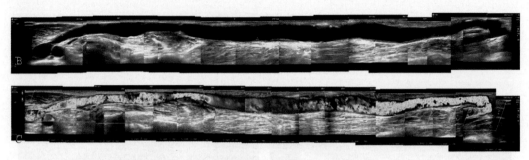

图2-4-18　术后内瘘切口外观（A）及超声（B、C）

【Tips】

高位AVF头静脉弓狭窄导致的内瘘血栓闭塞开通起来往往会比较棘手，有以下3个原因。

（1）头静脉弓往往非常纤细，甚或闭锁，或纤曲改道回流，导丝通过时经常存在困难，尤其是在伴有大量血栓时。

（2）高位AVF，尤其是头静脉单通道的内瘘，多伴有头静脉纤曲并瘤样扩张，内瘘一旦闭塞，则扩张的瘤腔内必然大量血栓形成，血栓负荷多，腔内碎栓困难。

（3）肱动脉代偿扩张明显，流入道血流压力高，开放取栓需控制瘘口血流，否则容易造成伤口渗血的窘况，同时也可能出现血栓脱落栓塞的风险（肺栓塞和肢体远端动脉栓塞）。

基于以上原因，杂交手术可简化多发病变手术步骤。

4. 经皮腔内血管成形术治疗头静脉单通道内瘘闭塞

【病史简介】　患者，男性，63岁。5年前诊断为CKD5期，建立左肘部肱动脉-头静脉自体动静脉内瘘，使用至今。1个月前发现内瘘震颤减弱，因"透析中静脉压升高"入院。

【体格检查】　左上臂AVF，瘘口及瘘体穿刺段头静脉搏动明显，静脉穿刺点后方未触及搏动与震颤。

【彩色多普勒超声检查】　静脉穿刺点后方头静脉长段闭塞、头静脉及头静脉弓管腔纤细（图2-4-19A）。多普勒模式下见瘘口血流淤滞（图2-4-19B），肘上肱动脉流量为106ml/min（图2-4-19C）。

【DSA检查】　经瘘口上方头静脉留置针造影，提示吻合口上方头静脉对比剂淤滞，吻合口两端肱动脉对比剂逆行显影（图2-4-20）。

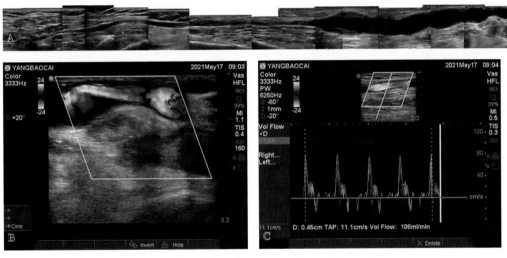

图2-4-19　术前AVF多普勒超声检查

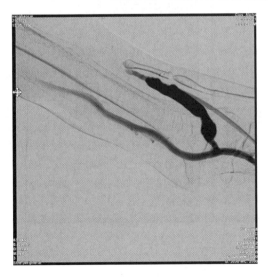

图2-4-20　AVF术前DSA

【治疗方案】 患者上臂头静脉单通道自体动静脉内瘘,术前超声提示穿刺点后方头静脉点状闭塞,上臂头静脉长段管腔纤细,拟造影辅助下行腔内球囊扩张术,实现内瘘再通。

【手术经过】 经瘘口上方头静脉处向肢体近端穿刺置入6F鞘管,经鞘管注入15mg肝素纳全身化抗凝后,在超声引导下0.035in(150cm)超滑导丝通过闭塞段头静脉,跟进H1(Cook)造影导管,撤出导丝,导管内行闭塞段后方头静脉流出道造影(图2-4-21A);Road模式下调整导丝尖端通过头静脉弓,尖端置入上腔静脉内,H1(Cook)导管跨过头静脉弓形造影检查(图2-4-21B),明确无近心端病变后,重新置入导丝,逐段扩张头静脉弓及头静脉病变(图2-4-22);扩张完成后,撤出球囊保留导丝,经鞘管复查造影(图2-4-23),同时多普勒模式下见内瘘段血流信号充盈(图2-4-24)。

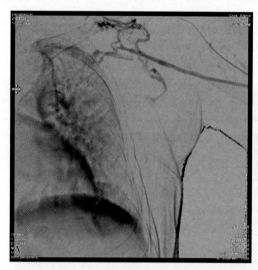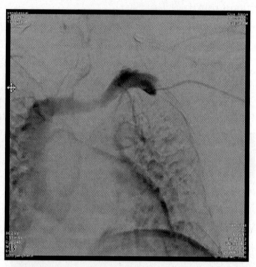

图2-4-21 术中造影

A.造影提示头静脉弓狭窄段闭塞;B.造影提示头静脉弓近心端通畅

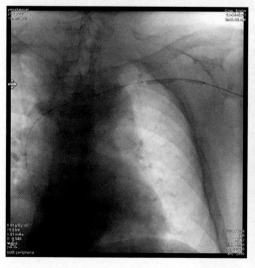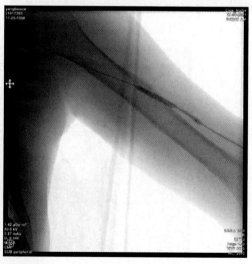

图2-4-22 手术经过

A.头静脉弓球囊扩张影像;B.穿刺点近心端球囊扩张影像

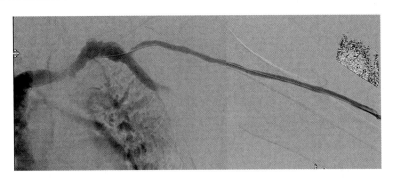

图2-4-23　术后内瘘造影检查

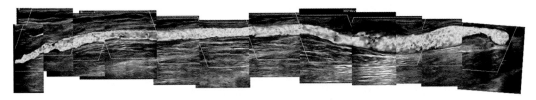

图2-4-24　术后内瘘多普勒超声影像

【Tips】

（1）头静脉单通道内瘘在临床上好发头静脉弓狭窄，甚至血栓的情况。

（2）内瘘局部闭塞后对比剂无法通过的情况下，可以在闭塞段下游留置鞘管造影，明确近心端流出道情况后再制订手术方案。

（3）头静脉弓无法开通或反复狭窄的案例可以选择外科手术转位，这也是一种解决方案。

5. 头静脉弓转位治疗上臂 AVF 头静脉弓狭窄

【病史简介】 患者，男性，70岁。6年前诊断为CKD5期，右侧颈内静脉临时置管过渡透析1月余，后建立左肘部肱动脉-头静脉自体动静脉内瘘，使用至今。近6年来左上臂内瘘逐渐扩张，搏动感逐渐增强。患者家属担心其破裂，来院就诊。

【体格检查】 左上臂AVF，瘘体段见多处瘤样膨大伴血管纡曲，全段强搏动，头静脉弓处强震颤（图2-4-25）。

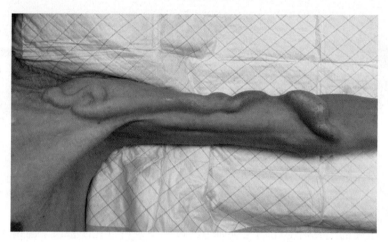

图2-4-25 术前AVF查体

【DSA检查】 经瘘口处造影提示瘤体段管腔膨大伴多段纡曲，对比剂淤滞，头静脉弓重度狭窄（图2-4-26）；同侧贵要静脉造影提示贵要静脉管腔纤细，汇入腋静脉处见多个静脉窦，对比剂淤滞（图2-4-27）；左侧颈外静脉造影提示左颈外静脉汇入头臂静脉处重度狭窄（图2-4-28）；经右侧肱静脉造影提示右侧肱静脉至上腔静脉显影管腔未见明显异常（图2-4-29）。

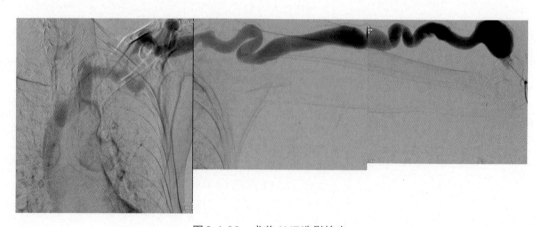

图2-4-26 术前AVF造影检查

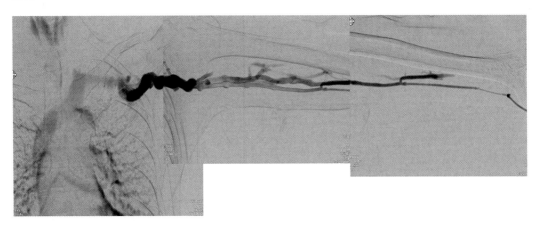

图2-4-27　术前经左侧贵要静脉造影检查

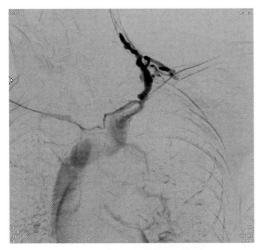

图2-4-28　术前经左侧颈
外静脉造影检查

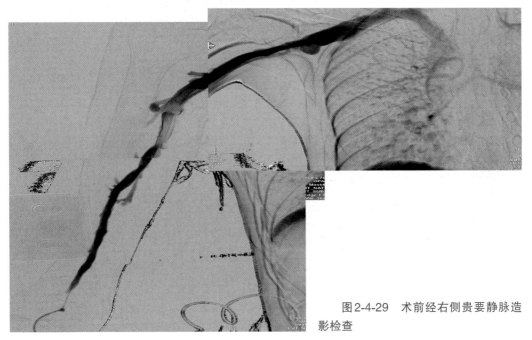

图2-4-29　术前经右侧贵要静脉造
影检查

【治疗方案】　患者左上臂肱动脉-头静脉内瘘术史6年，目前通路搏动日益增强，考虑为头静脉弓狭窄所致。造影提示管腔瘤样扩张明显，但无明显钙化及狭窄，鉴于腋静脉通畅，拟头静脉近心端移至腋静脉（图2-4-30）。

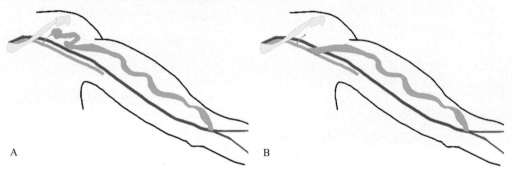

图2-4-30　手术方案示意图

A.术前；B.术后

【手术经过】　患者仰卧位，左上肢外展，碘伏消毒左上肢皮肤，范围从左手到左上臂，铺无菌巾，从左锁骨上沿头静脉跨越肩关节切口，于头静脉弓远端切断头静脉，阻断内瘘血流，修剪头静脉残端。另于左腋下切口显露腋静脉，将头静脉经皮下隧道引入腋窝，与腋静脉建立端侧吻合（图2-4-31至图2-4-34）。术后手术切口见图2-4-35，术后经瘘口造影见图2-4-36。

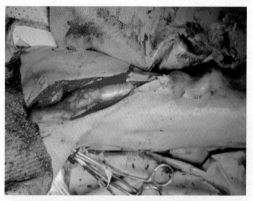

图2-4-31　手术经过（1）

游离后的头静脉段

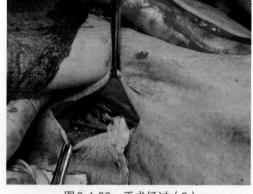

图2-4-32　手术经过（2）

游离后的腋静脉段

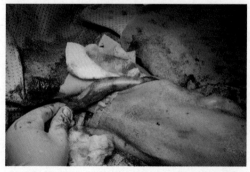

图2-4-33　头静脉残段转位的体表影像

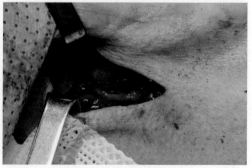

图2-4-34　手术经过（3）

头静脉-腋静脉端侧吻合

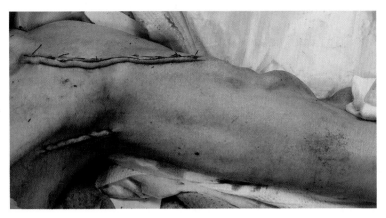

图 2-4-35　术后手术切口

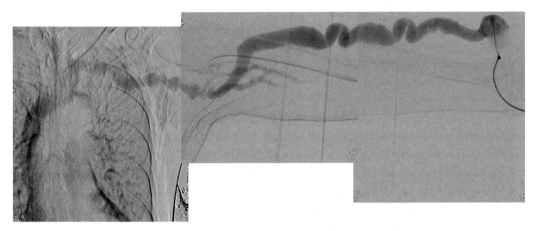

图 2-4-36　术后经瘘口造影

【Tips】

（1）单一头静脉流出道内瘘易发生头静脉弓狭窄、头静脉内血流的改变及静脉内压力升高、剪切力之间的平衡被破坏，以及静脉内脉动性血流引起内膜增生，从而继发管腔狭窄，临床上常见头静脉单通道内瘘的动脉瘤、管腔膨大扭曲，甚至血栓的形成。

（2）对这部分病例的治疗，主要包括血管腔内治疗及外科手术治疗，血管腔内治疗目前为首选的治疗方式；外科手术治疗指征为头静脉弓完全闭塞、狭窄短期内复发（PTA治疗间隔＜3个月）、PTA术后回弹明显（＞50%）、支架内再狭窄及其他不适合血管腔内介入治疗的病变。

6. 杂交手术治疗头静脉弓狭窄及通路血栓形成

【病史简介】 患者，男性，56岁。左前臂肘下内瘘建立4年，内瘘震颤消失2天。

【体格检查】 瘘口区域仍可触及搏动，前臂瘘管全段扩张，尤以穿刺部位明显，呈瘤样；内瘘主要向瘘口远端回流，即经前臂正中静脉逆向回流，在前臂中段交汇头静脉后再向心回流（图2-4-37A）。

【彩色多普勒超声检查】 瘘口位于肘部内侧，前臂正中静脉-肱动脉端侧吻合（正中静脉近端结扎），吻合口尚无血栓，内瘘前臂流出道至上臂头静脉中段穿刺点区域长段血栓形成；瘘管多处瘤样扩张（主要为穿刺部位区域），并两处严重狭窄，一处位于前臂穿刺点血肿机化压迫，见图2-4-37中的S1，另一处为头静脉弓，见图2-4-37中的S2。

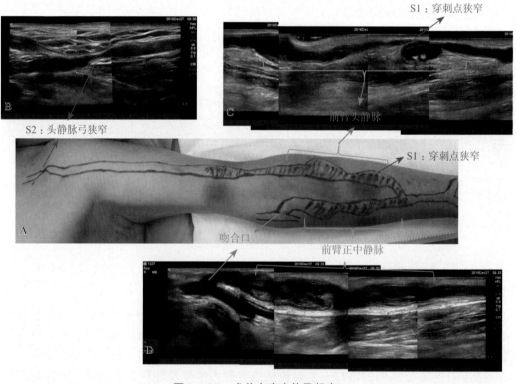

图2-4-37　术前内瘘查体及超声

【手术方案】 患者非常规流出道内瘘，血栓负荷量偏大，可选择小切口血栓减容、腔内球囊扩张的方式实现内瘘再通。

【手术经过】 患者仰卧位，左上肢外展，碘伏消毒左上肢皮肤，范围从左手到左上臂，铺无菌巾，用1%利多卡因局部麻醉后，选择前臂远端头静脉盲端入路（选择此处置鞘，导丝可以经血管分叉分别向吻合口方向和流出道下游方向送入，对瘘管上游和下游分别进行腔内治疗）；选择泰尔茂6F鞘管，0.035in（150cm）导丝经鞘管首先向流出道下游方向送入，分别通过S1和S2狭窄（图2-4-38A），导丝通过S2头静脉弓的狭窄，是手术能够继续进行的前提；高压球囊Mustang（6mm×60mm×75cm）先后扩张S2和

S1狭窄后，在前臂头静脉置鞘部位做小切口，利用Fogarty取栓导管拖取腔内（头静脉）血栓（图2-4-38B至图2-4-38D）；经鞘管向吻合口方向重新送入导丝，导丝通过吻合口放置在近端动脉内，利用球囊对吻合口进行封堵，阻断血流，以方便挤压碎化并拖取前臂正中静脉内大量血栓（球囊封堵吻合口的两个目的：①挤压碎化血栓时，避免血栓进入动脉内；②彻底取栓，防止切口渗血）。需注意的是进行导管取栓时，需退出鞘管，方便拖拽血栓。处理狭窄、彻底取栓后（腔内碎栓结合体外取栓），内瘘血流恢复通畅，腔内无血栓残留，上臂头静脉测血流量达2021ml/min，术后维持原穿刺点即时透析（图2-4-39，图2-4-40）。

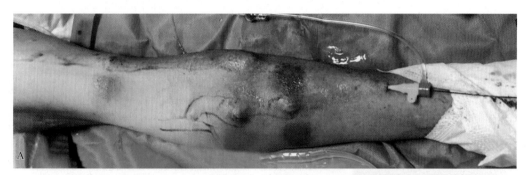

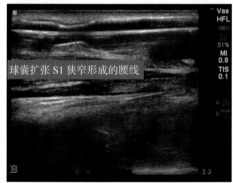
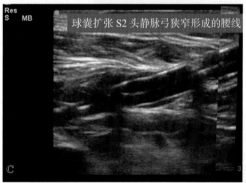

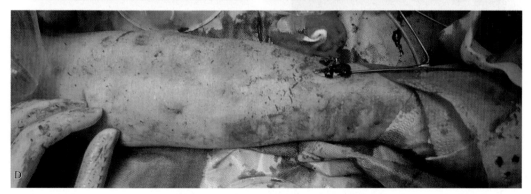

图2-4-38 手术经过（PTA结合开放手术取栓）

A.首先经皮置鞘，送入导丝通过S1、S2狭窄；B、C.球囊扩张S1、S2狭窄；D.取栓导管对流出道下游拖拽取栓

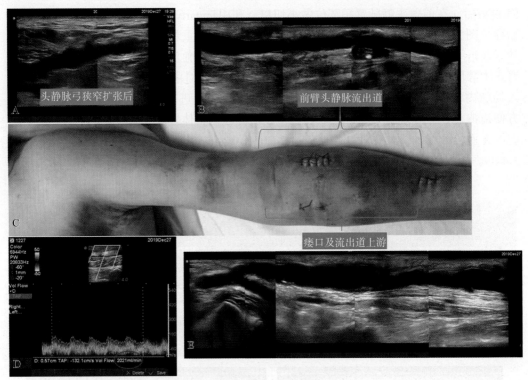

图2-4-39 术后内瘘切口外观及超声

A.头静脉弓狭窄扩张术后；B.前臂头静脉流出道扩张术后；C.术后内瘘外观；D.术后肘部肱动脉流量；E.术后瘘口及流出道上游超声影像

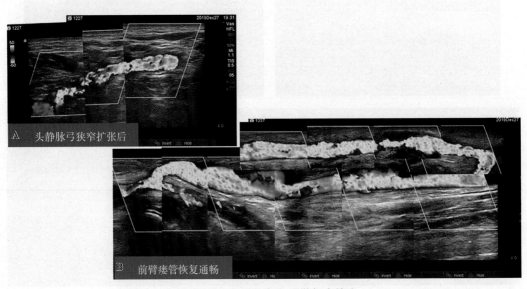

图2-4-40 术后彩色多普勒超声检查

【Tips】

（1）头静脉弓狭窄预防重于治疗。①内瘘在初始设计规划时，应避免上臂头静脉作为单一流出道的回流方式；②高位AVF使用过程中，加强医、护、患三方的规律监测。

（2）出现头静脉弓狭窄应适时PTA干预维护，降低内瘘静脉流出道压力，减缓瘘管瘤样膨大的进展，避免血栓形成。

（3）头静脉弓狭窄解除后，如果内瘘血流量过大，应对吻合口或近吻合口进行束缚限流。

7. 人工血管间质术治疗高位瘘流出道狭窄病变

【病史简介】　患者，女性。维持性血液透析6余年，6年前患者行左肘部高位AVF，并于右侧颈内静脉放置长期导管过渡，内瘘成熟后患者仍使用右侧颈内长期导管透析6余年，未使用左上肢AVF，近期患者发现右臂肿胀不适来我院就诊。

【体格检查】　左侧高位AVF，头静脉流出道全段搏动，近头静脉弓处有一强震颤区域。右侧颈部可见长期导管在位（图2-4-41A），导管静脉端回抽不畅，推注通畅。动脉端回抽与推注均畅通。

【彩色多普勒超声检查】　彩色多普勒超声检查可见头静脉流出道上方有一处扭转狭窄病变，几近闭塞，狭窄程度＞90%，测肱动脉血流量约为3900ml/min。

【DSA检查】　经导管DSA可见长期导管尖端被纤维蛋白鞘包绕，对比剂无法回流至心房，经由奇静脉回流（图2-4-41B）。左臂造影可见左臂贵要静脉、锁骨下静脉、头臂静脉通畅，上腔静脉闭塞，奇静脉开放（图2-4-42）。动静脉内瘘造影提示头静脉流出道上方有一处扭转狭窄病变，几近闭塞，狭窄程度＞90%；锁骨下静脉、头臂静脉通畅，上腔静脉闭塞，奇静脉开放（图2-4-43）。

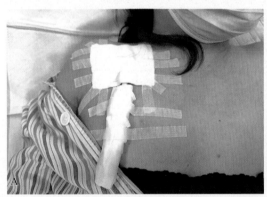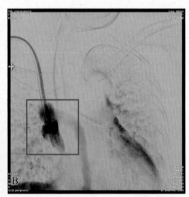

图2-4-41　造影检查结果

A.右颈部可见长期导管在位；B.经导管DSA可见长期导管尖端被纤维蛋白鞘包绕，对比剂无法回流至心房，经由奇静脉回流。"□"指上腔静脉闭塞，奇静脉代偿

【治疗方案】　患者长期导管置入史所致右侧头臂静脉闭塞、导管功能不良，但尚能完成透析。因左臂高位瘘流量极大，头静脉流出道扭转狭窄病变所致左侧AVF压力大，止血困难。拟切除头静脉扭转狭窄处病变，并予以人工血管间质，高位瘘口限流。术后拟先右侧颈内长期导管透析过渡，择期尝试开通右侧头臂静脉并拔除长期导管。

【手术经过】　患者仰卧位，左上肢外展，碘伏消毒左上肢皮肤，范围从左手到左上臂，铺无菌巾；选择肩关节头静脉扭曲狭窄处为皮肤切口，用1%利多卡因局部麻醉后，做5cm长纵形皮肤切口，分离皮下组织，将头静脉狭窄段血管游离，发现头静脉节段性狭窄（图2-4-44A，图2-4-44B），故用血管夹将两端血流阻断，将两处狭窄段之间的血管去除（图2-4-44C），用人工血管进行搭桥，取3cm长人工血管，两端分别与头静脉进行端端吻合，CV7-0连续缝合（图2-4-44D），缝合完成后开放血管夹，瘘口可触及震颤及搏动，测量肱动脉血流量，血流量过大，在瘘口上方用1%利多卡因局部麻醉后，做3cm长纵形皮肤切口，分离吻合口，用3-0丝线对吻合口进行限流（图2-4-44E），测量后内瘘血流量约2000ml/min（图2-4-44F），术后造影见狭窄病变解除，动静脉瘘口限流状态（图2-4-44G），查看血管无扭曲、成角和受压，创面无渗血后，缝合皮肤切口，无菌纱布覆盖，予以弹力绷带包扎。手术顺利，术后已嘱患者相关注意事项。术后观察3小时，患者无特殊不适，予以出院，嘱患者每日伤口换药，择期再入院尝试开通右侧头臂静脉以及使用左侧高位瘘。

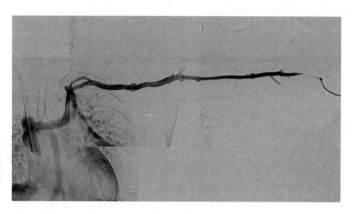

图2-4-42　左臂造影
　左臂造影可见左臂贵要静脉、锁骨下静脉、头臂静脉通畅，上腔静脉闭塞，奇静脉开放

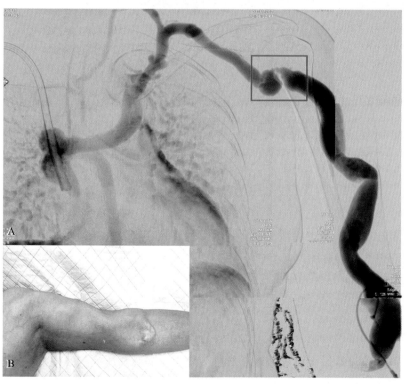

图2-4-43　造影检查结果
　A.动静脉内瘘造影示头静脉流出道上方有一处扭转狭窄病变，几近闭塞，狭窄程度＞90%；锁骨下静脉、头臂静脉通畅，上腔静脉闭塞，奇静脉开放。B.左侧高位AVF，头静脉流出道全段搏动，近头静脉弓处有一强震颤区域。"□"指头静脉弓重度狭窄伴血管纡曲

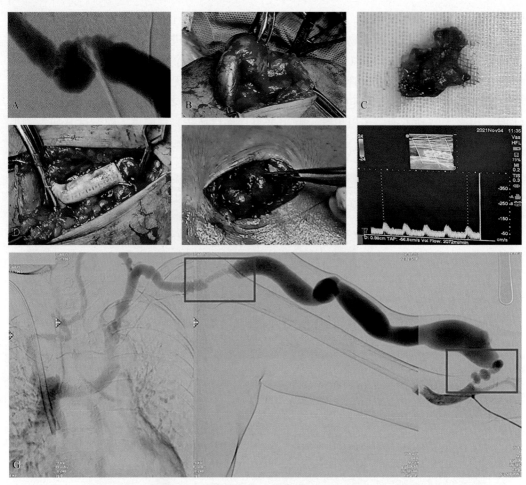

图2-4-44　手术经过

A.头静脉扭转狭窄病变；B.分离皮下组织，将头静脉狭窄段血管游离，发现头静脉节段性狭窄；C.切除的狭窄病变组织；D.故用血管夹将两端血流阻断后，将两处狭窄段之间的血管去除，用人工血管进行搭桥，取3cm长人工血管，两端分别与头静脉进行端端吻合；E～F.在瘘口上方做3cm长纵形皮肤切口，分离吻合口，用3-0丝线对吻合口进行限流，测量后内瘘血流量约2000ml/min；G.术后造影见狭窄病变解除，动静脉瘘口限流状态，"□"指术后间置的人工血管影像

【Tips】

（1）该患者在左臂有AVF的情况下仍因为惧怕反复穿刺而选择使用右侧颈内长期导管，最终导致右侧头臂静脉闭塞、导管功能不良，浪费了宝贵的中心静脉资源。拟择期尝试开通右侧头臂静脉，这样当患者左臂血管耗尽后右臂仍有AVF或者AVG的可能。

（2）人工血管间质既可以解决无法开通的狭窄病变，又可以起到限制动静脉血流量的作用。

（3）人工血管间质后需防止感染，应每日换药，密切监测伤口情况。

（4）动静脉内瘘流量过大可导致动静脉内膜增生、静脉高压症等并发症，需根据临床情况适当限制血流量。

（5）流出道静脉限流是增加血流到大口径瘘管的阻力，降低分流到瘘管的血流量。方法包括靠近吻合口的引流静脉进行缝合、血管外周用人工血管捆绑进行戴戒环缩、腔内辅助捆束术等。该患者在血管外捆束后限流效果佳，同时为患者节约费用，减轻经济负担。

8. 人工血管间置治疗 AVF 头静脉弓狭窄伴通路血栓形成

【病史简介】 患者，女性，55岁。左上臂肱动脉－头静脉AVF建立5年，入院前一天发现内瘘震颤消失。

【体格检查】 左上臂AVF，穿刺点区域瘤样扩张、质硬，瘘口处触及明显搏动。

【彩色多普勒超声检查】 内瘘吻合口至静脉穿刺点全段血栓形成（图2-4-45红色标注）；超声影像下，头静脉弓已无法辨识（估计头静脉弓已经闭塞许久，内瘘经代偿侧支勉强回流直至闭塞）。

【治疗方案】

（1）内瘘流出道下游已完全闭塞，超声下血管几无可见，因此，流出道无再通可能。

（2）上臂头静脉虽然长段腔内血栓形成，但是形态完好，是理想的穿刺血管，如果彻底放弃不免可惜。

（3）手术拟上臂头静脉取栓后，接人工血管转位至贵要静脉回流（图2-4-45黄色标注）。

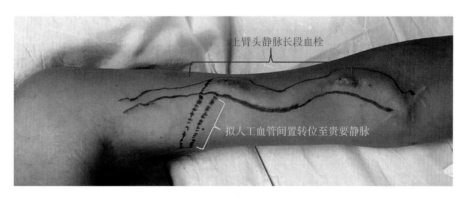

图2-4-45 术前检查及手术方案

【手术经过】 患者仰卧位，左上肢外展，碘伏消毒左上肢皮肤，范围从左手到左上臂，铺无菌巾，在原内瘘静脉穿刺点后方头静脉处做一长切口，钝性分离皮下组织，暴露头静脉管腔，见此处头静脉管腔内充满血栓并伴有节段性狭窄（图2-4-46A）；在贵要静脉侧做一小切口，游离出贵要静脉，血管夹阻断贵要静脉两端；在贵要静脉上做长约1cm的切口，取20cm长的Gore人工血管，将人工血管一端修剪成长弧形后与贵要静脉行端侧吻合（图2-4-46B），于头静脉弓远端切断头静脉，取出头静脉内血管，血管夹阻断内瘘血流，修剪头静脉残端；建立皮下隧道，将人工血管另一端经隧道引出后与头静脉行端端吻合（图2-4-46C，图2-4-46D），吻合口开放血管夹，内瘘可触及明显震颤，查看创面无明显渗血后缝合皮肤切口，无菌纱布覆盖。

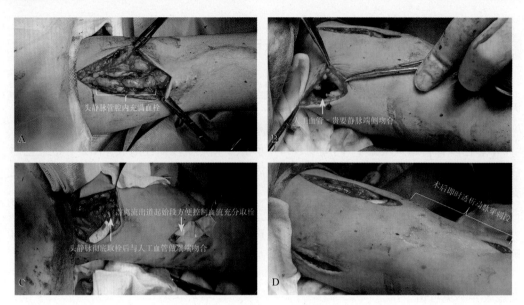

图2-4-46　手术经过

A.上臂头静脉切开取栓，清理管腔备用；B.人工血管-贵要静脉端侧吻合；C.新间置人工血管与头静脉端端吻合；D.新间置人工血管皮下建立隧道，术后原内瘘可即时穿刺使用

【Tips】

（1）头静脉弓狭窄预防重于治疗：①合理的内瘘设计规划；②高位AVF使用过程中加强医、护、患三方的监测；③出现狭窄及时维护处理，避免流出道下游闭塞、上臂头静脉瘤样膨大，甚或血栓形成。

（2）一旦出现头静脉弓狭窄：①首先判断能否PTA处置，如何选择合适的球囊；②如果无法PTA处置，则判断上臂头静脉能否保留利用（保留利用的目的在于术后可以即时穿刺透析，避免深静脉置管过度）；③上臂头静脉如何保留利用，如从哪里开始保留、是否需要取栓、是否需要结合腔内治疗流出道上游狭窄、如何转位、向哪里转位；④上臂AVF经人工血管转位后，需要按AVG随访维护。

9. 经皮腔内血管成形术及裸金属支架治疗锁骨下静脉狭窄

【病史简介】　患者，女性，90岁。维持性血液透析6余年，6年前曾于我院建立右前臂AVG，并一直使用维持性血液透析至今，患者反复右臂肿胀1年多，曾行DSA造影显示锁骨下静脉狭窄，多次于我院行腔内血管成形术干预，干预后人工血管静脉压下降，右臂水肿可改善。近期患者再次出现透析静脉压升高及右臂肿胀来我院就诊，距上次干预时间小于3个月。

【体格检查】　右前臂AVG，可触及AVG震颤，较弱，有轻微搏动。右上肢与左上肢相比明显肿胀（图2-4-47A，图2-4-47B），上臂及肩部可见轻度浅静脉曲张（图2-4-47C）。

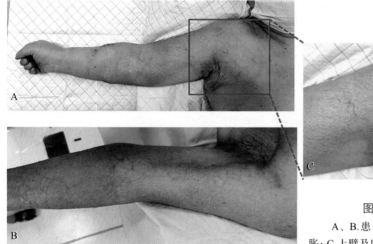
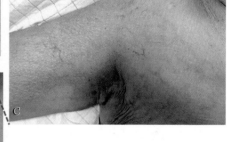

图2-4-47　术前查体

A、B.患者右上肢与左上肢相比明显肿胀；C.上臂及肩部可见轻度浅静脉曲张

【彩色多普勒超声检查】　多普勒彩超提示AVG通畅，AVG全段及吻合口未见明显狭窄，血流量约1300ml/min。

【治疗方案】　患者右上肢显著水肿，且上臂及肩部皮下见曲张浅静脉，结合患者病史，考虑右侧中心静脉狭窄。患者面部无明显水肿，考虑锁骨下静脉病变可能性大。拟于DSA下检查并同时进行腔内介入治疗。因患者PTA后仅2个月上述症状复发，术前准备镍钛合金支架释放系统。

【手术经过】　患者仰卧位，右上肢外展，常规消毒右上肢皮肤，铺无菌巾，局部麻醉，从人工血管静脉吻合口上方自体静脉处向近心端方向置入穿刺针，置入7F导管鞘，拔除导管鞘针芯，DSA下可见锁骨下静脉存在重度狭窄，几近闭塞，见多支侧支循环，腋静脉、上腔静脉管腔未见异常（图2-4-48），沿导管鞘置入H1造影导管及0.035in（150cm）亲水导丝，路图模式下将导丝尖端调至上腔静脉，撤出150cm的0.035in亲水导丝，沿H1造影导管置入2.6m的0.035in（260cm）加硬导丝，顺导丝放入高压球囊（10mm×60mm×135cm），接通高压泵，两次扩张锁骨下静脉狭窄形成处（16atm 2分钟、12atm 1分钟），球囊完全打开（图2-4-49A），再次造影见锁骨下静脉仍有约40%的狭窄及少量侧支循环（图2-4-49B），患者2个月前曾扩张该处狭窄，考虑此次扩张远期通畅率仍不佳，遂行支架置入术，经导丝引入镍钛合金支架释放系统（12mm×80mm），覆盖锁骨下静脉狭窄形成处并释放（图2-4-49C），再次复查造影见狭窄段内径明显增加，血流速度快，无残余狭窄，侧支循环消失（图2-4-49D）。术毕人工血管震颤明显加

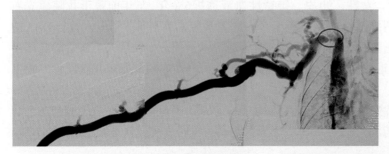

图2-4-48　术前AVG造影

血管造影可见锁骨下静脉存在重度狭窄，几近闭塞，见多支侧支循环，腋静脉、上腔静脉管腔未见异常，"○"为病变区域

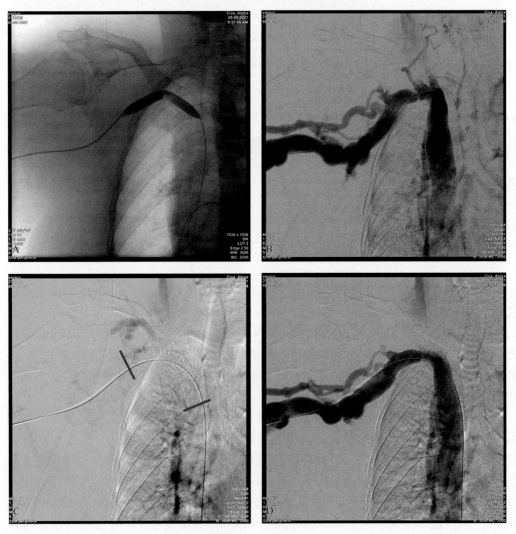

图2-4-49　手术经过

A.顺导丝放入高压球囊，两次扩张锁骨下静脉狭窄形成处；B.再次造影见锁骨下静脉仍有约40%的狭窄及少量侧支循环；C.经导丝引入镍钛合金支架释放系统（12mm×80mm），覆盖锁骨下静脉狭窄形成处并释放；D.再次复查造影见狭窄段内径明显增加，血流速度快，无残余狭窄，侧支循环消失

强，搏动消失。撤出导丝及导管鞘，用4-0线荷包缝合穿刺点并压迫止血，患者安返病房。术后观察3小时，患者无特殊不适，于当日出院。术后1周随访可见患者右侧肢体水肿消失，右臂及肩部皮下浅静脉曲张消失（图2-4-50）。

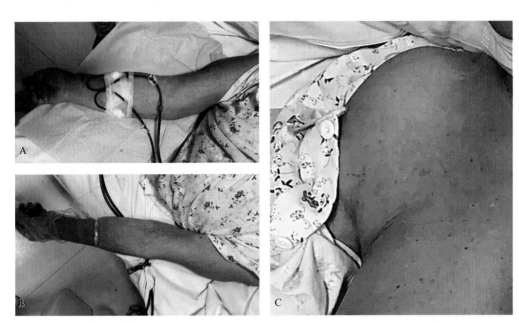

图2-4-50 术后查体

A～C.术后1周随访可见患者右侧肢体水肿消失，右臂及肩部皮下浅静脉曲张消失

【Tips】

（1）同侧肢体肿胀不伴随面部肿胀应考虑锁骨下静脉狭窄。

（2）中心静脉狭窄或闭塞短期内复发（3个月内）及术中回弹应考虑放置支架。覆膜支架预后更佳，但费用高昂；金属支架内再狭窄仍可以再通过支架内PTA缓解狭窄病变。

（3）放置覆膜支架时，应注意尽量避免遮挡重要属支，如本病例的右侧颈内静脉。

（4）扩张后或支架释放后如仍有侧支循环开放，提示仍有狭窄存在，侧支循环消失是治疗成功的有效标志。

（5）术后应注意及时随访患者症状有无改善。

10. 经皮腔内血管成形术治疗单侧头臂静脉狭窄

【病史简介】 患者，男性，66岁。既往慢性肾炎10余年，肌酐逐年升高，5年前诊断为慢性肾脏病5期，遂建立右前臂AVF，颈内静脉临时导管置入开始透析治疗；1个月后前臂AVF闭塞，向近心端重新建立AVF，成熟后穿刺透析使用至今。此次由于近期透析静脉压升高、内瘘瘤样膨大处压力高、止血困难来我院就诊。

【体格检查】 右前臂AVF，吻合口可触及强搏动；右前臂可见手术瘢痕；右上肢及右侧肩部可见大量浅静脉曲张，右侧面部无明显肿胀（图2-4-51A，图2-4-51B）。

【彩色多普勒超声检查】 多普勒彩超提示动静脉内瘘通畅，血流量约2500ml/min。

【DSA造影】 可见左上肢头静脉、贵要静脉、锁骨下静脉、头臂静脉及上腔静脉管腔通畅，无明显狭窄。原右前臂内瘘穿刺点处瘤样膨大，后方正中静脉纤曲；贵要静脉、腋静脉、锁骨下静脉管腔粗大，头臂静脉近心段重度狭窄，上腔静脉显影（图2-4-51C）。

【治疗方案】 患者右上肢及右侧肩部可见大量浅静脉曲张，结合DSA检查可见右侧头臂静脉重度狭窄，因患者未曾行PTA干预该处狭窄，遂拟于DSA下进行腔内介入治疗，若狭窄回弹严重则需考虑支架置入术。

【手术经过】 患者取仰卧位，常规消毒铺巾，在2%利多卡因局部麻醉下穿刺内瘘穿刺点瘤样膨大处，穿刺成功后置入7F导管鞘（图2-4-52A）；经鞘管造影，提示原

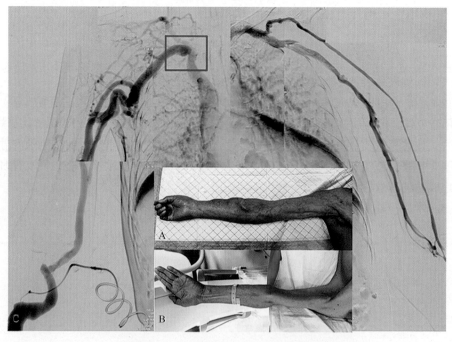

图2-4-51 术前双上肢外观及造影图像

A、B.右前臂可见手术瘢痕，右上肢及右侧肩部可见大量浅静脉曲张；C.DSA可见左上肢头静脉、贵要静脉、锁骨下静脉、头臂静脉及上腔静脉管腔通畅，无明显狭窄。原右前臂内瘘穿刺点处瘤样膨大，后方正中静脉纤曲；贵要静脉、腋静脉、锁骨下静脉管腔粗大，头臂静脉近心段重度狭窄，上腔静脉显影

右前臂内瘘穿刺点处瘤样膨大，后方正中静脉纡曲，贵要静脉、腋静脉、锁骨下静脉管腔粗大，头臂静脉近心端重度狭窄，上腔静脉显影（图2-4-52B，图2-4-52C）；全身肝素化后在导管引导下将0.35in（150cm）超滑导丝通过狭窄段，进入下腔静脉（图2-4-52D至图2-4-52F）。交换0.035in（260cm）加硬导丝后用6mm×40mm×75cm、10mm×40mm×75cm、12mm×40mm×75cm球囊导管逐步扩张头臂静脉狭窄段（图2-4-53A至图2-4-53F）；术后再次复查造影，提示头臂静脉残留中度狭窄，侧支开放较前减少（图2-4-53G，图2-4-53H），瘘口由强搏动转为震颤。术中及术后患者未述不适，撤出导丝及导管鞘，用4-0线荷包缝合穿刺点，并压迫止血，患者安返病房。术后观察3小时，可见患者右上肢及肩部浅表静脉曲张消失（图2-4-53I），患者无特殊不适，于当日出院。

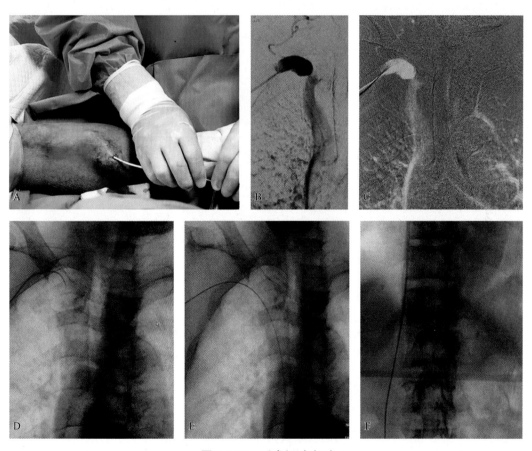

图2-4-52　手术经过（1）

　　A.穿刺内瘘穿刺点瘤样膨大处，穿刺成功后置入7F导管鞘；B～C.头臂静脉近心端重度狭窄，上腔静脉显影；D～F.全身肝素化后在导管引导下将导丝通过狭窄段，进入下腔静脉

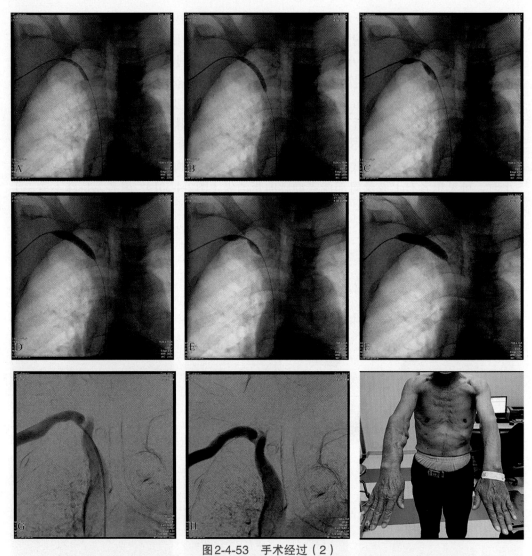

图2-4-53　手术经过（2）

　　A～F.用6mm×40mm×75cm、10mm×40mm×75cm、12mm×40mm×75cm球囊导管逐步扩张头臂静脉狭窄段；G、H.术后再次复查造影，提示头臂静脉残留中度狭窄，侧支开放较前减少；I.术后患者右上肢及肩部浅表静脉曲张消失

【Tips】

　　（1）由该例患者病史可发现患者右前臂第一次内瘘成熟障碍导致其中心静脉导管暴露时间延长，可能是造成其头臂静脉狭窄的原因。

　　（2）中心静脉狭窄表现为同侧肢体及面部肿胀，皮下浅静脉可见曲张表现。

　　（3）中心静脉狭窄可应用球囊扩张改善狭窄病变，序贯使用不同直径的球囊以防止中心静脉撕裂，导丝需置入下腔静脉以提供球囊导管足够的支撑力通过狭窄病变。

　　（4）病变短期内复发（3个月内）及术中回弹明显应考虑放置支架，此例患者为首次干预，术中造影显示中心静脉通畅，因此未置入支架。

　　（5）扩张后侧支循环消失表明治疗有效。

　　（6）术后患者吻合口由强搏动转为震颤，表明血流通畅，内瘘压力降低。

　　（7）术后需规律随访，若吻合口触及搏动则提示头臂静脉狭窄可能复发。

11. 经皮腔内血管成形术及裸金属支架治疗单侧头臂静脉闭塞

【病史简介】　患者，男性，51岁。维持性血液透析3余年，因右上肢肿胀来我院就诊。患者左、右前臂先后曾建立自体内瘘，后因闭塞建立右侧肘部高位内瘘，右侧颈内静脉曾反复放置临时导管过渡，最长时间长达3个月。

【体格检查】　右侧肘部高位内瘘，吻合口可触及震颤；右前臂及右侧颈部可见手术瘢痕；右上肢、右侧面部、右侧颈部明显肿胀，可见大量浅静脉曲张（图2-4-54）。

【彩色多普勒超声检查】　多普勒彩超提示动静脉内瘘通畅，血流量约2400ml/min。

【治疗方案】　患者右上肢、面部等部位肿胀，可见曲张浅静脉，结合患者病史，考虑右侧头臂静脉狭窄或闭塞可能，拟于DSA下检查并同时进行腔内介入治疗。因患者PTA后仅2个月上述症状复发，术前准备镍钛合金支架释放系统。

【手术经过】　患者取仰卧位，常规消毒铺巾，在2%利多卡因局部麻醉下穿刺动静脉内瘘后头静脉，穿刺成功后置入7F导管鞘（图2-4-55A），经鞘管造影提示右侧头臂静脉闭塞（图2-4-55B）；肝素3000U全身肝素化，0.035in（150cm）超滑导丝在导管引

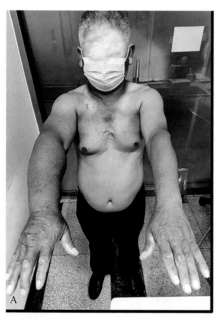
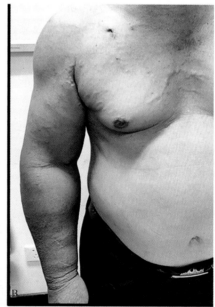
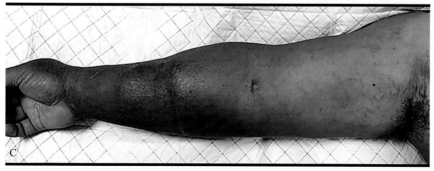

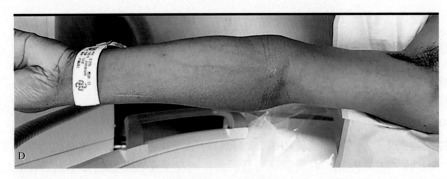

图2-4-54　术前检查

A～D.右前臂及右侧颈部可见手术瘢痕；右上肢、右侧面部、右侧颈部明显肿胀，可见大量浅静脉曲张；左上肢外观正常

导下通过闭塞段血管，进入下腔静脉（图2-4-55C）；交换0.035in（260cm）加硬导丝后用12mm×40mm×75cm球囊导管两次扩张头臂静脉闭塞段（图2-4-55D至图2-4-55G），持续时间60～120秒。扩张后造影检查提示头臂静脉及上腔静脉通畅；经导丝引入镍钛合金支架释放系统14mm×60mm（SMART），覆盖头臂静脉狭窄段；再次复查造影，提示头臂静脉残余中度狭窄，侧支开放较前减少（图2-4-56）。术中及术后患者未述不适，撤出导丝及导管鞘，用4-0线荷包缝合穿刺点，并压迫止血，患者安返病房。术后观察3小时，患者无特殊不适，于当日出院。术后1周随访，可见患者右侧肢体无明显水肿，浅静脉曲张消失（图2-4-57）。

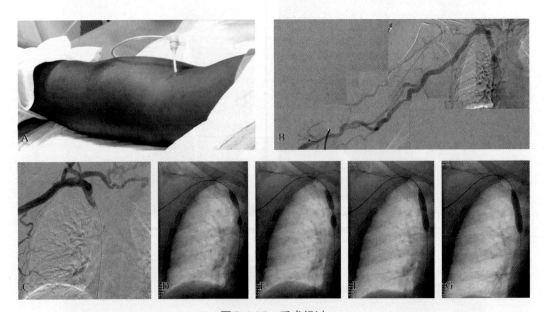

图2-4-55　手术经过

A.穿刺成功后置入7F导管鞘；B.经鞘管造影显示右侧头臂静脉闭塞；C.导丝在导管引导下通过闭塞段血管，进入下腔静脉；D～G.球囊导管两次扩张头臂静脉闭塞段

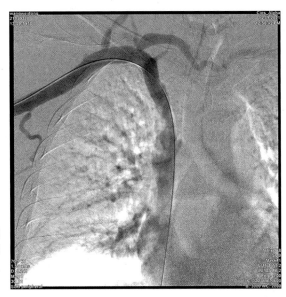

图2-4-56 术后造影图像

扩张后造影检查提示头臂静脉及上腔静脉通畅；经导丝引入镍钛支架系统，覆盖头臂静脉狭窄段；再次复查造影，提示头臂静脉残余中度狭窄，侧支开放较前减少

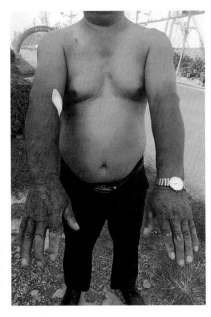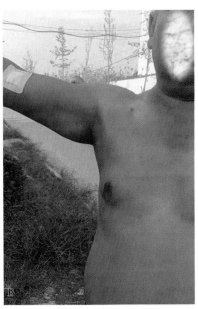

图2-4-57
术后右侧肢体外观

A、B.术后1周随访，可见患者右侧肢体无明显水肿，浅静脉曲张消失

【Tips】

（1）单侧头臂静脉狭窄表现为同侧肢体及面部肿胀和浅静脉可见曲张，女性患者可伴有同侧乳房肿胀。

（2）中心静脉狭窄或闭塞短期内复发（3个月内）及术中回弹明显应考虑放置支架，虽然覆膜支架远期效果优于裸支架，但由于覆膜支架昂贵，仍需要结合患者经济条件综合考虑。

（3）支架系统不可强行通过纡曲、狭窄或闭塞等病变部位，容易造成释放系统损坏导致支架废弃，可先行腔内血管成形术扩张靶病变部位，再由鞘管保护下精准定位于病变部位。

（4）扩张后或支架释放后如仍有侧支循环开放，提示仍有狭窄存在，后期患者若再有肢体肿胀等症状可支架内再行扩张。

（5）若是应用覆膜支架，应尽量避免覆盖对侧头臂静脉。

12. 经皮腔内血管成形术及镍钛合金支架治疗头臂静脉闭塞

【病史简介】 患者，男性，78岁。2年前因慢性肾脏病进展至尿毒症期，行右侧颈内静脉TCC导管维持性透析治疗，1年前因导管失功行导管更换术；2个月前导管再次失功，拔除右侧颈内静脉导管，改行右前臂AVF，左侧股静脉TCC导管过渡透析。术后1周左右出现内瘘侧肢体肿胀，呈进行性加重。患者既往有"高血压"病史30余年，血压控制较差；"左肺Ca切除术"、左侧颈内静脉PICC置管化疗史10余年。

【体格检查】 右前臂AVF瘘口处震颤良好，右上肢肿胀明显，腋窝及右侧肩部可见曲张浅静脉（图2-4-58）。

【DSA检查】 左侧头臂静脉闭塞，右侧头臂静脉重度狭窄，肩部侧支静脉形成（图2-4-59）。

【治疗方案】 患者自体内瘘术后出现肢体肿胀，曾有同侧颈内静脉置管病史，考虑为中心静脉损伤相关性肿胀手综合征，拟在造影辅助下行腔内球囊扩张治疗，根据术中球囊打开情况及术后狭窄段血管回缩情况，酌情是否安装支架。

【手术经过】 患者仰卧位，右上肢外展，碘伏消毒右上肢皮肤，范围从右手到右上臂，铺无菌巾，用2%利多卡因局部麻醉后，经右侧肘部贵要静脉处向近心端置入泰尔茂7F导管鞘，经鞘管内造影（图2-4-60A）；在Road模式下，H1（Cook）导管辅助0.035in（150cm）超滑导丝通过头臂静脉病变段，导丝尖端置于下腔静脉内，交换0.035in（260cm）加硬导丝后，10mm×60mm×75cm球囊导管扩张头臂静脉病变段（图2-4-60B）；释放球囊压力后，鞘管内复查造影，提示管腔残余狭窄＞50%（图2-4-60C）；经导丝引入镍钛支架系统12mm×60mm，支架释放后撤出释放系统，经鞘管内造影提示支架内残余狭窄＜30%（图2-4-60D），荷包缝合置鞘点，压迫止血。术后第2天内瘘

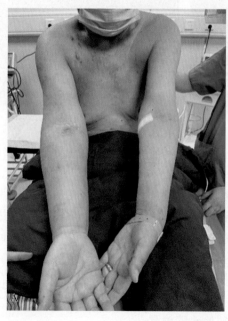
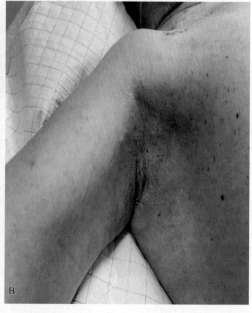

图2-4-58 术前查体

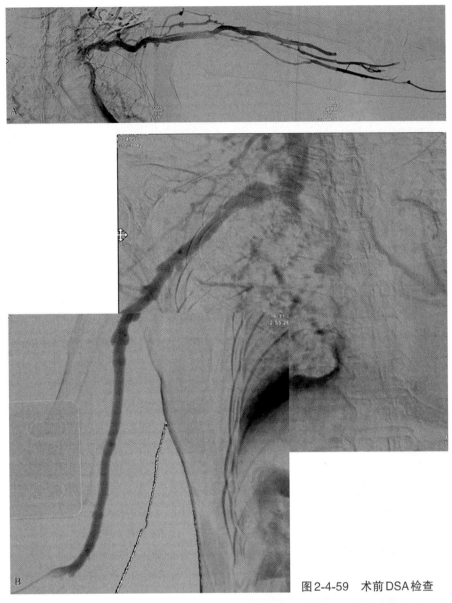

图2-4-59　术前DSA检查

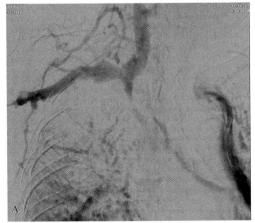
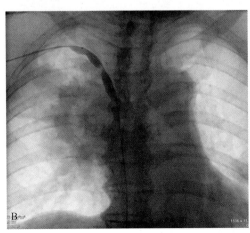

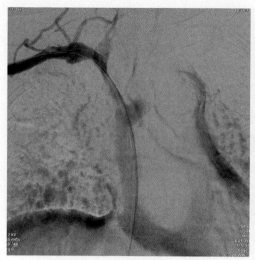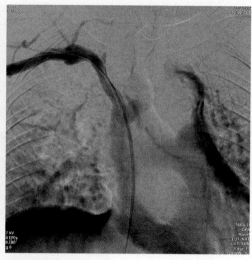

图2-4-60　术中造影

A.右头臂静脉几乎闭塞，颈部大量侧支静脉；B.球囊扩张头臂静脉影像；C.扩张后病变区域残余狭窄＞50%；D.支架释放后经鞘管再次造影

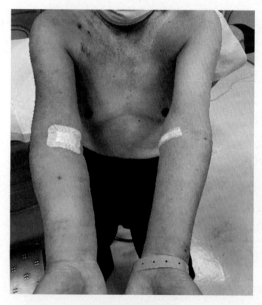

图2-4-61　术后查体

侧手臂肿胀明显改善（图2-4-61）

【Tips】

（1）单侧头臂静脉狭窄表现为同侧肢体及面部肿胀，女性患者可伴有同侧乳房肿胀，因淋巴回来障碍乳腺皮肤可出现"橘皮样变"。

（2）中心静脉狭窄或闭塞短期内复发（3个月内）及术中明显回弹应考虑放置支架，覆膜支架远期效果优于裸支架。

（3）在置管同侧建立内瘘需谨防导管损伤中心静脉所继发的内瘘侧肢体肿胀的发生，术前应完善造影检查，再确定手术方案。

（4）扩张后或支架释放后如仍有明显的侧支循环，提示狭窄的存在，可对支架进行后扩张，支架尽量避免覆盖对侧头臂静脉。

13. 覆膜支架治疗中心静脉支架内再狭窄

【**病史简介**】　患者，女性，58岁。维持性血液透析14余年，此次因反复右上肢肿胀就诊。14年前最初行左前臂AVF，1周后闭塞重建，6个月后再次闭塞行左臂高位AVF，使用约一年半后闭塞。随后患者建立右臂高位AVF维持性血液透析，2年前曾出现AVF压力升高，DSA检查提示其右侧头臂静脉狭窄，多次干预后于头臂静脉放置金属裸支架，内瘘压力缓解。近2年来患者反复出现右上肢水肿，DSA检查提示支架内再狭窄，此后4次于我院行腔内血管成形术干预，干预后右臂水肿可改善。3天前患者再次出现右臂肿胀来我院就诊，距上次干预时间小于3个月。

【**体格检查**】　右侧肘部高位瘘，吻合口可触及震颤。右上肢相比于左上肢明显肿胀，左、右上肢可见大量手术瘢痕；右上肢及肩部可见大量浅静脉曲张，右侧面部轻微水肿（图2-4-62）。

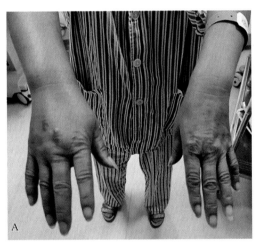
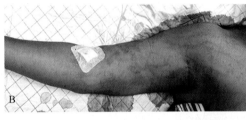
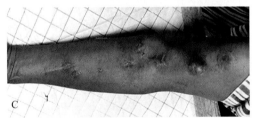

图2-4-62　术前查体

A～C.患者右上肢与左上肢相比明显肿胀，左、右上肢可见大量手术瘢痕；右上肢及肩部可见大量浅静脉曲张

【**彩色多普勒超声检查**】　多普勒超声提示动、静脉内瘘通畅，血流量约2200ml/min。患者曾多次行腔内血管成形术治疗，拟行DSA检查明确病变程度。

【**DSA检查**】　右臂DSA提示右侧头臂静脉支架内重度狭窄，头静脉弓轻度狭窄（图2-4-63A）；左臂DSA提示左侧贵要静脉、腋静脉、锁骨下静脉、头臂静脉及上腔静脉通畅（图2-4-63B）。

【**治疗方案**】　患者右上肢水肿复发，考虑右侧中心静脉再狭窄。结合患者病史，其既往有右侧头臂静脉狭窄，有裸金属支架置入术病史及反复支架内PTA病史，目前PTA治疗间期逐渐缩短，此次为裸金属支架内再狭窄，拟于DSA下放置覆膜支架。

【**手术经过**】　患者取仰卧位，常规消毒、铺巾，在2%利多卡因局部麻醉下穿刺动静脉瘘后头静脉，穿刺成功后置入8F导管鞘；经鞘管造影提示右侧锁骨下静脉开口处至上腔静脉覆盖金属支架一枚，右侧头臂静脉内支架重度狭窄，头静脉弓轻度狭窄。全

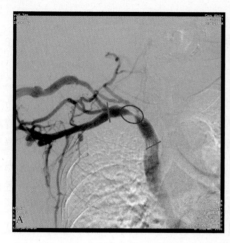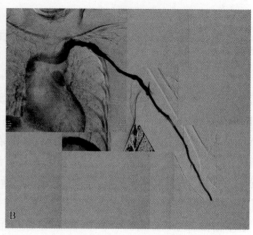

图2-4-63　术前双上肢DSA检查

A.右臂DSA提示右头臂静脉支架内重度狭窄，头静脉弓轻度狭窄；B.左臂DSA提示左侧贵要静脉、腋静脉、锁骨下静脉、头臂静脉及上腔静脉通畅

身肝素化后沿鞘管置入0.035in（150cm）亲水导丝，将导丝通过狭窄段进入下腔静脉，用7mm×80mm×75cm高压球囊导管扩张头静脉弓、右侧头臂静脉内支架狭窄，压力12atm持续3分钟，球囊在打开过程中见明显腰线（图2-4-64）。因球囊扩张后仍可见支架内残余狭窄大于30%（图2-4-65A），且患者反复支架内再狭窄，因此，拟置入覆膜支架；经导丝引入覆膜支架（7mm×10cm），覆盖右侧头静脉弓至右侧头臂静脉内支架并释放（图2-4-65B）；再次复查造影，提示头静脉及头静脉弓、上腔静脉显影，血流速度快，未见明显狭窄（图2-4-65C）。术中及术后患者未述不适，撤出导丝及导管鞘，用4-0线荷包缝合穿刺点，并压迫止血，患者安返病房。术后观察3小时，患者无特殊不适，于当日出院。

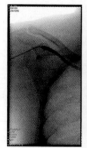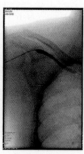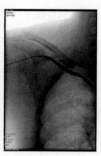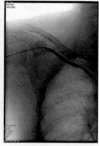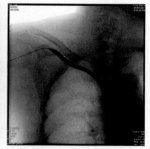

图2-4-64　手术经过

将导丝通过狭窄段进入下腔静脉，高压球囊导管扩张头静脉弓、右侧头臂静脉内支架狭窄，压力12atm持续3分钟，球囊在打开过程中见明显腰线

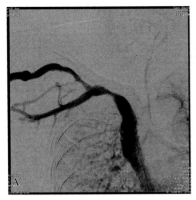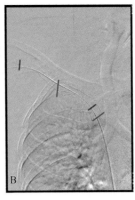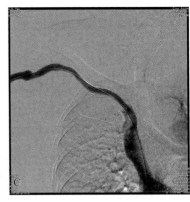

图2-4-65　术中造影

A.球囊扩张后仍可见支架内残余狭窄大于30%; B.经导丝引入覆膜支架，覆盖右侧头静脉弓至右侧头臂静脉内支架并释放; C.再次复查造影，提示头静脉及头静脉弓、上腔静脉显影，血流速度快，未见明显狭窄

【Tips】

（1）反复发生的金属裸支架内再狭窄应考虑覆膜支架治疗。

（2）研究结果表明覆膜支架治疗支架内再狭窄远期效果优于单纯PTA术。

（3）若无法开通此例患者头臂静脉内狭窄，拟进一步行左臂AVG术。

第 5 章

TCC导管的处置

1. DSA引导下右侧颈内静脉TCC导管置入

【病史简介】 患者，男性，83岁。1年前诊断为"慢性肾功能不全""多发性骨髓瘤"，1个月前因消瘦、乏力在当地医院行右侧颈内静脉临时置管，开始维持性血液透析治疗，昨日夜间导管不慎脱出，转入我院建立长期透析通路。

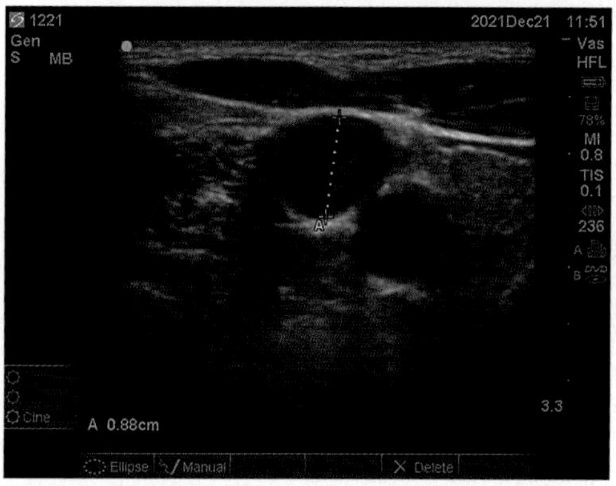

【体格检查】 老年男性，消瘦，鼻饲管在位，右侧颈内静脉上段见原导管皮肤出口，周围无明显肿胀，颈内三角区域明显。

【彩色多普勒超声检查】 右侧颈内静脉横截面呈圆形，可压闭，内径为8.8mm（图2-5-1）。

【治疗方案】 患者为老年男性，一般状况差，拟建立右侧颈内静脉长期导管作为长期透析通路方案。

【手术经过】 患者今日放置右侧颈内静脉长期导管，术前生命体征稳定，预先设计好穿刺点及皮下隧道走行（图2-5-2），Palindrome导管长度为36cm。用1%利多卡因局部麻醉后，在超声引导下用18G穿刺针穿刺右侧颈内静脉成功（图2-5-3），导丝顺

图2-5-1 右侧颈内静脉超声

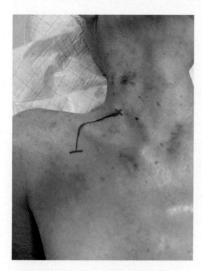

图2-5-2 术前隧道描记

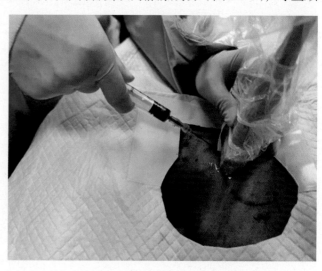

图2-5-3 超声引导下穿刺

钢针置入，退出钢针后，用益心达5F鞘管顺导丝置入颈内静脉内（图2-5-4），经鞘管造影明确上腔静脉及右心房，显影未见明显异常（图2-5-5）。拆开导管内包装，透视下将导管内自带导丝顺鞘管置入，导丝尖端放置于下腔静脉内，固定体外段导丝（图2-5-6），导管冲洗后经隧道器引入皮下隧道内，退出鞘管按压穿刺点皮肤，透视下经导丝沿血管走向置入扩皮器，沿导丝置入撕脱鞘，（图2-5-7）撤出撕脱鞘芯及导丝后，透视下

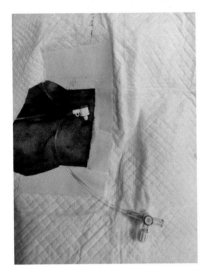

图2-5-4　鞘管置入

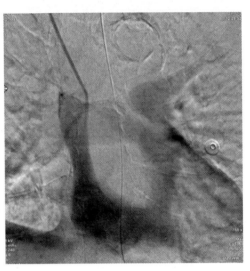

图2-5-5　经鞘造影

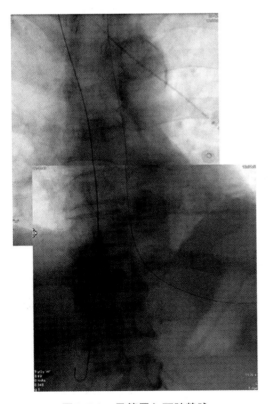

图2-5-6　导管置入下腔静脉

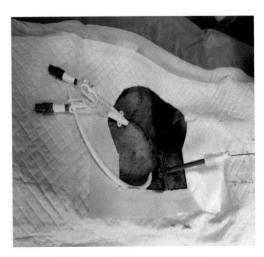

图2-5-7　导管通过皮下隧道

将导管沿撕脱鞘置入右颈内静脉（同时撕撕脱鞘），置入后动脉端、静脉端回抽顺畅，透析下见导管尖端位于右心房造影宽大处（图2-5-8），稀肝素生理盐水封管，缝合皮肤，皮肤出口处覆盖贴膜，消毒。

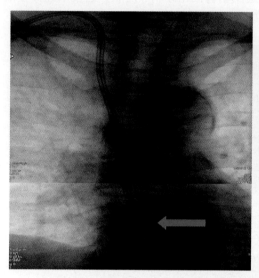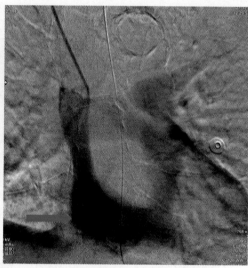

图2-5-8　导管尖端位于右心房造影宽大处（A、B）

【Tips】

（1）颈内静脉穿刺较股静脉穿刺并发症相对要多，术前应向患者及其家属充分说明，并签知情同意书。

（2）如患者曾行同侧静脉插管，可能会存在颈内静脉狭窄或移位，建议在超声引导下穿刺。

（3）颈内静脉穿刺对体位要求较高，正确的体位是穿刺成功的前提；合并心力衰竭、难以平卧的患者，建议做股静脉置管。

（4）定位欠清晰时可先用5ml注射器探查，穿刺针穿入血管后如见暗红色血液，说明进入静脉的可能大，如推注压力小，则静脉的可能性更大；但合并心力衰竭的患者静脉压较高，而低氧血症患者动脉血颜色较暗，需要注意鉴别。

（5）当需要穿刺左侧颈内静脉时，因该侧颈内静脉与锁骨下静脉汇合成左头臂静脉后形成一定角度，注意扩皮器进入不要太深，以免损伤血管。

（6）避免同一部位反复穿刺，可更换其他部位，以减少组织和血管的损伤。

（7）如穿刺针误入动脉或难以确定是否为静脉，则应拔出穿刺针充分压迫，一般穿入动脉需压迫10分钟左右，确认无出血后再继续穿刺；如有明显血肿，建议改换其他部位。

2. DSA 辅助下股静脉 TCC 导管置入

【病史简介】 患者，女性，74岁。维持性血液透析14年，曾建立右侧肘部高位AVF使用至今，曾行右颈内静脉长期导管置入术；1个月前患者出现右臂AVF流量不足，静脉压升高，未予以重视，透析不充分，有严重贫血、低蛋白血症及心功能不全等表现，昨日无法完成血液透析来我院就诊。

【体格检查】 患者双上肢无明显水肿，右侧肩部可见浅表静脉轻度曲张表现。

【彩色多普勒超声检查】 提示右侧颈内静脉闭塞，左侧颈内静脉在位，直径较小；左侧及右侧肢体无适合建立AVF的自体静脉。

【DSA检查】 可见右侧头臂静脉闭塞（图2-5-9）；左侧颈外静脉至上腔静脉管腔通畅（图2-5-10A），左臂贵要静脉、锁骨下静脉至上腔静脉管腔通畅，未见明显狭窄病变（图2-5-10B）。

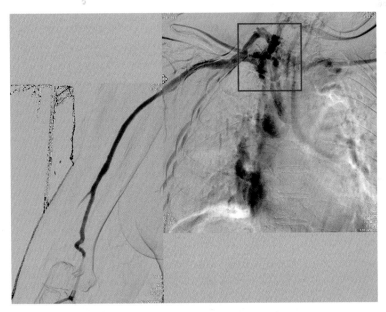

图2-5-9 DSA检查可见右侧头臂静脉闭塞

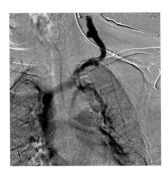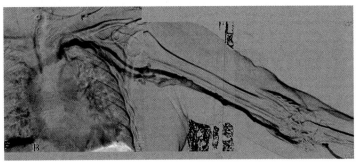

图2-5-10 术前左侧肢体DSA检查

A.左侧颈外静脉至上腔静脉管腔通畅；B.左臂贵要静脉、锁骨下静脉至上腔静脉管腔通畅，未见明显狭窄病变

【治疗方案】 患者右侧头臂静脉闭塞，DSA检查可判断其基本无开通可能，故右侧肢体无法建立TCC、AVF或AVG。左侧DSA检查提示可尝试建立左前臂或左上臂AVG。这就需要保存患者左侧中心静脉资源，避免建立左侧TCC导管。由于患者全身状态较差、贫血及低蛋白血症严重、心功能不佳，此次入院拟先建立右侧股静脉TCC导管，充分透析调整状态后再择期行左臂AVG术。

【手术经过】 患者今日放置右侧股静脉长期导管，术前生命体征稳定，导管长度为33cm。患者取平卧位，右下肢略外倾，寻到股动脉搏动，在腹股沟下1指、股动脉内侧0.5cm为穿刺点，局部消毒，戴无菌手套，铺洞巾，取1%利多卡因局部麻醉，穿刺针由穿刺点刺入，边进针边回抽，见暗红色血液后固定针头，拔出注射器，取导引钢丝沿针芯插入，扩皮，沿导丝将5F鞘管置入并造影，股静脉、髂静脉及下腔静脉显影清楚，血流通畅（图2-5-11A）；以2%利多卡因局部浸润麻醉隧道处，在外侧打有弧度的皮下隧道约10cm，导管自下向上穿过皮下隧道，DSA下扩皮器扩张皮肤及股静脉后，沿导丝置入撕脱鞘，拔导丝后，将导管沿撕脱鞘置入股静脉（同时撕开撕脱鞘），置入后动脉端、静脉端回抽顺畅（图2-5-11B），用肝素生理盐水封管，缝合皮肤，皮肤出口处覆盖贴膜，消毒。手术过程中患者除疼痛外，余无不适，安返病房。给予局部压迫。患者当日股静脉TCC导管透析顺利，无特殊不适，予以出院。

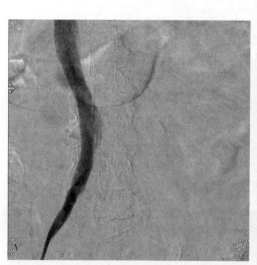
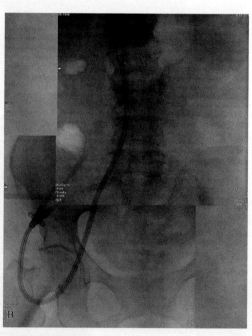

图2-5-11　术后导管尖端位于下腔静脉

A.股静脉、髂静脉及下腔静脉显影清楚，血流通畅；B.股静脉TCC在位

【Tips】

（1）股静脉TCC相比于颈内静脉TCC，导管功能不良及感染发生率高。国外指南认为导管有效血流量小于300ml/min或者当血泵流速达到300ml/min时动脉压小于250mmHg（1mmHg＝0.133kPa）和（或）静脉压大于250mmHg，可判断出现导管

功能不良。鉴于国内患者体质量普遍低于国外患者，我国专家组认为，中国人群中导管有效血流量小于200ml/min，或者当血泵流速达到200ml/min时动脉压小于250 mmHg和（或）静脉压大于250mmHg，或者导管再循环大于10%，或者特别低体质量的患者或儿童患者血流量低于体质量4倍、无法达到充分性透析，可判断出现导管功能不良。

（2）定期采用尿激酶封管可以降低导管的血栓发生率，延长导管使用寿命，但目前尚无统一认识。

（3）导管功能不良时，可以采用尿激酶溶栓或组织纤溶酶原激活物溶栓治疗。溶栓治疗前应注意排除溶栓禁忌证。

（4）如果多次溶栓无效或导管易位，可以更换新的隧道式导管。可供选择的处理方法有：①通过导丝更换导管，换新导管时，必须重新建立隧道，导管尖端应当比原导管深入约1cm；②更换部位穿刺，留置新导管；③介入手术破坏纤维蛋白鞘后留置新导管。

（5）该患者可行左侧TCC导管，但为保留患者中心静脉资源，短期（＜24周）透析使用股静脉TCC能达到良好的透析效果，可避免中心静脉狭窄，不影响患者建立左侧人工血管动静脉瘘。

3. DSA 引导下经颈外静脉更换 TCC

【病史简介】 患者，男性，78岁。1年前在外院确诊为"尿毒症"，行右侧颈内TCC导管置管术，近1个月因导管流量欠佳反复给予尿激酶溶栓，因近2个透析日尿激酶溶栓后流量＜200ml/min，来我院就诊。

【体格检查】 老年男性，消瘦貌，右侧颈内TCC导管在位，导管隧道口无明显异常。

【DSA检查】 原右侧颈内TCC导管尖端位于右心房底部，周围纤维蛋白鞘形成（图2-5-12）。

【治疗方案】 患者原颈内静脉TCC导管为阶梯形导管，静脉端位于右心房底部，造影提示尖端纤维蛋白鞘形成，原位换管尖端往往仍在纤维蛋白鞘内，故选择更换静脉入路，使新导管尖端位于纤维蛋白鞘外。

【手术经过】 患者去枕平卧，头转向左侧，肩背部垫一薄枕，取头低位10°～15°，戴无菌手套，铺无菌洞巾，用1%利多卡

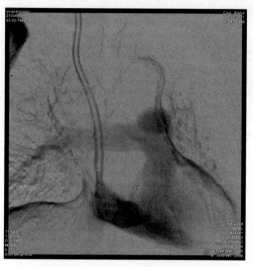

图2-5-12 术前TCC导管造影

在颈外静脉近锁骨处做一横形切口，长度约3cm，钝性分离皮下组织，游离出颈外静脉（图2-5-13），结扎静脉远心端，从颈外静脉近心端断口置入泰尔茂穿刺针套管，造影可见上腔静脉及右心房显影无异常（图2-5-14）。顺套管置入0.035in（150cm）导丝，在DSA引导下将导丝尖端置入下腔静脉，撤出穿刺针套管，置入泰尔茂5F鞘管。用1.0%

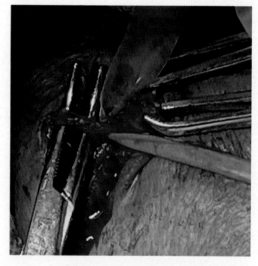

图2-5-13 游离右侧颈外静脉

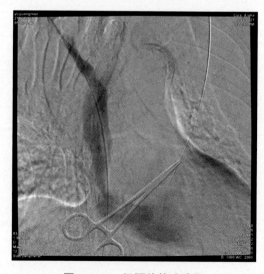

图2-5-14 经颈外静脉造影

利多卡因局部麻醉后，于做好标记的长期导管出口处皮肤切2cm左右的小口，沿切口向上分离皮下组织，形成皮下隧道至导丝出口处，用隧道针将长期导管的末端从皮肤出口处沿皮下隧道引出至导丝处，调整长期管卡夫的位置距离出口1～2cm处的皮下，沿导丝置入带芯的撕脱鞘，拔出鞘芯及导丝，沿撕脱鞘腔置入长期导管，向两侧撕开撕脱鞘至长期导管全部进入，注意避免导管打折，在DSA引导下调整至右心房造影宽大处（图2-5-15），动脉端、静脉端回抽顺畅。缝合切口，无菌敷料覆盖。在原导管卡夫处局部麻醉后做约1cm的切口，充分游离卡夫，拔除原导管体外段（图2-5-16），缝合切口，碘伏消毒后无菌敷料覆盖。

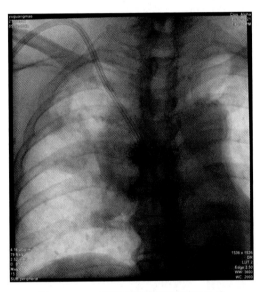

图2-5-15 术后导管走形及尖端位置

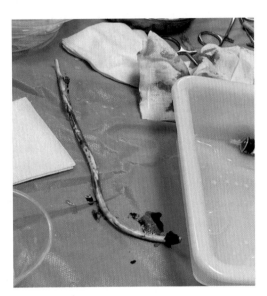

图2-5-16 离断的导管

【Tips】

（1）当原先颈内静脉导管位置过深无处可换时，颈外入路可以作为第二选择，有效避免导管落入纤维蛋白鞘内。

（2）颈外汇入上腔处往往会有一定的扭曲甚至狭窄，手术应在DSA实时引导下，不可盲目暴力进入撕脱鞘，重度狭窄时可以选择腔内球囊扩张后置入撕脱鞘。

（3）更换导管操作时清水导丝尽量置入下腔静脉内以获得良好的支撑力，并防止诱发心律失常。

4. 经皮腔内血管成形术辅助更换TCC

【病史简介】 患者，女性，85岁。7年多前行右侧颈内TCC导管置管术并开始规律血液透析治疗，2年前因导管功能不良原位更换TCC后继续透析治疗。1个多月前发现导管流量不佳，当地医院反复尿激酶溶栓治疗仍无法顺利完成透析，尝试更换TCC出现导管嵌顿，为进一步治疗来我院就诊。

【体格检查】 TCC导管于当地医院尝试拔除未果，卡夫已外露（图2-5-17A），可见当地医院尝试分离导管的切口（图2-5-17B）。

【DSA检查】 DSA检查提示导管周围纤维蛋白鞘包绕（图2-5-18）。

【治疗方案】 拟于DSA下尝试拔除原导管并于原位更换新TCC导管。

【手术经过】 患者因尿毒症行维持性血液透析治疗，因右侧颈内静脉长期导管功能不良行右侧颈内静脉长期导管更换术，可见原导管卡夫处已暴露（图2-5-17A）。患者取仰卧位，头偏向左侧，碘伏消毒，铺洞巾，以1%利多卡因沿原导管皮下隧道处局部麻醉后，在原颈内静脉穿刺点处做直径约1cm的皮肤切口，分离皮下组织并游离导管（图2-5-19A），离断原导管并用血管钳夹闭残端（图2-5-19B）。取0.035in（150cm）超滑导丝沿原导管置入并将导丝尖端放置于下腔静脉，反复尝试向前及向后扭转导管将其松动，推测当地医院操作已松动原导管，此次再次松动后成功拔除原导管，检查残余导管完整，可见纤维蛋白鞘阻塞导管尖端，是其导管功能不良的主要原因（图2-5-20）。用手固定导丝，

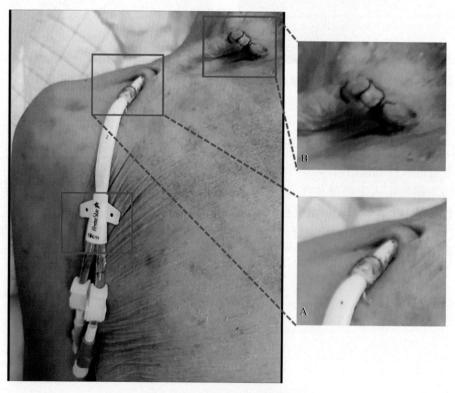

图2-5-17 术前TCC导管检查
A.原导管卡夫处已暴露；B.分离导管的切口

置入6F鞘，DSA检查提示上腔静脉纤维蛋白鞘形成（图2-5-21A）；顺导丝放入高压球囊（10mm×4cm×40cm）并接高压泵3次扩张上腔静脉（12atm 1分钟、10atm 1分钟、10atm 1分钟）（图2-5-21B），再次造影提示纤维鞘消失（图2-5-21C）。在内侧打有弧度的皮下隧道约10cm，导管自下向上穿过皮下隧道（图2-5-22A），扩皮器扩张皮肤及颈内静脉后，退出鞘管沿导丝置入撕脱鞘，拔导丝后，将导管沿撕脱鞘置入颈内静脉（同时撕开撕脱鞘），置入后动脉端、静脉端回抽顺畅，DSA下提示导管尖端位于心房内（图2-5-22B），肝素生理盐水封管，缝合皮肤，皮肤出口处覆盖贴膜，消毒。手术过程中患者除疼痛外，余无不适，安返病房，给予局部压迫。术后观察3小时，患者无特殊不适于当日出院。

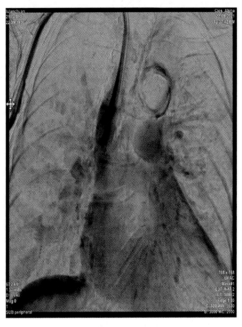

图2-5-18　DSA检查提示导管周围纤维蛋白鞘包绕

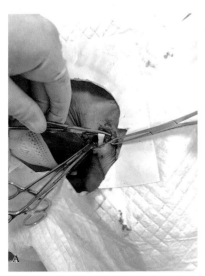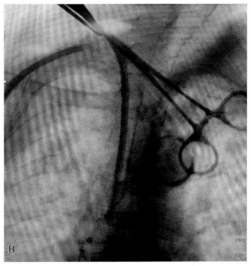

图2-5-19　手术经过（1）

A.分离皮下组织并游离导管；B.离断原导管并用血管钳夹闭残端

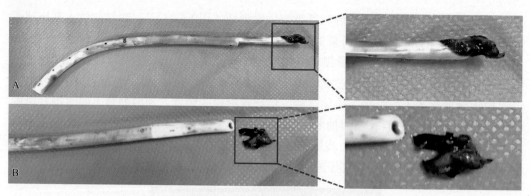

图2-5-20　拔除的TCC导管

A.纤维蛋白鞘附着于TCC导管；B.纤维蛋白鞘阻塞导管尖端

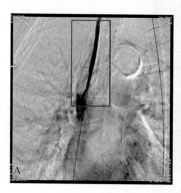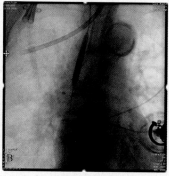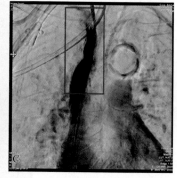

图2-5-21　手术经过（2）

A.DSA提示上腔静脉纤维蛋白鞘形成；B.顺导丝放入高压球囊并接高压泵扩张上腔静脉；C.再次造影提示纤维蛋白鞘消失

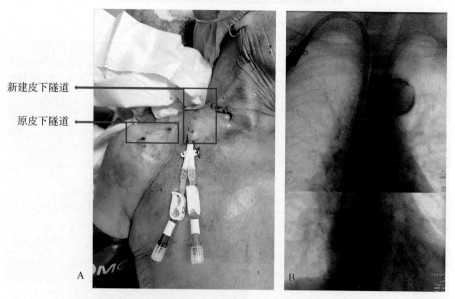

新建皮下隧道

原皮下隧道

图2-5-22　手术经过（3）

A.原导管隧道内侧建立新皮下隧道；B.DSA提示导管尖端位于心房内

【Tips】

（1）透析中心静脉导管嵌顿多见于导管使用多年未更换的患者。

（2）纤维蛋白鞘在导管放置24小时内就可以形成，最早可在5～7天覆盖整个导管。

（3）目前尚无有效方法预防纤维蛋白鞘形成，应尽量避免中心静脉留置导管。

（4）导管嵌顿时不可暴力拔除，否则可能会出现恶性、心律失常、气胸、血胸、血气胸、中心静脉损伤，甚至穿孔等并发症。

（吴　限　顾春峰　丁　昊　雒　湲　卞雪芹　叶　红）